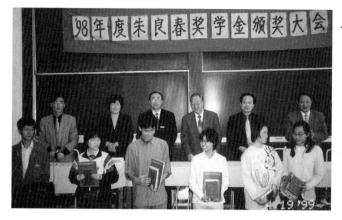

◀ 1999年4月1日在南京中医药大学，6名品学兼优的学生喜获"朱良春奖学金"。朱良春董事长、朱琬华所长、项平校长、左言富书记等为他们颁发奖学金

2003年7月15日，朱老获"中医药抗击非典特殊贡献奖" ▶

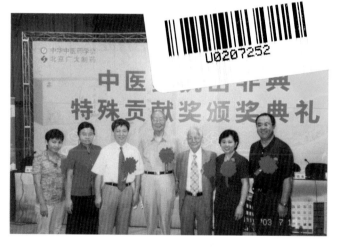

U0207252

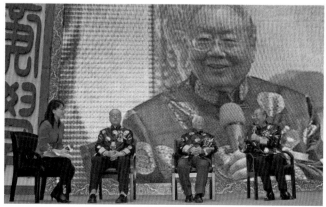

◀ 2006年1月5日，广东省政府启动"中医药强省、大省"计划活动时，中央电视台采访我国中医泰斗邓铁涛、朱良春、唐由之三位教授

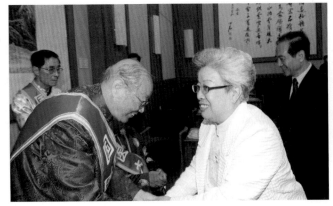

▶2009年6月19日，原国务院副总理吴仪同志亲切会见国医大师朱良春教授

2008年10月18日，中国中西医结合学会风湿病专业委员会在人民大会堂授予朱老"推动风湿病学术发展特殊贡献奖"。会前，国家中医药管理局吴刚副局长亲切会见朱老 ▶

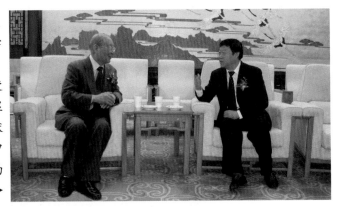

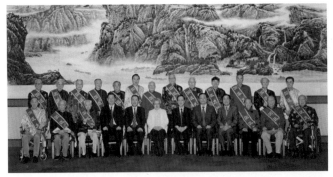

◀2009年5月19日，国医大师表彰暨座谈会在京召开，第一排右二为朱老

国医大师临床经验实录

国医大师朱良春

朱良春 著

协助整理（按姓氏笔画排列）

马继松　朱　彤　朱建华

朱琬华　吴　坚　陈淑范

高　想　曹东义　蒋　恬

蒋　熙　潘　峰　薛梅红

中国医药科技出版社

内容提要

本书是有关国医大师朱良春教授临床经验的集成之作，本书分为学术思想、方药心得、验案撷英、薪火相传、医话随谈、年谱、附录七部分，全面展示朱老的学术主张和创新、临床用药特色和辨证施治之精妙处。医理严谨，文辞皆美，必能让您开卷有益。本书适合广大中医临床工作者、中医院校师生和中医爱好者学习参考。

图书在版编目（CIP）数据

国医大师朱良春/朱良春著．—北京：中国医药科技出版社，2011.1
（国医大师临床经验实录/吴少祯主编）
ISBN 978 - 7 - 5067 - 4845 - 2

Ⅰ.①国… Ⅱ.①朱… Ⅲ.①中医学临床 - 经验 - 中国 - 现代
Ⅳ.①R249.7

中国版本图书馆 CIP 数据核字（2010）第 216154 号

美术编辑　陈君杞
版式设计　郭小平

出版　中国医药科技出版社
地址　北京市海淀区文慧园北路甲 22 号
邮编　100082
电话　发行：010 - 62227427　邮购：010 - 62236938
网址　www.cmstp.com
规格　710 × 1020mm $^{1}/_{16}$
印张　15 $^{1}/_{2}$
字数　199 千字
版次　2011 年 1 月第 1 版
印次　2024 年 4 月第 7 次印刷
印刷　大厂回族自治县彩虹印刷有限公司
经销　全国各地新华书店
书号　ISBN 978 - 7 - 5067 - 4845 - 2
定价　**39.00 元**
本社图书如存在印装质量问题请与本社联系调换

国医大师临床经验实录

编委会

出版者的话
CHUBANZHEDEHUA

2009 年 4 月由卫生部、国家中医药管理局、人力资源和社会保障部联合评选产生了我国首届 30 位"国医大师"。这是新中国成立以来，中国政府部门第一次在全国范围内评选出的国家级中医大师，这是中医发展历史上的重要里程碑。

中医是门实践科学，有其自身的发展规律，中医学术的传承历史上多数表现为师徒口授心传。国医大师是当代名老中医的杰出代表，是优秀中医药学术的泰斗级人物，体现着当前中医学术和临床发展的最高水平，他们的学术思想和临证经验是中医药学宝库的宝贵财富，深入挖掘、抢救、整理他们的经验精华，就显得尤为急迫。

为此，我社紧密配合国家中医药事业的发展目标，精心策划推出一套《国医大师临床经验实录》系列丛书，全面总结集成各位大师的临床经验和学术成果。每位国医大师的经验单独成册，旨在使各位国医大师的经验心得能够广播于世，使后学者们能够充分学习吸取前贤们的经验精华，使中医发扬光大，后继有人。

本丛书的编写宗旨为突出临床和实用性，力争使阅读者能够学有所获、学有所宗、用能效验。本丛书正文主要包括 7 大部分：学术思想、方药心得、验案撷英、薪火相传、医话随谈、成才之路和年谱。因各位大师擅长的领域不同，研究的方向有异，每位大师的正文结构会略有不同。

学术思想部分主要包括大师学术思想的理论来源、个人临证的特殊认识和总结、擅长病种的医理阐释和治学理念等。

方药心得部分主要包括用药心法、成方心悟、经方传真、自拟方等部分。集中反映大师的临床用药经验和心得体会。"医生不精于药，难以成良医"，希望读者通过本部分内容学习大师的临床用药处方思路，触类旁通，举一反三。

验案撷英部分主要收录各位大师擅长的病种案例，每一案例下设案例和按语两部分，围绕案例集中阐述该类病证的证治特点、大师自己的辨证心法和要点、医理阐释和独特认识。内容不求面面俱到，只求突出大师个人特点，简洁精炼，突出重点。

薪火相传部分主要收录大师给学生讲课、各种中医交流会、研修班的讲稿整理。对讲稿的要求：内容精彩实用、对临床具有指导意义，确切反映其学术思想。

医话随谈部分是不拘体裁的医学随笔，主要探讨中医药学术问题，涉及范围很广，重在抒发己见。

成才之路部分主要包括大师学习中医、应用中医的全部历程，重点突出大师学习中医的方法和体会，旨在使后学者沿着前辈走过的路，少走弯路，直步中医的最高殿堂。

年谱则按照时间顺序，记录大师经历的重大事件。

本丛书的撰写者或为大师本人，或为大师学术经验的继承人。希望丛书的出版对推动中医事业的继承和发展、弘扬民族医学和文化，做出一定的贡献。

中国医药科技出版社
二○一一年七月

精　博
勤　極
不　醫
倦　源

博極醫源　精勤不倦

循史以進，必得後成乃以為上工大醫

九二庚午朱良春書　戊寅

3

岁月易逝，人生空偬，修身养性，
克己奉公，勤研歧黄，力求上工之竭
心竭力，服务民众。顺应自然，切忌
骄纵，恪守顾贵，善始善终；知足
常乐，失乐莫露，和谐扎实安从
胸宽松，与人为善，互为之志融；
颐养丹天，咸臻寿命。

愿与诸位同仁共勉

九二叟朱良春谨题

4

国运昌盛　盛世兴事　党治重视振兴中医

收费大业　光耀环宇　杏林甘霖　遍洒侨兴

得承弘扬　国医大师　隆重颁奖　夕阳灿艳

身受殊荣　党恩铭记　发挥余热　国强民健

人事贺院和稀会保障部、卫生部、国家中医

药管理局联合评选国医大师第三幸名列

其中，深受激励表以铭志。君侪侠从以宋代

张载所云"为天地立心，为生民立命，为往

圣继绝学，为万世开太平"之担当意识感民

本立必复，人类意复之中华民族而不虑灭，

糖袍当振兴中医为之力，以报党恩

于茄一也。

九三叟　　　　　己丑夏月

朱步先序

朱良春先生，江苏省镇江市人（后移居南通）。18岁从孟河马派传人马惠卿先生学医，次年考入苏州国医专科学校，抗战开始后转学于上海中国医学院，师承乡前辈章次公先生，得其求实创新的治学精神和丰富的临床经验，学乃大进。

从医70多年来，先生坚持"每日必有一得"的座右铭，日则应诊，兼理行政事务、社会活动，夜则读书、写作，"勤求古训，博采众方"。上自《内》、《难》、《本经》、《伤寒杂病论》等经典著作，下及历代名著，尤对清代叶天士、蒋宝素和近代张锡纯等名家之著述，无不用心博览。他对《伤寒论》和《金匮要略》作过深入的研究，从中领悟到辨证论治的思想和方法；而孙思邈的两部《千金方》，更使他认识到丰富的民间医药是临床取之不尽、用之不竭的源泉。是以先生很注意搜集民间有效的单方草药，并且不断地在实践中加以验证。著名的季德胜的蛇药、陈照治瘰疬的拔核药、成云龙治肺痈的铁脚将军草，就是先生任南通市中医院院长时发掘出来的。

先生受老师章次公先生"发皇古义，融汇新知"思想的影响，一向重视对现代医学的学习，吸取其长处，为我所用。早在20世纪50年代后期，先生就撰文提出辨证论治与辨病论治结合的观点，并强调中西医各有所长。辨证论治是中医临床学的特色，不但不能丢，而且要不断发扬；如再结合西医的辨病，在治疗上具有针对性，就可使疾病的所在及其性质准确化，检测手段多样化，疗效标准客观化。

先生治疗急性热病，提出"先发制病"的观点，不受传统治法的约束，见微知著，发于机先，果断地采用清热通腑之法，迅速控制病情发展，从而使疗程大大缩短。如他治疗痰热腑实型肺炎，初起即用大剂量的大黄配伍宣透清热之品，多在数日内建功。

先生对虫类药悉心研究数十年，从《本经》、历代医家著作，以至民间单验方，靡不悉心搜罗，然后结合药物基源、药理药化和实践体会，辨伪存真，以广其用。1963～1964 年论文在《中医杂志》连载发表后，即在学术界引起极大反响；1978 年集结成书，1981 年梓行，颇得同道好评。先生认为顽痹（如类风湿关节炎晚期、强直性脊柱炎等）系病情顽缠，精血亏虚，肾督受损，痰瘀交阻，经脉痹闭，病邪深入经隧骨骱所致，以益肾壮督治其本，蠲痹通络治其标，创制了"益肾蠲痹丸"，此方集 7 种虫类药于一方，有显著的抗炎、消肿、镇痛、调节免疫功能、修复类风湿关节炎造成的骨质破坏等效果。1989 年通过省级鉴定，申报后获得了新药证书，并获首届国际博览会银牌奖。1991 年又获国家中医药管理局科技进步奖。同年"益肾蠲痹丸治疗顽痹的临床和实验报告"在北京国际传统医药大会上宣读，受到与会同道的赞许。诺贝尔医学奖金评选委员会原主席诺罗顿斯·强博士在中国中医研究院基础理论研究所参观时，看到该药的病理模型实验报告后大为惊奇，赞叹说："中国传统医学真了不起，这是我看到的最杰出的奇迹，它纠正了类风湿关节炎骨质破坏不能修复的错误认识"。

先生在实践中总结出许多新方，除益肾蠲痹丸外，如治疗慢性肝炎、早期肝硬化的"复肝丸"；治疗慢性痢疾和结肠炎之"仙桔汤"；治疗上呼吸道感染咳嗽的"清肺定咳汤"；治疗痛风的"痛风冲剂"；治疗萎缩性胃炎的"胃安散"；治疗慢性肾炎的"益肾化瘀补肾汤"；治疗偏头痛的"痛宁胶囊"等。皆思虑缜密，意蕴宏深，用药灵巧，打破习俗药量轻重，药味多少，皆以病情为定，故疗效显著，历用不爽，从而充分体现了先生"辨证论治与辨病论治结合"的学术思想。

先生精研药物，如谓油松节固卫生血、安神定咳，台乌药解痉排石，马钱子健胃，鬼箭羽活血降糖，天南星治骨痛等等，皆为其独到的用药经验。正如已故著名中医学家姜春华教授所说："古语'多诊识脉，屡用达药'，然此亦须有心人，留心于处方时药物之进退，观察效验之应否，又能随时总结，斯乃能臻'达药'之境，否则终日用套方套药，心中茫然，何能'达药'"（见《朱良春用药经验集·序》）。对于传统的"十八反"、"十九畏"，先生认为必须认真研究，而在实践中则坚持"有斯病（证），用斯药"，当用则用，不受成说的约束。在先生处方中，海藻与甘草同用治颈淋巴结核、单纯性甲状腺肿、肿瘤；人参、党参与五灵脂同用治慢性萎缩性胃炎；海藻、甘遂与甘草同用治疗渗出性胸膜炎，效果奇佳，而无任何毒副作用。先生丰富的临床用药经验集结成书后，深受读者欢迎。如江西中医学院张海峰教授说："本乃不传之秘，竟能公之于世，是仁人之心也"。

先生著述甚丰，70多年来，先后在国内外中医期刊发表论文190余篇，已出版的著作有《中医学入门》（合著）、《汤头歌诀详解》（合著）、《传染性肝炎综合疗法》、《章次公医案》、《现代中医临床新选》（日文版合著）、《虫类药的应用》、《朱良春用药经验集》、《医学微言》、《中国百年百名中医临床家·朱良春》、《章次公医术经验集》、《朱良春医集》等。先生还多次应国内有关机构之邀，外出讲学，足迹几遍及全国。先生以近古稀之龄，还参加江苏省智力支边团远赴云南个归、蒙自等边远山区为贫困山民诊病，为基层医务人员讲课。先生先后五次应日本东洋医学国际研究财团等单位之邀，去日本东京、札幌、西尾等地讲学、会诊，载誉而归。此外，在新加坡、法国、马来西亚等国，也曾留下先生的医绩。

先生在培育人才方面，付出了很多心血。他对学生循循善诱，不厌其烦，倾囊相授，毫无保留。子女胜华、建华、琬华、又春、建平、蒋熙、陈淑范，门人何绍奇、朱步先、程聚生、张肖敏、姚祖培、李建生、冯蓓蕾等承其学。

先生除长期担任南通市中医院院长外，还曾任中国中医药学会第1～2届理事、江苏省中医学会副会长、中国农工民主党中央委员、政协江苏省委员会常委、南通市人大常委、市政协副主席、市科协副主席、国家中医药管理局厦门国际培训交流中心客座教授、《中医杂志》特约编审、《江苏中医杂志》常务编委等职。现任中华中医药学会终身理事、南京中医药大学终身教授、长春中医药大学客座教授、广州中医药大学第二临床医学院客座教授、中国中医科学院学术委员暨荣誉首席研究员、中国中医风湿病学会顾问、二十一世纪中医药网络教育中心指导老师、高等中医教材顾问委员会委员、北京中医药大学"博导论坛"学术委员会委员、上海同济大学特聘教授及导师、国家优秀中医临床人才研修项目考试委员会专家、美国中医针灸医师联合总会高级顾问、新加坡中华医学会专家咨询委员、南通市中医院首席技术顾问、南通市良春中医药科技有限公司董事长等职。1987年，国务院批准先生为"杰出高级专家"，暂缓退休，继续从事中医研究和著述工作；同年中央卫生部授予先生全国卫生文明建设先进工作者称号。1991年，国务院授予先生政府特殊津贴证书；同年中央两部一局将先生定为全国500名老中医学术继承指导老师。1993年，江苏省政府授予先生中医药先进工作者称号。2003年，先生获中华中医药学会"中医药抗击非典特殊贡献奖"。2007年，国家中医药管理局授予先生"全国著名中医药专家"学术经验继承工作优秀指导老师称号；同年4月，"十五国家科技攻关计划朱良春名老中医学术思想经验传承研究"课题顺利通过验收，国家科技部"十一五"支撑计划常见病——痛风性关节炎中医综合治疗方案研究，按期施行。2009年5月，先生被人力资源和社会保障部、卫生部、国家中医药管理局授予"国医大师"称号，享受省部级劳动模范和先进工作者待遇。其事绩已载入英国《国际名人词典》、《中国当代名人录》等10多部典籍。

目前先生仍坚持上专家门诊，外出讲学，参加社会活动，为弘扬中医学术，振兴中医事业尽力。近20年来又先后收了陈达灿、徐凯、吕爱平、郑福增、曹东义、谢旭善、杜宝华、叶凤、吴坚、张琪、沈桂祥、曲清文、高想、李靖、钱小雷、尹克春、胡世云、郭建文、施惠英、薛梅红、郑春燕、陈权、任继东、何迎春等高徒，为培养高层次人才，作出了新的贡献。谨祝他"良医同良相，春雨又春风"，"仁者必寿，老而弥坚"。

信笔写了以上的文字，如能对诸君了解先生有所裨益，那将是十分令人欣慰的事。

朱步先拜序　于英国牛津
2010年春月

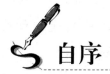# 自序

2009 年国家科技部、人事部、国家中医药管理局联合评选国医大师，大力促进中医事业发展，余有幸名列其间。传承中医，事关千秋万代；发展中医，有利于世界人民。基于此，中国医药科技出版社范志霞编辑来函，称"我社准备重磅推出一套《国医大师》系列丛书，30 位国医大师30 个分册，旨在使各位国医大师的经验心得能够广播于世，使后学们能够充分学习吸取各位大师的经验精华，把中医发扬光大，惠及百姓。"其选题重大，立意高远，值得赞誉。信中说："您作为中医学术界的领袖泰斗级人物，如能答应参与《国医大师》这套丛书，一定会使该丛书更加有价值、更加有意义；《国医大师》这套丛书中，如果缺少您的参与和支持，不管是对于中医学术界，还是对于求知若渴的后学者来说都将是一大憾事。后学无人不想直接拜您为师，亲聆您的指教，但这很难做到。作为从事出版事业的中医人，我非常荣幸能有机会通过出版这个媒介，使莘莘学子一睹您的大家风采，妙手回春的高超技术，虽非全貌，已属后人的一大幸事。所以，再次恳请您能够接受我们的邀请，做《国医大师·朱良春卷》的主编或者您指定主编自己做审稿人，成全包括我在内的后学者们向您学习的拳拳心意。"

余虽非"领袖泰斗"，然而作为一个从事中医事业 70 余年的老兵，理应支持这项工作。因此，在门人弟子的帮助下，对多年来所发表的著作论文，选取一部分进行整理、删节，提炼学术思想，把原来著作里包含的自创方药突显出来，补充小传、年谱，以更精炼的形式，完成这项任务，与

其他同道一起，共襄盛举，列入《国医大师》系列卷内，不仅聊以塞责，也为日后整理创新提供参考。多年以来，余一直坚持临床工作，有一些心得体会，总结起来力不从心，难以为后学道，翻阅旧稿，不尽惬意，但时间匆促，未能大量修改，甚感遗憾，只有俟至来日，再作计议了！

我认为中医之生命，在于学术；学术之根源，本于临床；而临床水平之检测，则在于疗效。所以临床疗效是迄今为止一切医学的核心问题，也是中医学强化生命力之所在。因此，不管您是搞哪一个专业的，最终的着眼点一定要落实在疗效上，只有不断提高疗效，中医的前途，才会更加辉煌！希望中青年同道，不断奋发，超过我们，成为新的一代国医大师，馨香祝之！

九三叟朱良春于南通市师耆斋

时在庚寅年春月

前言

中医是"道术并重"的学术体系。中医的"道",凝聚着中华民族传统文化的精髓,也是自然科学与人文哲学互相结合的典范,它为中医认识人体、认识健康和诊治疾病,提供了理论指导,是一种大智慧。中医的"术",除了药物治疗之外,还有很多具体措施,比如针灸按摩、穴贴拔罐、气功食疗等等,都是为了恢复患者的抗病能力,使人获得健康。

尽管如此,自从西医传入中国,中医的"道"被指为玄虚,阴阳五行被说成是算命先生的把戏。脏腑经络、气血津液,也因为缺乏实证依据,一时之间"废医存药"的说法大行其道。很多人只知道中医的方药有效,追求"祖传秘方",对于中医理论弃置不讲,大力推行所谓"中医科学化"、"标准化",淡化中医传统的辨证论治。久而久之,四诊不精,疗效下降,不能按照中医的固有规律发展中医,造成了中医事业的衰退。这足以说明,"道无术不行,术无道不远"。

2009年,国家科技部、人事部、国家中医药管理局联合评选出首届30名国医大师,旨在大力促进中医事业发展。这是传承中医、事关千秋万代的大事。发展中医,不仅有利于中国,也有利于世界人民。因为中医独特的道术,不同于西医学术的原理,是中华民族独创的学术体系。

中国医药科技出版社推出《国医大师》系列丛书,通过介绍国医大师的经验心得。不仅可以扩大中医对于世界的影响力,使中医学术能够广播于四面八方,更可以使后学们充分学习吸取各位国医大师的经验精华,把中医发扬光大、惠及天下百姓,造福于整个人类。其选题重大,立意高远，值得赞誉。

本书的编纂工作，是对朱良春先生从事中医工作 70 余年的有关著作、所发表的论文进行整理、精选、提炼学术思想，把其对于中医理论的阐发、心得呈献给读者。对其多年来在临证之中的自创方药，选出代表性的进行阐析，展示其临证治病的活法巧思，对其不拘一格的选方用药的治学门径加以揭示。其生平小传、医学年谱尤为独特，通过这些细致而具体的经历，可以见证中医学近现代发展的历史进程。中医的历史虽然悠久，也都是由具体的历史细节构成的，中医大家的个人经历，在某种意义上就是中医历史的一部分。

本卷书稿，在朱良春先生亲自审阅、指导下，经过有关编写人员的努力，终于以精炼的形式，将国医大师朱良春的医学精华浓缩、撰入《国医大师》系列卷内。尽管存在着很多不足，不能完整地阐示其全部的医学贡献，但是凭借本书也可见其治学津梁，足以为后学提供研究中医学术、治病救人的主要门径。本书也为日后整理朱良春先生的学术成就，发展创新他所开创的虫类药研究等提供依据和参考。

由于时间紧张，学术水平所限，其中难免存在不足与错误之处，恳请广大读者不吝指正，以便日后加以修改。

编　者
2010 年 9 月

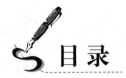

目录

验案撷英 ———————————————**154 ~ 196**

学术思想

朱良春先生从医70多年，积累了丰富的医疗经验，也孕育了非常丰富的医学思想，很难用简短的文字加以概括。我们难以胜任全面研究和阐发的重任，只好通过以下几点探索，略示管窥而已。

第一节　学习中医的三个步骤

根据2008年11月24日，朱良春先生在同济大学"中医大师人才培养计划"讲课的录音整理如下。

今天，我来参加颜德馨老主持的同济大学"中医大师人才培养计划"，感到非常高兴，也非常荣幸。因为在座的各位同道虽然年纪轻一点，但是你们与时俱进；你们的知识很广博，我们的知识老的东西多一点，有些东西已经落后了。所以能够有机会跟大家一起，教学相长，相互切磋，我想，你们得益，我们也得益。因为学习是永无止境的。学无止境，学海无涯，确确实实是这样的。越学越感觉到知识的无穷无尽，我们所知道的东西仅仅是沧海之一粟，很少很少。知识的海洋是博大精深、源远流长的，特别是中华传统文化。中医这门科学，值得我们去很好的学习、探索。张景岳先贤说："学到知益"，就是这个意思。

这次，颜新教务长在电话里请我跟大家讲一次课，"随你讲什么"。所以我就很难了，不知什么内容是您们最需要的？这次是泛泛而谈，作为一个开端。以后的机会还是比较多的，针对重点的专题而谈。

今天讲的题目是"经典是基础，师传是关键，实践是根本"。

望文生义，一个是学好经典，一个是作好师传，最后一个更重要，就是临床实践。只有三者结合起来，才能成为一个完整的、全面的好医生。

因为任何一门科学都是需要继承、创新两个方面，历代卓有成就的医家，没有一个不是在学术上精研经典、勤求古训，才有所创新的。仓公、扁鹊、华佗、张仲景、孙思邈，以后金元四大家、李时珍以及清代的温病学家，都有师承，都是精研经典的，所以才能成为一代名医，在学术上推演发扬、革新创造。因为学术要不断更新，不断前发展、推演，才会提高。另外一方面，师传授业，不光光是读死书，还要有个人领领路，那么老师就是领路人。帮助我们走得更快一点，不走弯路，就是老师的作用。不然，老师就不能为人师。为人师者，必然要在学术上、经验上对后一辈的同道有所帮助、有所提高，这样才叫老师。一方面有学术理论，一方面有老师指导，汇合起来，再通过实践验证。多临床、多实践、多体会、多心悟，才能把理论实践融会贯通，从而得到飞跃、得到提高。所以，这三者是不可或缺的。

首先，经典是基础。

学习中医药，如不熟读经典、跟随名师、深入实践、融会贯通，是不可能得其精髓而有所造诣的。所以，自古医家出经典。我们医学史上的，没有一个前人是不熟读经典的、不深入探索的，而且是通过深入思考、心悟，再结合实践，把理论深入到脑海里去。不光是今天理解了一段经文，治好了几个病，而且在这个基础上触类旁通、举一反三，可以得出新的东西。"自古医家出经典"，古人提，我们现在也要提。

古代医家读经典，现代医家要不要读经典？不深入经典，那是很肤浅的。只有深入到经典，才能得其精髓，才能在理解上融会贯通。但是经典的学习是比较艰辛的。特别是《内经》，可以说是文简义博，理奥趣深，一旦融会贯通，其乐无穷，趣味很浓。那么我们要熟读经典，怎么读？首先要通读原文，主要的原文。通读旨在理解全书的主要精神，特别是分清精华和糟粕。《内经》十万多字，不是字字都是真言，也有一部分是可以不读的。我们要选择精华，熟读警句，把最好的精华部分来熟读，掌握它的精髓，"书读百遍，其义自见"。

我学医的想法是因为生病才萌发的。读中学的时候，因为生病而辍学，后来由于吃中药治好了，我便决心学习中医。于是开始跟孟河医派马培之先生的孙子马惠卿先生学医。马老先生，我跟他的时候，已经65岁了，仍坚持全天出诊，晚上处理社会事务。他没有时间来教我们读经典，教我们的都是大师兄。那时候我们读书比较辛苦，都是读木版的书，没有句点，大师兄帮我们圈点、断句。第一天1页，第二天2页，最多3页，你必须会背。会背了，再圈点下面的。所以，这样你必须熟读。开始熟读的过程中，内容不理解，就问大师兄，"这句什么意思?""书读百遍，其义自见。你读了多少遍?""20遍。""那早啦，再读。"那时候没有《新华字典》，许多字不认识，都是查《康熙字典》，逐渐理解了，尝到了甜头。所以"书读百遍，其义自见"，一定要多读，对主要的、精辟的、好的段落一定要熟读。慢慢的，它的内涵、精义就逐步理解了。

我认为，《内经》并不是纯粹的医书，里面蕴含了许多道家的思想，是道与术的结合体，其中有很多东西是从《易经》当中来的。道是中华文化的终极之理，是最高的，所以必须以道论医。也就是，从哲学、传统文化的角度来学习、解读《内经》。这样才会把《内经》读懂、读通、读透，从而领会其精髓。这里举几个例子。《灵枢·五色》言："阙上者，咽喉也"，阙，两眉之间，也叫印堂。20世纪50年代后期，南通地区白喉大流行，一下子发病4000多人。因为建国之初，白喉血清供应不上，这样西医就没有办法了，只有求助中医和针灸。那时候，我担任南通市中医院院长，运用中西医结合的方法，一方面用中药，如《重楼玉钥》的养阴清肺汤等，同时我们根据《灵枢》中这两句话，就用短针在印堂（阙）上一寸向下平刺阙上穴留针。奇迹出现了，半个小时后咽部疼痛、不适的感觉就好得多了。半天后发热开始下降，肿痛的情况也进一步好得多了。第二天，白喉伪膜开始脱落了。这个奇迹出现后，许多的白喉患者都来找我们中医治疗。这期间我们共观察137例，痊愈133例，治愈率达97.1%。白腐脱落平均不超过3天，退热平均2天。

这个例子说明，《内经》里很多精辟的东西，我们发现的还很少，需要我们不断的去探索。又如《灵枢·五色》："面王以下者，膀胱、子处也"，面王指鼻尖，中央为王；面王以下，指人中，主膀胱，主子处。所以人中又叫水沟，"膀胱者，州都之官也"。《灵枢》指出"面王以下"与"膀胱、子处"的关系，也就是说"膀胱、子处"有病，可以从"面王以下"的部位表现出来。膀胱指泌尿系统，子处原指子宫，实质是指男女生殖系统。在临床上通过望诊，确确实实，发现人中和泌尿生殖系统的关系。20世纪60年代提倡针灸麻醉。三年自然灾害时期，子宫脱出症的农村患者比较多，同时，提倡计划生育，男女结扎手术。我们就用针刺人中麻醉，10～20分钟后做结扎手术，可以不用药物麻醉，止痛麻醉的效果非常好。再一方面，人中对于男女生殖系统疾病、子宫位置、大小的反应，都非常明确。一般每个人"人中"的长度是和自己同身寸是相等的。在临床上经常见到，有些妇女的人中明显的短于她的同身寸。前来就诊者也不用说是什么病，问之是否有痛经病史，多为肯定。因为幼稚型子宫容易出现痛经，特别是人中沟过深的都是子宫后屈的。如果人中沟过浅的，子宫都是前倾的，也容易痛经。妇女在生育年龄阶段，若见子宫前倾或后屈，也不容易怀孕。我的一个学生，在临床上观察了男性、女性各150例，都是正常人。经过观察，人中形态、色泽的变化，与男科或妇科检查符合率在85%以上。由此可见，《内经》值得我们仔细去琢磨，细心去观察，会得到很多启发，很多理解。古人说，"望而知之谓之神"，神在哪里？神在你多体会，多掌握。掌握得越多，敏感度就越强，预知性就越强。

再如《内经·疟论》："日下一节"，以前的理解就是疟疾不断的发作，不断的下移。怎么下移，却无从知晓，后来通过实践，特别是20世纪60年代，毛主席发出号召：把医疗工作放到农村去。那个时候我就带队，到农村去。农村的疟疾发病率很高，西药有奎宁，中药有柴胡、常山这一类的，效果很好。我们找了一些疟疾患者，由其大椎穴开始，向下依次按压。按至第3个穴位时，患者减疼。那我们就知道，他发作过2次，第3次将要发作。治疗就从第二胸椎脊突旁开1寸，按揉10分钟，感到周身发热，再揉个半小时，至全身出汗，第3次疟疾便不会发了。回去以后，让患者家人继续反复揉按，每天2次，很多人疟疾就不继续发了。检查血液，疟原虫也找不到了。因此，"日下一节"不是每天向下移一节，而是发一次向下移一骨节。所以很多东西，你要去琢磨，才能有所发现。

又例如药物方面，《神农本草经》载庵䕡子主"五脏瘀血，腹中水气"，说得很明显，五脏都有瘀血，肝脾大、心肺肾亦有瘀滞存在；"腹中水气"，指有腹水。《别录》谓其"疗心下坚，膈中寒热"，心下指哪里？横膈膜下面坚硬的东西是什么？肝脾肿大呀。这不是具体指出它善治肝硬化腹水吗？"膈中寒热"，慢性肝病，都会有慢性发热。我们把这几段连起来分析，就很完整地说明了慢性肝病，肝硬化腹水。所以在临床上遇到慢性肝病出现肝硬化腹水的，都可用庵䕡子，当然庵䕡子的剂量要用的大一点，一般的人都用 10~15g，我一般要用 30g，再加上一个楮实子 30g，这两味药再加上辨证的药，疗效可显著提高。

以上仅仅是举几个例子，以后有机会再细谈。所以中医的经典尤其是《内经》、《伤寒杂病论》特别重要，要经过刻苦钻研，下一番苦功夫，去心悟。程钟龄不是有《医学心悟》？读书不只是放在嘴巴上读，更重要是脑子去思考。因为我们中医所说的心悟，不是血肉之心，而是神明之心，"心主神明"。血肉之心是主循环的心，神明之心是指大脑。当心一点、用心一点，不是血肉之心，而是神明之心。所以要心悟，要用脑子思考，这样才有所得。中医经典是取之不尽，用之不竭的宝库。中医经典的内涵可以用"伟大的真理，科学的预见"来概括。中医确确实实里面有很多超时代的真理，有一种非常超时代的预见。在 2000 多年前，古人就发现了很多好东西，而我们今天，却弄不清它的真谛。确确实实是正确的东西，我们知其然，不知其所以然，还需要我们去探索、去发现，才能得其真谛。超时代的智慧结晶，还有很多宝藏没有被发现、被阐明，应当继续学习，不断地去发掘弘扬。这是我们的责任。

今天，以颜老为首的同济大学办这个班就是这个目的，就是团结一批有很好基础、愿意为这个事业奋斗终身的人，去学习阐述、发掘弘扬。最近在 2008 年 10 月 16 日的《光明日报》上，钱学森院士的亲属钱学敏教授，写了一个长篇报道，阐述钱学森的"大成智慧"教育理念。所谓大成智慧，集其大成的智慧，就是把中华民族传统文化的精髓很好的发掘、很好的弘扬。我看了以后，觉得这对我们中医亦有很大的帮助。如"大成智慧就是把宏观和微观很好的结合"，整体思维与局部组装相结合。既不只谈哲学，也不只谈科学，要把哲学和科学技术统一并结合起来，哲学要指导科学，哲学也来自科学的提炼，集其大成才能得智慧。对于我们学习中医、研究中医、弘扬中医来说，很有指导意义。这个说得很明确，因为古代的哲学思想可以指导科学，哲学也是来自科学技术的积淀。同时他还强调了"重视理论和实践相结合"，与我们学习中医、研究中医密切相关，重视理论与实践相结合，还要特别尊重和提炼前科学知识库里的精神财富。在人类知识体系这个现代科学技术体系的外围，有大量一时还不能纳入体系中的古往今来人们对世界的探索、认知、初步的哲学思考以及点滴的实践经验、不成文的实际感受、直觉、顿悟、灵感、潜意识、能工巧匠的手艺、"只可意会，不可言传"的东西、甚至梦境等，这些都是前科学知识库里的瑰宝。在中医学里边有许多理论，好像说不通，好像是不成文的事情。这些感受，这些直觉，"只可意会，不可言传"的东西，像我们中医里的望诊、脉诊，就是只可意会不可言传的东西。有谁能把望诊的精髓说的那么透？还没有。有谁能把脉象说的那么具体？也没有。很多老医生在临床上很多年，有很多自己的感受，有一种直觉，有一种顿悟，有一种灵感，有一种潜意识，就知道是肝强脾弱、是心脾两虚、是心肾不交。知道了脏腑的强弱盛衰，辨证也就出来了。当代著名的科学家钱学森院士能把古代的哲学思想融汇起来，对我们中医学术的探索、发掘、弘扬，都是很有帮助的。

他强调："这些无数的瑰宝流动、变化很快，云蒸霞蔚，有的只是一闪念，转瞬即逝，仿佛没有什么逻辑，但在我们头脑中有，归根结底也是实践的产物，通过人们主动地、有目的地在实践中反复比较、鉴别、分析、综合，可以逐渐将其中有价值的、初步的感性认识提升到理性认识，纳入到现代科学技术体系中，使人类的知识体系和智慧不断丰富与发展……它是科学知识和艺术创新的源泉，是我们终身都需要认真学习、积淀，注意汲取、历练的宝贵精神财富。"这对于中医学习的指导很实在、很具体。那篇文章建议大家有机会去读一读。我这里仅引证了几段。

刘力红教授是广西中医学院的教授，写了一本《思考中医》。主要是学习、研究《伤寒论》，学习经典，深入领悟。当然有一些观点有些偏执，这是允许的。我发现，许多有成就的中医都有点偏执。金元四大家就是四个大的"偏执"，各有各的主打观点。

下面我介绍一下名医李可老先生，我们相交了好几年了。

李可是山西灵石县的名老中医，他一生坎坷。两次被打成现行反革命，一次被打成右派。他是离休干部，解放之前就参加革命了。这个人很聪明，个儿比较小，身体比较弱，但文化基础比较扎实，脑子很灵。解放前在大西北参加革命，从山西到了甘肃。他也参加过土改，那时候以阶级斗争为纲，有的地方就过火了，他就提了一些意见，一下子就打成现行反革命。他原来是党员，后来被开除，党籍开除后被送去山区进行劳改，也坐过一段时间监牢。坐监牢的时候，正好有一个地主出身的中医，一起被关到同一间屋子里。他一看那个中医文绉绉的，是个文人，于是就向他请教。那个中医祖上是大地主，他本人是医生。但祖上留下来的田产就是他继承，继承田产就是地主，所以就被关起来了。但他没有血债，因此就和李可关在一起。李可就向他请教说，我这一生可能再要参加革命恐怕没有希望了，就想跟你学习中医。"行啊！"他就写了几个书名，像《内经知要》、《伤寒论》。这条子送出去，叫人买。书买回来，那老中医就指点他读。他就通过这么一段时间学习了中医基础。后来，释放了，把他送在深山老林里进行劳改。因为他个儿小，很瘦，重的东西提不动，稍微一跑就满头大汗，农民看着他也可怜。"哎呀，你能会点什么东西？""我有点文化。""你有文化有什么用？文化在我们这里没得用的。你最好想办法学点东西。"他脑子很灵的，因为在监牢里边读了医书，山里有很多野生的草药。他就采草药，比如：马齿苋，治疗痢疾；一枝黄花，治疗感冒退热；胆囊炎用蒲公英等等效果相当好。谁感冒，抓一把，煮煮水，第2天患者热退了，不咳嗽了。他一共抓了几十味药，治好了不少病。后来，大队里面说，就做我们的医生吧。那时候，还没有赤脚医生的名字，就做土医生。这样子，他就有机会读书，读了不少的书。当然也订杂志，我1963～1964年在《中医杂志》上发表《虫类药的应用》文章，很容易懂，他看了，受到启发。乡下的虫子很多，屎壳郎、蚯蚓、地鳖虫到处都是，他就收集这些东西，一用，效果很好。那时候，他脑子里就说：这个朱良春是我的师傅。哪一天我遇到他要拜他为师。七八年前，我们遇到，他满头白发，也70多岁了，拉住我的手叫"老师、老师"。我说："你是哪一位？""我叫李可。""吆！你可是大名鼎鼎，看了《李可老中医医疗经验集》，我就知道你了。"这本书也应该好好读一读，是他多年实践经验的总结。

李老是火神派，善于用附子，不光用附子，干姜、肉桂、细辛都是大剂量，附子不是10g、20g、30g，最少是50g，多的时候用到500g，用于回阳救逆。我也吃过他的药，广东省中医院吕院长等都吃过他的药，都是大剂量的。我说他们也不阳虚啊。广东那个温热地带，他能吃吗？他说没什么！我感觉李老这方面是有丰富经验的，他配伍得好，特别是危急重症，屡起沉疴，是值得我们学习的。

通过学习经典，就接近了这些大师，把我们造就成了雷公、少俞、少师。这是学习经典最根本的意义。以上说明了，学习经典是一个基础。

第二，师传是关键。

中医古代的教育模式就是师带徒，徒弟和老师朝夕相处，耳濡目染，对一个学生的影响是比较大的。学生像老师，比如学生写的字像老师，生活习惯也会有所感染。例如，老师是不抽烟的，学生绝对不抽烟；老师喜欢喝酒的，学生多少也会喝一点。当然这是生活上的问题。在学术上，老师对学生是不断的感染、渗透，不断的心悟、不断的体会才能得到。师传是"师傅领进门，修行在个人"。修行虽是在个人，但师傅的引导是很重要的。所以，北京中医药大学的雨露教授说过："中医要想真正学好，就应当师传，需要一个老师指导。现在，你们是非常幸福的。现在中医药大学的老师，有很多是很尽责的，不光只上课，传授知识，阐释经典中的奥义，下了课之后呢，还会帮助同学指导他怎么去进一步学习，鼓励学生进一步学习。这样才是一个好老师，言传身教。"

尊师爱徒。你尊重师傅，师傅才会爱护你这个徒弟，才会把心掏出来，把自己真正的经验告诉你。要尊崇、要弘扬这方面的美德。找到名师以后，要以虔诚、勤奋的态度去学习请教。这样往往能举一反三。有的老师善于表达，会把经验很完整的表达出来；有的呢，不善于表达，言简意赅，就说这么一两句话，全靠你去理解、体会。今天上午，颜老也提出来。学问吧，不懂就去问，只要你不懂去问老师，老师不会拒绝你。我看现在许多中医药大学的学生实习漫不经心，就知道抄方。其实，你跟着老师看这个患者，就要看老师怎么望诊、怎么问诊，怎么把这么多症状归纳形成一个证候，然后从辨证当中立法用药。仅去抄这么几个方药，是不得要领的。要用心去学习，才能够举一反三。

举我自己师承的例子。章次公先生是我终生难忘的恩师，他是镇江人，与我同乡，在上海读书、工作。1955 年，便到北京卫生部当中医顾问。章次公先生大我 13 岁，他成名很早，不到 30 岁就是当代上海的名医了。他是一个革新家，在 1929 年就提出"发皇古义、融汇新知"的观点。发皇古义是继承，融汇新知就是创新。在我毕业的时候，章次公先生送我一方印章，上面刻着"儿女性情，英雄肝胆，神仙手眼，菩萨心肠"。当时我还不能完全理解，就问老师是什么意思？又是英雄、神仙啊，又是菩萨，还有儿女情长，是什么意思？老师说这四句话是教你作医生的四个准则。第一，性情要温柔，对待患者要像对待自己的亲人一样温和、温柔，要体贴患者；第二，英雄肝胆，指治病要有胆识，该出手时就出手，该用大剂的要用大剂，不要优柔寡断，错失时机，当用则用；第三，神仙手眼，要明察秋毫，见微知著，看得很细微的症状，就要预计到在什么情况下会出现什么病，要看得清，辨得明；第四，菩萨心肠，要关心、体贴患者，像菩萨那样的慈悲。我听了后，懂了。不但作医生这样，做人也应该这样。自 1938 年毕业，到现在 70 多年，虽然我谨遵师训，但离章公的要求还很远，还要不断学习，不敢放松。

我每天用眼睛的时间有十几个小时，因为我这个人很笨，很愚钝。人家过去说我是书呆子，不抽烟、不喝酒、不打牌，很少参加娱乐活动。娱乐在哪里，在书里头。我感到，书中有无穷无尽的东西，值得我们去领会。我一天不看书就觉得浪费年华，觉得对不起自己。早上起来，送过来的报纸浏览一下，有关的东西摘录一下，然后处理各地读者的来信、电话问病的、还有来我家里看病的人。现在我一个礼拜上三个半天的门诊。除此以外，没得时间去享乐。有些人退休了，到老干部的活动室去下下棋、打打牌，去娱乐娱乐，我无福消受，也不愿意去占用宝贵时间。虽然这样子做了，还是很不够，要知道的东西太多了，要学习的东西太多了，不懂的东西太多了。所以还要兢兢业业，抓紧时间，不断地去学习。

那时章老师对学生非常客气，不叫我朱良春，而叫我"朱世兄"，很亲切，把老师的架子淡化了，让人感到非常温暖。他非常关心每个学生的思想，关心每个学生的生活。1937 年，我在上海，抗日战争爆发，我从家乡来到上海，只带了 100 多块银元，我父亲在南通，长江封锁了，上海是孤岛。住宿问题老师帮助解决了，住在一个学生的家里。吃饭呢，交通呢，都是要钱的，老师看见我很节约，5 分钱也吃一顿饭，3 分钱也吃一顿饭。"朱世兄，你怎么能这样，以后来我家吃饭！"一两天可以，怎么能老在老师家吃饭呢？后来，老师就介绍我到红十字会医院去座诊。这是一个慈善机构，专门给难民看病，我就半天给难民看病，半天到章先生那里抄方学习。工薪12块钱1个月，我包括交通费共用去8块钱，多4块钱就买书。老师对学生这样关心体贴，我就感觉到更应该好好学习。后来临毕业了，送这个印章给我，是鞭策、鼓励我继续学习和工作。

我们要尊重老师，他的一个方药，一个治疗法则，都要去领会，才能得其要领。否则，随便抄几个方子，抄几味药，是不行的。因为每一位老中医，通过几十年的临床实践，都有独到的经验，这些活的经验是很宝贵。我们不但要好好的继承，还要发扬光大，相互交流，共同提高。今天你们就是肩负了这个责任。当然，你们10位可能会轮转，不是固定。这样子好，你跟了张先生，他跟了李先生，都各有收获。相互交流，相互切磋，这样兼收并蓄，必将取得广博的知识财富。我身上常带一个小本子和一支短铅笔，过去没有原子笔，看看哪一位发言好，马下记下来。或者在哪里，听到看到哪一句好，马上记下来，回去以后整理，往往在这里头得到很多启发。"勤笔免思"，勤记录，免掉你以后的思考。某一个人读书多了，他治这个病，想用什么药，一下子记不起来，如果有记录，一查就知道。"有闻必录"，有好的东西就把他记录下来。这样子，汇集起来，就是一个丰富的经验记载。老中医随便说的一句话，在临床看病时就有机会用上去。

第三，实践是根本。

这个问题，今天上午，颜老谈了很多。中医的生命在于理论，理论的根源来自临床实践。是先有实践后有理论，实践多了，形成一个规律，就出现了理论。归根结底，中医的生命在于实践。检验实践的水平是看疗效，疗效是一切医学终极的目的。不管你是西医中医，是哪一科的，没有疗效的医学都是空的。只有通过实践才能不断的总结提高。实践出真知！只有实践才是根本的、得到发自内心的体会。如某一先生治疗某一个疾病，他的基本原则是用什么药，在辨证的指导原则下、什么情况下加什么药，什么情况下减什么药，都有一定的规律。他是这样做，我们拿过来，依样画葫芦，有了这个病我也用这个药，用了有效，我们就把他拿过来。这个老师用这个法则，用这些药确实有指导意义，通过了我们的实践证实了疗效，确实有现实指导意义，就把间接经验变成了自己的直接经验。

所谓经验，就是经过你自己验证过的东西，验证过有效的法则和方药，得到重复和肯定。这种经验只有经过实践才能得到，否则纸上得来终觉浅。中医的书籍汗牛充栋，你到中国中医科学院的图书馆里去看，那里的书真是多，堆积如山，让人穷毕生之力都不可能把它全部看完，也不可能把它完全看懂。其中有一部分很好的东西，确实是很好。你怎么觉得它好？必须通过实践，通过验证，证实了它有效，那么我就把它肯定下来。下次遇到这种病，遇到这种类型的，我就用这种方法。当然中医强调辨证论治，我总觉得所有的病和证都有一定的演变过程。所以西医书里头，都是很有条理的，什么病用什么药，用多大剂量，但我们中医的东西是不是能这样？我说中医对疾病和症候演变基本的东西还是可以的。桂枝汤就是桂枝汤证，麻黄汤就是麻黄汤证。当然，这个体质比较虚的，我可能就不一定用麻黄汤了。体质壮实的我用麻黄汤，这个要因证制宜，中医难学的地方就在这里。要因证制宜，因人制宜，因时制宜，因地制宜，随证变化，这个也是中医的精髓。所以我们在研读经典之余，一定要勤实践、多领悟，从而把客观的、间接的经验变成自己的直接经验。

好多人得到一个好的方子，他就秘而不传，我感到这个不好。很多人经验丰富，确实他通过实践有很多自己的东西，也有别人的东西，经过他自己验证过的东西，就变成了他自己的东西。比如，张仲景有很多方药，是他的经验，我经过验证之后，这个方子很有用，就变成我的东西了，我就经常在用。经验，有些是直接的经验，就是在实践当中发现的，有很多就是间接经验，都是别人的，通过我在重复的使用，得到验证和肯定，就把间接的经验变成直接的经验，这样积累起来，才会经验更多。一个人的精力和智慧是有限的，只有更多地吸取人家的好的东西才行。所以我感觉到，今天办这个班是非常重要，意义非常深远。

中医药是中国传统文化的一枝奇葩，是独特的一门技术。当然，不仅仅我们大家、政府十分重视，世界的有识之士也十分重视，所以我们也责无旁贷。作出成绩，为振兴中医药事业而不懈努力。历史上有"空前绝后"的，空前是以前从来没有，绝后要打个问号，也可能是绝后，也可能不是绝后。星星之火，可以燎原。像黄埔军校一样，一期一期的办下去，就不是绝后了。这个班的同学都是博士、主任中医师，都是很有造诣的，再加上有一段时期的老中医传授，通过你们自己的努力，阅读更多书籍，我想你们一定会青出于蓝而胜于蓝，一定会超过我们。

我想下面谈一点我自己的体会。我经常说，很多老中医真是了不起，像颜老，他不光培养了自己的子女，还培养了很多的学生，不光培养附近的学生，还培养全国的精英，这种崇高的理念是值得我们学习和尊敬的。但是，老中医当中的一部分比较保守，传子不传女，女儿嫁人，带走了，所以不能传给女儿，这太保守！所以我曾提出来："经验不保守，知识不带走"，倾囊而出。知识不带走，知识你带到马克思那里去，有什么意思？我们这一批老中医，尽我们的所知所能，竭尽全力的传授。希望大家，不要认为我们是前辈而不好意思。我们是同道，可以相互交流，可以提出你的看法、你的见解。我们懂的，当场答复你；我们不懂的，回去查查书，再思考，然后再答复你。过去我的一个学生何绍奇，这个人已经不在了。他非常坦诚，是我20世纪60年代的遥从弟子。后来我推荐他到中国中医科学院方药中教授那里读研究生，当时任应秋主考，发榜时为第一名。何绍奇曾与任应秋教授和诗一首，为四川梓潼才子。何绍奇曾与我多年通信请教，我多次寄书给他。有时候他问的很深，我不能立即答复他，我查书、思考后再答复他。所以我们师生感情很深。

最后我希望你们，如果你带学生，你就要爱他，在这里拜师，就要尊师，尊师和爱徒是相互的。你们能有这个机会参加这个计划，真是难得，一定要珍惜，好好学习。最后祝你们一步一个脚印，天天有进步，不断有收获，最后终成大器，成为当代的扁鹊、华佗，为振兴中医药学术，作出卓越的贡献。谢谢！

第二节　学术源于临床，疗效检验水平

中医学是实践性很强的学科，它顽强的生命力在于能够安全有效地解决人民大众的疾苦，所以它的有效性也就关系到其未来的命运。尤其是西学东渐的近代，有了西医对比存在的情况之下，中医疗效的问题就显得更加重要了。

1938 年，21 岁的朱良春在南通开业行医，靠的是有疗效。他当初治疗登革热比别人好得快、费用低，为他赢得了医名。时隔不久，他治疗霍乱没有一个死亡病例，也是疗效出众。1945 年抗战胜利后，很多年轻人找到他，要求拜师学习，是因为他疗效高。建国后，他办的联合诊所不断发展，逐渐建成私立的中医院、公办的中医院，也是凭着疗效好才一步步发展壮大的。他 70 岁开临床研究所，90 岁办风湿病医院，同样还是靠疗效好。朱老反复多次地指出："中医的生命和前途在于疗效，而疗效决定于辨证，只有正确全面的辨证，通过八纲的分析，才能提出完善的论治，从而取得较好的疗效"。

1995 年，他在为江苏省中医科技工作会议召开而写的《中医事业的现状与前景》一文里，对于多年以来中医临床疗效下降的现实问题，提出了自己的看法。他说："建国以来，中医药得到党和政府的保护与发扬，特别是近 10 年来，成立了国家中医药管理局，两部一局联合制订了全国 500 位名老中医经验继承的周密安排，从第一批结业的成绩来看，可谓硕果累累，令人欣慰。并编纂了《医学百科全书·祖国医学》系列丛书；集中人力编写了大型《中华本草》，大大超过了《本草纲目》的内容。1991 年，国家中医药管理局与联合国卫生组织在北京共同举办了'首届国际传统医药大会'，800 多位不同肤色的医药界人士欢聚一堂，交流探讨传统医学之奥秘，一致赞扬中国传统医学之可贵，是一枝奇葩！我们研究的'益肾蠲痹丸'也在会上介绍，获得好评。会议期间还商定每年 10 月 22 日为'世界传统医药日'。各地的中医药专著和科研成果如雨后春笋，不断涌现。中国工程院现有了 4 位中医界的院士，这是值得我们高兴和骄傲的。但从全国中医工作来看，冷静地回顾一下，不免喜中有忧。"

面对中医药不断发展的势头，朱老忧虑的是对"中医理论和前人宝贵经验的继承不够"。他说："前人在长期实践中留给我们的珍贵经验，是十分丰富的，但是我们真正继承下来，并加以运用发展的太少了。我从医近 60 年，自己深感惭愧，所知者仅是沧海一粟，无数的宝贵经验被湮没，真太可惜了。古人说：'脏腑如能语，医者面如土'。有许多好的卓效药，甚至是特效药，好的辨证识病的方法、好的理论沉埋千百年，未能被发掘者，不知凡几。我认为当前许多疑难杂症，特别是癌症等，我们有时是望病兴叹，徒呼奈何。事实上，'既生斯疾，必有斯药'。先师章次公先生也曾说过：'用百病之方，治百人之病，方称得是良医'。"

朱老分析了"辨证水平和医疗质量有所下降"的原因，认为忽视四诊，辨证不精是很重要的原因。他说："由于辨证的粗忽，论治的失当，医疗质量的下降，是必然的后果。试问医疗质量下降，疗效不高，还有谁来求诊呢？这个方面，必须引起重视。狠抓基本功的提高，突出中医特色，不断提高医疗质量，中医振兴才有希望。"

朱老认为，中医滥用西药、中医急症的阵地萎缩、药材不道地、炮制不如法、中医院经费严重不足等，都是造成中医临床疗效下降的原因，应该引起大家的重视，制订切实可行的方法，以振兴中医事业。

朱老提出了他对于提高中医疗效的几点建议，他主张首先是要刻苦钻研经典，打牢基础。他认为中医现代化与中西医结合，也是提高中医疗效，发展中医事业的一条道路。

中医临床疗效的提高，离不开中医理论的指导，如何阐明中医理论在当今社会的指导意义，也是很重要的问题。朱老认为中医学："在生理、病理、辨证、诊断、治疗、预防等方面，基本内容都是以整体观作为核心的。中医的整体观，贯穿于'阴阳五行学说'、'脏象学说'、'经络学说'等之中，如果偏离了整体观念这一核心，就会只注意局部，而忽视整体，就与因人、因时、因地等对待疾病的整体观相违背。《内经》的整体观，是把当时最为先进的哲学、天文、气象、历学和数学等与医学紧密相结合，融为一体而成的。由于它的广泛吸收、渗透、移植和交融，从而形成独具特色的中医基本理论体系，促进了中医药的发展。我们的祖先早就运用'拿来主义'为我所用，不断发展、提高自我，这种精神同样值得我们学习继承。作为即将进入 21 世纪的我们，更应该运用现代科学技术手段，来研究、弘扬中医药学，为全人类健康服务，这是责无旁贷的天职。"

朱老认为，对于中医教材的编写和修改，也是一项"功在当代，利在千秋"的大事情，必须抓好、落实好。朱老说："中医学院教材，基本是根据中医固有理论和各科技能进行编写的，但部分内容有些脱离临床实际。病种太少，不少常见病、常用药都被遗漏，因而学生一接触到临床，便感到生疏和脱节。所以，教材要进一步修订，希望吸收一部分临床家参予编写，使内容更符合实际、更趋完善。望诊要大大补充，例如广西中医学院二附院黄英儒主任医师对舌诊有重大发现，将舌面划分为 9 个区，脏腑分区与传统分法不同，通过舌诊，就可以一望而知病变所在。掌纹诊病，也有很大参考价值，应予增加。'望神察色'的面部望诊，有许多奥秘之处，要广为搜集，加以充实，西安陈鼎龙先生有此高招。脉诊也要好好研究掌握，这其中大有学问，非浅尝者可知也，前人曾讥讽为'胸中了了，指下难明'。总的说，中医的精髓，还有许多内容，等待我们去发掘、研究，加以光大。"

提高临床疗效，离不开中医人才的培养。朱老说："中医之生命在于学术，学术之根源本于临床，临床水平之检测在于疗效，而疗效之关键在于人才。翻开中医学发展史，每一个学术鼎盛时期的出现，都是以一代临床大家的突出贡献和卓越成就作为标志的。所以临床的人才是中医学存在、发展的基础，失去临床人才，中医学将成为无源之水、无本之木。为此，培养人才乃是当务之急。"

"中医临床阵地日见萎缩"，就诊率日见下降，虽然有诸多外在的因素，但中医临床人员素质的下降，则是重要的内在因素。老一辈的中医专家日见凋稀，对他们的宝贵经验应该加以抢救、继承，这是中医界的一件大事。年轻一代中医在市场经济大潮冲击下，在诸如进修难、晋升难、工作累、待遇低等一系列实际问题的困扰下，安于临床工作者日见减少，这一恶性循环的倾向，不容忽视。部分中年临床业务骨干，或先或后地走上了各级领导岗位，过早地失去了成为临床学科带头人的机会，对于整个中医事业来说，可谓得失参半；高水平的临床家后继乏人，已成为阻碍中医学术稳定提高的致命关键。

朱老认为，中医事业是一个系统工程，关系到方方面面，关键是要以临床为中心。所以，抓住了临床医技人才的培养，就是抓住了根本，抓住了要害。惟此，才能保证中医医疗质量的不断提高。朱老说："人才是关键，而杰出人才群体的出现，是一个渐进的积累过程。要为有志之士的成长、提高，创造必要的物质条件和政策环境，使新一代名医群体从速崛起。要培养一专多能的人才，既是通才，又是专才，才能突出特色，提高疗效，在患者中树立威信。除了虚心向老中医请教，继续搞好老中医经验继承外，要鼓励和支持他们有目的地自觉学习，抓紧时间多读一点书，勤于实践，善于思考，积累升华，必能成为新的一代名医，为中医事业的振兴作出更大贡献。"

中药剂型改革，也关系到是否能够提高疗效。朱老指出，中药剂型除丸、散、膏、丹之外，主要是汤剂。但苦水一碗，既难喝，煎煮又费时，不利于服用，特别是双职工或小儿患者深感不便。中国各地也作过多方面的实践工作，如冲剂、浓缩水剂、片剂、针剂等，尤其是重庆市中医研究所对急症研制了多种大型静脉输液针剂，是很可喜的。单味药也在研制中，例如江阴天江药厂，制成单味或复方的微型颗粒，可以辨证选用，希望尽快推广。台湾称此为"科学中药"，日本有好多家汉方制药株式会社，将仲景方和后世名方制成微型颗粒剂，服用方便，疗效甚佳。朱老在日本访问时，西尾市市民病院的副院长说："本院未设汉方科，但医师使用汉方成药占全部药品的50%，疗效好，无副作用，医师和患者都感到满意"。这也值得中国的综合医院参考。

医学毕竟是为人服务的职业，要想提高疗效，必须有一颗爱心。医德高尚有助于患者的配合，从而提高疗效。现在有部分医者受经济大潮和商品经济的冲击，医德有所影响，有少数现象是令人感到遗憾的。希望今后不再发生，以维护白衣战士高洁的形象。

朱老认为，要学习"大医精诚"的精神，重温"人命至重，有贵千金；一方济之，德逾于此"的大医准则，因为历代医家均以医德与医术并重。所谓"道无术而不行，术无道而不久"，是历史经验的总结。

第三节　辨证是根本，辨病是参考

朱老对中医学"辨证论治"与西医学"辨病论治"相结合的重要性论述最早刊登于1961年7月《江苏中医》上，后来进一步补充完善，将辨证与辨病相结合作为一项原则，发表于1962年《中医杂志》第3期。这也是中医界最早的有关学术论文，引起了大家的广泛关注。

朱老在文章里说，中医的"辨证论治"是针对机体各个部分以及整体的主要功能状态与病理活动，给予综合性的评定，提出恰当的处理。也就是从病情出发，运用四诊八纲，结合病因，加以归纳、分析，区别证候的属性，辨识邪正的盛衰，推测疾病的转归，从而确定治疗原则与具体治疗措施。西医的"辨病论治"则是在寻找病原，明确诊断的基础上，针对病原用药的。同时认为证候是疾病反映的现象，疾病是证候产生的根源，因此，"证"和"病"是一种因果关系，具有不可分割的有机联系。因此，否定或肯定病和证的任何一方面，都是片面的、不完善的，而两者结合，则是创造新医药学派的重要途径。

辨证论治的优点，在于不论对如何复杂的病情，都可依据症状，从阴阳消长、五行生克制化的规律中，运用四诊八纲的方法归纳分析，提出综合治疗的措施，但缺点则是对疾病产生的具体机制、肯定的诊断，缺少现代科学依据。例如，西医对无黄疸型传染性肝炎的诊断，除了有关的主要症状外，还必须具有肝肿大、压痛以及肝功能异常等的检查指标。而中医学对该病的认识，则可有肝脾不调、肝郁气滞、阴虚肝旺、肝肾两亏、脾虚湿阻、血瘀癥积等不同证候归类，而这些不同证候也可同时出现在其他疾病的发病过程中。这种中西医之间在诊断上所存在的客观差别，如果不经综合参考分析，有可能导致医疗上的严重失误。例如，直肠癌早期症状易与慢性痢疾混淆，如果不经运用西医学方法早期确诊，中西医结合严密观察，及时给予相应的治疗措施，就很有可能导致病情恶化，癌肿转移，甚至不治。另一方面，也应看到，目前西医学对许多疾病本质的认识还不够全面透彻，许多疾病的发病机制还未能被完全阐明，如果单纯采取西医学"辨病论治"的方法治疗，有时临床疗效也不理想。如能"辨证"与"辨病"密切结合，研究疾病与证候的关系，探索临床诊治的规律，则相得益彰，对于今后医学的发展和提高，具有重要的意义。

继承发扬中医学，是中国医务工作者的一项光荣而艰巨的任务，而关键问题在于西医学习中医。几年来，许多西医同志系统学习中医以后，在中医文献整理和中医理论机制研究等方面，获得了成绩；在临床实践方面，采用了许多中西医结合的疗法，如小剂量穴位注射、中药穴位电离子导入等等。对某些严重、顽固的疾病，提出了恰当的中西医结合的治疗措施，如：对伤寒之偏于湿重者，运用化湿宣中之中药配合合霉素治疗；对慢性肾炎之水肿严重、久治无效、以脾肾阳虚为主者，以"壮火制水"

法，适当配合双氢克尿噻；脾肾阳虚而兼见阴虚者，以"温肾养肝"法配合激素治疗，效果大大提高。在病理机制方面，也有了进一步的探讨，例如，上海市伤科研究所研究发现肾上腺皮质有调节钙磷平衡、促进骨折愈合的作用，并从中受到启示，进而运用中医学"肾主骨"的原理对骨折患者进行治疗研究，证明补肾法确能改善肾上腺皮质的功能，维持骨的正常代谢，缩短骨折愈合的时间。这不仅提高了疗效，而且对中医理论的阐发也提供了宝贵的资料。

朱老说："我们在几年的临床研究工作中，也深深感觉到西医学的基础知识能给予我们很大启发与帮助，使我们找到了许多新的疗法。例如，我们从蚯蚓液治愈下肢溃疡的经验中，了解到蚯蚓液具有修复溃疡面的作用，从而启发我们引用以治溃疡病，取得了良好的效果。倘若不结合'辨病'，而仅从'辨证'着眼，是无论如何不会采用这种咸寒之品来治疗的。又如脉见歇止，一般多属虚证，但在病理学上心脏往往呈淤血状态，因而启发我们采用"活血化瘀"之药治疗，也同样取得了显著效果。气管白喉是危急的病候，由于伪膜堵塞气管和喉组织水肿常致窒息死亡，由此启发我们运用蠲痰（促进呼吸道分泌液亢进，使伪膜易于脱落）、泻水（人工脱水，改善喉间水肿）的中药，拟订了'利气夺命散'（牙皂、礞石、月石、明矾、芫花）治疗，使Ⅰ、Ⅱ度气管白喉患者避免了手术的痛苦。中毒性心肌炎是一种死亡率较高的疾病，心肌受损呈断裂状态为该病致死之主因。因而联想到伤科药'七厘散'的应用，或于煎剂中加用血竭，使疗效显著提高。再如某些久治不愈的慢性纤维空洞型肺结核患者，其机体的活力和代谢情况，也就是组织修补能力，多呈沉滞不振的衰退状态。所以我们在治疗上不单纯固守养阴一法，一面采取具有兴奋作用的药以扶正气，一面又从纠正局部病灶的病理改变着眼，选用破癥散结、活血化瘀、解毒杀虫的药治疗，对于临床症状的迅速改善、病灶的吸收和空洞的闭合等，均具有良好的效果。我们还从疾病的病理变化着眼，分别从本草文献中有关主治'恶疮'、'女子阴中内伤'，以及主治'五脏瘀血，腹中水气'、'疗心下坚，膈中寒热'的药物中，筛选出治疗子宫颈癌和肝硬变腹水的有效药物，也取得了一定成绩。"

朱老总结说："以上事例表明中西医相互启示合作，辨证与辨病相结合，大大有利于发掘中医学这一份宝贵遗产，为治疗危害人民健康的某些顽固疾患，提供重要的研究线索。"

2006年，朱良春先生为出版《朱良春医集》，对这篇发表于44年之前的文章进行了重订和修改。朱老认为经过几十年的实践检验，辨证和辨病相结合的学术观点应当说起过不小的积极作用，至今仍然是进行中西医结合的主要方法。但是，在具体理解、具体运用这一方法的时候，不可避免地出现了这样那样的问题，需要我们重新评价它的历史作用与现实意义，这才是认真负责的做法，也必将对于今后的研究提供新的思路。

这就必须结合半个世纪之前的中医状况来谈这个问题。那时是什么状况呢？

新中国的成立，宣告了一个旧时代的结束。然而，摆在亿万人民面前的是一种百废待兴的局面，贫困和疾病仍然严重地危害着人们的生活。1954年6月，毛泽东主席提出了改进中医工作的指示精神，对歧视、限制中医的错误做法进行了纠正。在毛泽东的关怀下，中医走进了西医独占的医院，使其成为"综合医院"，并在全国成立了多所中医医院，这就为验证中医疗效、开展中西医结合，奠立了基础。1955年起，开展了大规模的西医学习中医的运动，在从前是不可想象的。因为20世纪初，中医学长期被认为是不科学的，只有中医学习西医的必要，而没有大规模西医学习中医的可能。1955年底，成立了中医研究院，希望使古老的中医学术能够逐渐得到科学的解释、验证，走进现代科学的殿堂。1956年，开始成立中医学院，为古老的中医学吸引有志青年提供了高等学府，从根本上解决了中医后继乏人和自生自灭的低素质循环的状况……这一切为中医的复兴奠定了基础。

从1954年下半年开始，随着中医进医院和西医学习中医运动的开展，在越来越多疾病的诊治中实现了中西医的团结合作。这是中西医结合的最初形式。中西医团结合作，就是在相互尊重、相互团结的前提下，双方在诊治同一患者的过程中进行配合和协作，主要采取两医诊断，中医治疗或中西医共同治疗的方式，通过临床观察，对中医优于西医的独特疗效加以验证，然后进行总结加以推广，这是一种以临床观察为手段的科学研究。

各地中医机构的建立与恢复，促进了中医学术的发展。比如北京市公共卫生局自 1954 年下半年起，陆续在市立第三医院、儿童医院设立了中医部，在市立第七医院设立了中医门诊部，并形成了 300 人门诊（量）的综合性第二中医门诊部，作为指导中医业务的核心，原有中医机构也予以充实扩大。至 1995 年 10 月，北京市市属医院医疗机构共有中医门诊部两处，医院中医部两处，医院中医门诊部两处，针灸门诊部一处，参加工作的中医共 48 人。北京市公共卫生局在遴选参加医院工作的中医时，充分考虑到维护中医内部的团结，邀请北京市中医学会推荐人才。

通过半年的临床实践，新建立的中医机构在治疗上都取得一定的成绩。儿童医院中医部内科门诊有效率为 72%、病房会诊治疗有效率 68%、针灸科治疗有效率为 93%、针灸门诊部门诊治疗有效率为 88%、耳鼻喉医院用中医针灸疗法治疗急性扁桃体炎有效率为 99%。这些不可否认的事实证明，中医学对很多慢性病、急性传染病、儿科疾病以及在正骨、痔瘘等方面都有宝贵的医疗经验和科学价值。此外，不少西医长期没有治愈的病例，经中医治疗后痊愈或病情减轻。如第三医院治好了支气管炎、心内膜炎、高烧不退、胃痉挛等；儿童医院针灸科治好了四肢麻痹、痉挛、小便失禁、风湿性关节炎，内科治好了肾炎、小儿脱肛、腹泻等；第七医院还治了痛经、消化性溃疡、先兆流产等；第一医院针灸科治好了癔病、呕吐、关节痛等；第一、第二中医门诊治好了闭经症、慢性消化不良、支气管炎、遗尿、慢性胃溃疡、面神经麻痹、半身不遂、关节痛、脱臼、痔核、肛裂等病。其中，针灸门诊部在 1954 年全部 1696 个病例中，治愈或治疗有效的占 88%。

由于中医在治疗上具有显著疗效，西医开始认识到中医的作用，初步扭转了对中医盲目轻视和不信任的态度。在设有中医部的医院中，中西医间的了解、沟通加深了，已开始出现了一些中西医合作的事例。如治疗急性肺炎、一面输氧气，一面服中药；治疗支气管喘息，一面注射强心剂，一面服中药；还有在外科方面，用中药红升丹治疗久不收口的外科手术化脓性疾病。西医的急救和诊断技术也帮助了中医从容治疗和更为确定的诊断。

在 1955 年 12 月 19 日中医研究院成立典礼大会上，石家庄流行性脑炎治疗小组同重庆市痔瘘医疗小组、唐山市气功疗法小组以及治疗血吸虫病药物"腹水草"的贡献者，一起受到卫生部的表扬，并接受了卫生部颁发的奖状和奖金。之后，河北省卫生厅组织编写的《流行性乙型脑炎中医治疗法》印刷发行；郭可明也专门撰写了回答许多中医同道询问石膏用法诸问题的文章在《中医杂志》上发表，并接受毛泽东主席的接见；石家庄中医治疗"乙脑"的经验开始在全国"乙脑"流行地区推广。中西医结合治疗小儿肺炎、黄疸性肝炎、急性胃肠炎、痢疾、扁桃体炎、上呼吸道感染、肠伤寒、斑疹伤寒、猩红热、白喉、流行性出血热、疟疾等疾病方面，都取得了很好的疗效。

1958 年 10 月 11 日，毛泽东在卫生部总结第一届西医学习中医班的情况报告上批示说："中国医药学是一个伟大的宝库，应当努力挖掘，加以提高"，可以说是中医学获得的最高评价。一向被认为不科学的中医学以及它的从业人员，此前是不敢奢望的。

以上事实说明，直至 20 世纪 50 年代末仍有一些西医对中医怀疑和歧视。但顽固的偏见并不能阻挡历史潮流，在卫生行政部门和中华医学会的推动下。毛泽东主席关于西医学习中医，整理与发掘中医学的号召，变成千万人参加的社会实践，越来越多的中医走进了西医医院的大门。吸收中医参加医院工作的初衷是为了推动西医学习中医，促进中西医团结合作，而客观上却起到了验证中医学术、提高中医疗效的作用。

朱老说，正是在这样的历史背景下，辨证与辨病相结合的方法，逐渐由自发走向自觉，形成了一种模式，在反复强化之后，作为一种具有战略意义的法则被提到了人们面前，起到了积极推动中医学术发展的意义。因此，朱老所提倡与强调的"辨证与辨病相结合"的精神，不仅是"合于时务"的务实之举，也是先师章次公先生"发皇古义，融会新知"、"双重诊断，一重治疗"学术思想的进一步发展。

但是，任何事物都有两面性，况且中医与西医毕竟属于不同的学术体系，中医学在充分了解西医学的长处之后，也充分认识到西医学的局限。尤其是疾病谱的变化，西医学在还原认识方法上的缺陷，以及化学合成药对人体毒副作用的日益严重，使西方国家也开始进行反思，并逐渐认识到了中医学的优秀本质。

在发生了这样明显变化的今天，如果仍然强调在西医的病名之下再行辨证，中医学术的独立地位就会受到影响。更有甚者，不少人把传统中医的灵活辨证，改造成了辨证型，人为地把患者分成几个证型，每一个证型对应一个处方，只要主证加次证等于某种证型，就机械地始终使用一个处方治疗，不许随证变化药味。为追求统计学意义，削足适履，不敢越雷池一步，不敢坚持中医的特色，把中医的辨证论治的"治病活法"庸俗化、机械化，变成僵死的教条。背离了中医辨证论治的精髓，势必会失去中医的特色与优势，造成学术萎缩。因此，不能不引起中医学界的警惕，防止把辨证与辨病相结合的方法引入歧途。

第四节　没有不治之症，只有不知之症

朱老在提倡辨证与辨病相结合的同时，非常推崇经典著作的辨证论治思想。他在《辨证论治纵横谈》中说："《内经》'有诸内，必形诸外'，说明辨证论治是中医理论体系的独特之处。中医工作者如能熟练掌握之，并通过临床实践，对此客观规律，加以总结，不断提高、丰富、发展之，可使中医中药放出更为灿烂的光辉。所以我认为，如能掌握好辨证论治的规律，世界上就没有绝对的'不治之症'，而只有'不知之症'。"

朱老解释说，辨证论治是中医认识疾病和处理疾病的基本法则，也就是怎样辨别病证、进行治疗的过程与手段，这是中医的认识论与方法论的结合。它是针对机体各个部分及整体的主要功能状态与病理活动，给予综合性评定，提出恰当的处理方案。具体说，就是根据病情，运用四诊八纲，结合病因，加以归纳分析，区别证候的属性，辨别邪正的盛衰，推测疾病的转归，从而确定治疗与具体治疗措施的基本原则，从错综复杂的症状中探求病因（从证求因、从时求因）、病位（依机体反应状态而判定，如表里、上下、气血、脏腑、经络）、病性（据病理机转而决定，如寒化、热化、正气之虚实、病邪之浅深），并据此立方用药。不论病情如何复杂，或是比较隐蔽，一时尚难确诊的病症，都可以通过观察致病因子刺激机体所引起的反应性的变化（症状），推勘机体内在的变化。

朱老说："中医是门科学，任何科学都是在不断实践中前进、充实、发展的，不可能一成不变。我们要适应时代，吸取新的有益的东西，来充

实发展自己。中西医结合，不是中药加西药的简单结合，而是要在理论上有所阐述和发挥，在辨证用药上有所前进或突破，这才是我们的目的。例如，用血液流变学来阐述活血化瘀法则，用水蛭来治疗高黏血症、高脂血症、肺心病水肿等，就是扩大了这一法则应用的例子。中西医各有所长，我们应该加强团结协作，取长补短。"

中医历史悠久，起源于经验积累。从神农尝百草，到黄帝问医药，再到历代医家不断发展创新，是一个实践、认识，再实践、再认识，不断反复验证的历史过程。其中积累的经验，是后人可以利用、重复的经验；其中形成的理论，也是可以指导后人临床实践的理论。"医不三世，不服其药"，说的是经验的重要性；"学以致用"、"大医精诚"，说的是理论修养的重要性。

由实用上升为学术，需要心悟巧思，更需要遵循科学研究的严谨。朱老在这方面，也为我们树立了良好的榜样。

民间中医的一技之长，往往是他们赖以生存的保障，因而不肯轻易传人。由于民间中医的一技之长，往往是传承了多少代人，也就是反复验证了几十年以上，可重复性很强，必然包含着深刻的科学道理。朱老就是靠着这样的认识，"不耻下问"，甘心做小学生，真心交朋友，取得他们的信任和配合，他们才把宝贵的经验"和盘托出"。

朱老得到了这些经验之后，并没有停留在自己使用这些经验上，不只是简单模仿与重复，而是要进行创新，进行科学研究，甚至达到知其所以然的地步。蛇花子季德胜的经验，在朱老手里成了药厂里的名牌产品，名称还是叫"季德胜蛇药"。朱老辛勤劳动之后，上报成果的时候，并没有写上自己的名字；而连自己名字都不会写的季德胜，却拥有"完整的知识产权"。

对于当时已经70多岁，同样不识字的陈照老人，在他的有关材料里，朱老也没有写上自己的名字。陈照成为中国医学科学院特约研究员的时候，他到北京参加有关会议，签名都是按照朱老所教的字体描画出来的。蛇花子季德胜却怎么也学不会签名，就画了一条弯弯曲曲的竖线，然后说："这就是我，季德胜！"这也真让北京的专家们开了一回眼界。

成云龙的"金荞麦片"研制成功，也离不开朱老的坚持。当初他只知道这个药叫"铁脚将军草"，根本不知道什么"金荞麦"，是朱老把这个植物带到家里种植，再借到南京开会的机会，拜访植物园的专家，进行植物鉴定，才确定了"铁脚将军草"的植物分类"名份"；然后，朱老又把有关材料，上报卫生部中医司，这才辗转引起了中国医学科学院的注意，派专家来到南通进行研究。

如果没有科学的头脑，就不可能有后来的进一步深入开发。可是事情的变化奇怪得很，结果颇难预料。在金荞麦的培养皿里，细菌不但没有受到抑制，反而生长良好。后来在北京继续研究，用同位素示踪观察，结果出乎预料：在有化脓性肺脓疡的患者体内，金荞麦像导弹一样，可以往病灶局部聚集，增强了白细胞的吞噬能力。因此，金荞麦治疗肺脓疡的特效被发现，也挽救了大量的患者。

朱老依靠科学研究的先进和严谨，把民间经验上升为科研成果，给了我们很多启示。假如没有一颗执着的心，民间中医就不会信任他，就不会把宝贝贡献出来；如果没有一双慧眼，也就发现不了这样的宝贵经验；没有一种奉献的精神，也就难于把民间中医原始创新奉献给社会。相比之下，"杀鸡取卵式"的研究成果，过去并不少见。在当时的社会环境下，很多著名的品牌背后，又有多少是以原生态作者命名的呢？

朱老对于自己的临床经验，也是抱着严谨的科学态度，进行反复的探索与研究的。他说："类风湿关节炎是一种终身性的顽疾，被称为'死不了的癌症'，我们'从肾论治'，创制'益肾蠲痹丸'，先后治疗20多万人次，使不少功能障碍、近乎瘫痪的病员，重新站起来，恢复了工作。"这是临床经验，它的作用机制如何发挥的呢？朱老主动与中国中医科学院基础理论研究所联系，做动物实验进行探索。

朱老说："我研制治疗类风关的'益肾蠲痹丸'，1985年列为江苏省重点科研课题时，需要做病模实验、药理、药化、毒理等检测，由于我的师弟陆广莘同志任中国中医研究院（2006年更名为中国中医科学院）基础理论研究所副所长，同时该院的刘文富研究员曾为我市虎耳草课题做过实验研究，有些熟悉。我便与他们联系，得到热情支持，所以这个课题就与基础理论研究所合作。我与女儿琬华多次前往该院洽谈，得到所领导及温处长、王安民、刘文富、齐岩、吕爱平等专家的密切合作，创制了类风关的病模，证实益肾蠲痹丸确能调节机体免疫功能，并减轻滑膜组织炎症，减少纤维沉着，修复受破坏的软骨细胞，成为迄今为止能够修复类风关骨质破坏惟一的一种中成药，而享誉海内外，该院之功不可没也。"

病理动物模型的建立不是一件容易的事情。朱老介绍说，对类风湿关节炎的诊疗，既要用传统方法，又应采取现代医学检测手段，进一步修订具有中医特色的疾病和证候的诊断、治疗及疗效评定标准，使之规范化、标准化，从而提高诊治水平。国内外一直苦于没有理想的类风湿关节炎动物模型。前几年上海中医研究院伤科研究所以接种法获得成功。该所从典型类风湿关节炎患者的血液中提取出一种物质，经荧光标记后注入动物血管内，发现动物标记物质在关节滑膜内停留。两周后关节肿胀，类风湿因子阳性，血沉升高，进而骨质破坏，病理变化与人类类风湿关节炎相似，这是可喜的。

此后，朱老与中国中医研究院基础理论研究所协作，采取更为合理、符合发病原因的条件，由该所病理室以Ⅱ型胶原与不完全福氏佐剂给大鼠注射，加上寒湿因素，进行造模研究。实验过程中，见到大鼠毛发失去光泽，懒动，体重减轻。7～15天后，可见滑膜细胞增生，滑膜组织中纤维素渗出，胶原纤维增生，炎性细胞浸润，软骨细胞扁平层脱落，甚至全层缺损。45天后，部分动物出现软骨下骨损伤，但心、肝、肾、胰、十二指肠、空肠、直肠、肾上腺均未见病理改变。滑膜组织中查出 IgG 抗体、酯酶阳性细胞增多，从病理形态等方面证明了该病模类似人类类风湿关节炎。

动物模型研制成功之后，为进一步观察中医药的疗效，开创了道路。朱老说："实验人员在病模动物出现骨质损害后，将其分成两组：一组用常规治类风湿关节炎之中药，未能控制病变进展；一组用我们创制的'益肾蠲痹丸'喂饲，能使滑膜组织炎性细胞及纤维素渗出减少，胶原纤维减少，软骨细胞增生修复，酯酶阳性细胞下降，使实验性类风湿关节炎的病理变化，得到显著改善。从疗效观察方面，反证了该模型与人类类风湿关节炎极为近似，也揭示了温阳补肾、搜风剔邪法对实验性类风湿关节炎有较好的疗效。在临床上我们得到了同样的效果，过去认为该病骨质破坏是不可逆性的，但通过病模实验和临床观察证实，中药'益肾壮督'治本、'蠲痹通络'治标，确能阻止骨质破坏之进展，并使其部分得到修复。诺贝尔医学奖金基金会主席纳罗顿斯·强博士在中医研究院参观时，看到该病模骨质破坏及修复之幻灯片时，曾赞叹地说：'这是中国传统医学之奇迹，真了不起，值得好好地研究'。这个课题的实验研究深刻地启示我们，中医中药有无限宝藏，如结合现代技术手段加以升华、阐示、发扬，定会创造出新的方药和疗效。"

有了实验证实，朱老并没有停止探索的脚步，在转化技术成果之后，他进一步改进剂型，成功地研制成浓缩丸，并且进一步开发出一系列治疗痛风病、肿瘤等针对性强的有效制剂。制剂研制的过程，都有实验数据加以证实。

第五节　四诊不简单，难学而易用

朱老说："中医辨证的基本内容，是四诊八纲。而要辨证，首先认症，四诊就是认症识病的重要手段；望、闻、问、切四者不可缺一，古人云：'四诊合参，庶可万全'。四诊是中医的基本功，是医者认症识病的水平体现。但是现在有些医生只用问诊和生化物理检查，望、闻、切仅是点缀而已，试问这样的话，辨证水平如何提高，这是一个危险的信号，不容忽视。"

《灵枢·五色》："面王以下者，膀胱、子处也。"朱老说，这表明人中部位色泽、形态的变化，可以诊察生殖系统的病变，同时在此针刺留针，对妇科下腹部手术，还有针麻之效。《内经》说："阙上者，咽喉也。"朱老在印堂上一寸向下斜刺留针治疗白喉，止痛快、消肿速，白腐脱落平均不超过3天，退热平均2天，观察137例，痊愈133例，治愈率达97.1%。

朱老认为，对于肝炎病的诊断问题，可以通过眼血管的变化来诊查。并介绍说，"望而知之谓之神"，望神、察色在中医诊断学上占有重要位置。因此在广泛使用前人经验基础上，如何进一步摸索新的线索，总结新的规律，更好地提高辨证识病的水平，是我们这一代中医的职责。

《内经》言："肝开窍于目。"肝炎病情的轻重及转变，亦必然反映于目。朱老在临床上发现多数肝炎患者的眼血管，均有不同程度的变化。而这些变化对急、慢性肝炎的诊断和预后，有密切的关系。他曾请南通医学院附院眼科采用角膜显微镜、眼底镜等仪器协助检查了28个病例，其结果见表1-1。

表1-1　肝炎患者眼血管变化

眼血管变化 肝炎病型	病例数	球结膜血管			视网膜血管				
		扩张	弯曲	正常	静脉		动脉		正常
					扩张	细小痉挛	扩张	细小痉挛	
无黄疸型肝炎恢复期	5	1		4	1			1	4
慢性活动性肝炎	12	6	9		8			4	
慢性迁延性肝炎	11	6	9		7			7	
合计	28	13	18	4	16			12	4

从上表可以看出，绝大多数患者的球结膜和眼底视网膜血管都有变化，其变化与病情基本呈正比。病情较轻或趋向痊愈者，其眼血管变化较小或正常；而病情严重者，其眼血管变化亦较突出。眼血管变化较显著的患者，其肝功能大多不正常，肝大消退亦缓，并有眼花或视力减弱、昏糊、眼前似有金星出没等肝血不足之征象。后来为了简化检查过程，朱老便直接用肉眼观察了100多例肝炎患者，其结膜血管不仅充血，而且还有如锯齿状的弯曲出现。凡是眼血管弯曲明显者，为早期象征；扩张较剧，色鲜红者，为病势演进之征；模糊或不太明显者，则为病程已长或向愈之征；其血管末端有黑点者，表示肝区疼痛较剧；病症向愈的患者，肝大已缩小或不能触及，其眼血管变化亦随之逐渐消失。基于眼血管变化对肝炎的病情进退有一定的参考价值，可以作进一步的验证总结。

对于切脉的重要性，古人很重视。朱老说，"脉诊"一向为中医学不可或缺的传统诊法之一，虽居四诊之末，却负冠冕之誉，故习俗称中医看病为"诊脉"、"方脉"，亦以"大方脉"、"小方脉"以概中医内科及其他各科；以脉性、脉理作为衡量医者诊疗水平之高低，以辞窥义，可见一斑。但观之当今中医界，言脉者泛泛，重脉者寥寥，部分中医仅视诊脉为装门点面的形式而已，令人慨叹。

因此，朱老就脉诊的重要性，专门写了一篇论文：《为当今中医界脉诊进一言》。

朱老说："脉诊是中医学遗产中的大雅余韵。"上古医家在长期的临床实践中，不仅发现了"心主血脉"这一科学道理，而且揣摩出脉象的变化，与个体抗病功能的强弱、病势盛衰的进退有密切关系，更进而测知诊脉可以确定病位。又几经淘炼，古法的大三部诊脉（遍诊法）到扁鹊这一代名医手中，简化为"独取寸口"，脉诊的这一转变，使寸口脉诊定为万世章法。

《聊斋》曾说："书痴者文必工，艺痴者技必良"。朱老认为，脉诊能直测脏机、见微知著，所以不少医家通过刻苦钻研，精研此道。《内经》早有脉要精微论、平人气象论、玉机真脏论、三部九候论等论述脉诊的专篇；《难经》相传为秦越人所作，主要对《内经》中脏腑经脉加以补充发挥，其中又以阐述脉法最为详备，对独取寸口脉法的论述，即达四分之一的篇幅，可谓寸口脉法的经典著作，所以后世多以独取寸口的脉法是由《难经》创立的。事实上，在《难经》成书以前，前人早在临床实践中，开始了不断探索、总结、创新，《难经》仅是集其大成，而以扁鹊为代表，故《史记》谓："至今天下言脉者，由扁鹊也"。《史记·仓公传》所载十多则"诊籍"，均是以脉测症，毫厘不爽，为现存典籍中最早、最完整的实例。其后，仲景《伤寒杂病论》中，每章均赫然冠以"平脉辨证"四字，是将脉法与临床实践密切结合的典范，书中脉证并举达120多处，记载脉象69种，值得我们认真学习体察的。西晋王叔和祖绍《难经》而撰《脉经》，但文理深奥，不利研习；逮至明代李时珍著《濒湖脉学》，通俗易诵，成为入门必读之书。从浩如烟海的中医书籍中，无数的史迹、案例，介绍了古人以"三指禅"了断生死、预知病变的精湛之笔，即使是现代，也有不少佳话。朱老所熟识的江西肖熙和宁夏顾厥中二位故友，以及山西侯马市祖传九代的梁秀清老先生、山西中医学院曹培琳教授等，他们几乎仅持诊脉，就可明确断症，门外汉诧为神奇，同行者叹为观止。其实，这一点也不虚妄，究其原委，皓首穷经，勤学苦研而已。

朱老说："偏见和漠视，使脉诊几成皮相。因为脉诊是高度集形象思维、抽象思维、逻辑思维、灵感思维于一体的应用之学，医者不仅需要有扎实功底，更要求长期刻苦、深沉、精细的揣摩体认，方能应之于手，而了然于心，较之望、闻、问三诊更难掌握。所以古今言脉，探幽索微者少，直观浅测者众；尤其近代以降，现代医学日益发达之际，泛泛者因头绪难得，将脉诊蒙上一层唯心的玄学外衣，斥寸口分主脏腑为欺人之谈，贬诊脉测病为可有可无。当代一位有影响的医家在其脉学专著中曾这样说：'桡骨动脉的来源，它仅是肱动脉分枝之一……推源而往，仍是由心脏出来的，也没有任何脏器是它的起根发源地，这些交待清楚了，看看它有分主脏腑的可能吗？'即使是章太炎这样的大儒，他因实实在在地体会到脉诊的可信可征，但难以究其理，只能叹曰：'实征既然，不能问其原'。近年来虽然许多热爱中医的科技工作者为解决脉诊客观化的问题，定了不少规范，制了不少仪器，但从本质而言，距真正的脉诊，依然甚远。"

东汉张仲景在《伤寒论》序言中，慨叹说："省疾问病，务在口给，相对斯须，便处汤药；按寸不及尺……动数发息，不满五十；短期未知决诊，九候曾无仿佛……所谓管窥而已。夫欲视死别生，实为难矣！"朱老说，时至今日当然更甚了，乃至某些医者不承认脉诊是科学可证的，这是一个可悲的现象。脉诊在长期的偏见和漠视中，后继乏人和后继乏术是非常严峻的了。

张琪教授说："人们如果只从心脏和血管的生理观点分析中医的脉诊，势必把中医脉诊的价值贬低，因而脉诊的真正精华也将无从得知。"

朱老认为，用全息论解释脉学的原理，可以提供一些线索。朱老介绍说，近年以来，从电子显象的全息效应观念，移植引申到中医领域里，比较客观地解释了长期以来许多民间诊疗法的科学内涵。于是诸如鼻诊、耳诊、脚诊、脊诊、手诊，以致第二掌骨诊法，都得以用全息论的观点进行解释。这个原理说明，取人体任何一部分乃至一点，都可以测知和治疗全身各组织、脏器的病症。"这一论点无异是给中医理论，特别是脉诊揭去了神秘的面纱，赋予了科学的定义。朱老认为，全息论也完全适用于阐释脉诊的脏腑分配法。更何况脉的形态、频率、节律、波幅，以及'胃、神、根'等尚难以文字描述的切脉的微妙感知，其神韵远在全息论以外。譬如一根竹管，依法制成箫、笛，几个同样的孔眼，可吹出五声八韵，抑扬顿挫，绕梁不绝。其变化之妙，全在孔眼的位置和声波振荡的轻重起伏耳。"

李时珍说："脉不自行，随气而至，气动脉应，阴阳之义……血脉气息，上下循环。"并明确指出，"两手六脉，皆肺之经脉也，特取此以候五脏六腑之气耳，非五脏六腑所居之处也"。朱老说："这段文字说得多么贴切妥当！"那么，寸口切脉，以浮中沉的三部九候，消息其"胃、神、根"，参之以柯韵伯所述的"平看法、互看法、彻底看法"，出入时空之间，神而明之，洞悉脏机，当非难事。

朱老结合临床，阐述了诊脉的要点。他说："临床医生首要的是能辨证、识病，而诊脉是重要环节之一，因为脉象可以测知病情的性质和正气抗击病邪的趋势，以便于明确诊断，立法用药。特别是在病情复杂，病势险重，或者主诉和症状不相符合时，脉诊可以辨别症象真伪，预示疾病之吉凶，有利于对疾病的观察和早为防治。"

脉诊既然如此重要，那么究竟怎样掌握呢？朱老结合自己的实践体会，认为下列几方面值得重视。

（1）认真体察：脉之可以用言语和笔录的，都是一些迹象，至于脉之"神韵精髓"，须通过长期体察，才能逐步领会掌握，应于指下，了然于心。《内经》早就指出："持脉有道，虚静为保"。喻嘉言说得更为明确："有志于切脉者，必先凝神不分，如学射者，先学不瞬，自为深造，庶乎得心应手，通乎神明"，就能逐步掌握其真谛。要举、按、寻细察，寸、关、尺对比，左右互勘，自可得其要领。

（2）阴阳归类：脉之种类繁多，有的则似是而异，如何辨别呢？《素问·脉要精微论》说："微妙在脉，不可不察，察之有纪，从阴阳始。"可见"脉合阴阳"是切脉诊病最基本的法则和方法。李时珍《濒湖脉学》对二十七脉排列之次序，就是运用阴阳学说的基本理论和辨证论治的观点确定的。浮、沉、迟、数是纲领，与八纲正相对应。表、热、实为阳证，里、虚、寒为阴证，如此八纲辨证中脉诊的关键问题就迎刃而解了。李氏具体指出，脉证可分为阳脉、阴脉、阳中之阴、阴中之阳四类。

阳脉：浮、数、实、长、洪、紧、动、促。

阴脉：沉、迟、涩、虚、短、微、缓、革、濡、弱、散、细、伏、结、代。

阳中之阴：滑、芤、弦。

阴中之阳：牢。

这种分法，既符合《内经》的本意，又可在临证时执简驭繁。这是李氏对《内经》、《难经》及仲景脉学分类的发展与升华，对后世有深远的指导意义。

（3）脏腑分部：寸、关、尺分候脏腑，是根据天一生水、地二生火的阴阳五行变化规律排比的，如图 1－1 所示。

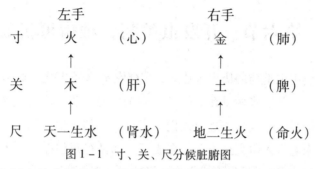

图 1－1　寸、关、尺分候脏腑图

朱老几十年来的实践体会，脉诊确是信而有证、履试不爽的。

（4）诊脉方式：朱老认为，诊脉时最好要用双手同时切脉，便于对比体会；诊脉时一定要坐正平位，以利血流畅通。三指按脉（总按法）可得到一个总的概念，然后再以食、中、无名指分别切脉（单按法），以比较脉气之强弱盛衰，获悉何脏、何腑病变。宋代精于脉学的刘立三，每以中指点取三部，有"刘三点"之雅号。但朱老体会，食指敏感度似较中指为强。还须注意脉位异常之反关、斜飞之脉。

（5）胃、神、根："胃"指脉的胃气，就是缓和有生气之脉，久病、重病见之，是为吉兆，多可转危为安。"神"是指下按之有力，又不散乱，亦是佳象。如按之散乱或若有若无，或轻按有，而重按则无者，或沉细之中似有依稀之状者，皆是无神之脉，预后不佳。"根"多以尺部为根，或以重取应指为根；如重按即无，或尺部难以触及者为无根，预后不良。

朱老认为，诊脉确实可以揭示线索，洞悉病机，为立法用药提供依据，是应该深入体会，认真掌握的诊法之一，但其他诊法也不能忽视。《内经》云："四诊合参，庶可万全"。李时珍也不赞成单纯凭诊脉以断病，而是主张四诊合参，脉症并重的。他说："上工欲会其全，非备四诊不可"，这是客观全面的。作为临床中医工作者，为了发挥中医学的特色，我们精研望、闻、问诊法的同时，切不可忽视脉诊，这是继承、发扬中医学术不可掉以轻心的大事。最近一二十年来，有关学者为了实现中医脉诊的客观标准化，作了不少有益的探索和实践，创制了许多脉象仪，对脉搏参数的生理学和诊断学的意义进行了讨论，取得一定的成果。希望多学科的协作攻关，进一步深化下去，争取早日出成果，为中医诊断学作出更大的贡献。

第六节　开发虫类药，难病可获效

中医使用虫类药的历史很悠久，《神农本草经》之中收载了一些动物药，包括虫类药；张仲景在他的《伤寒杂病论》里，为后人留下了使用虫类药的具体经验。但是，之前人们对于虫类药的价值，认识既不系统，也不深入。朱老深入研究虫类药，完成了一部具有开创性的学术著作《虫类药的应用》，可以说是集大成之作，影响十分深远。

朱老介绍说，中国第一部药物专著《神农本草经》共收载药物 365 种，其中动物药 67 种。随后，东汉张仲景在《伤寒杂病沦》中应用动物药达 12 种，并创制了以动物药为主的抵当汤（丸）、鳖甲煎丸、大黄䗪虫丸等著名方剂。迨至明代，李时珍编著《本草纲目》，搜载药物 1892 种，其中动物药达 461 种，加之清代赵学敏《本草纲目拾遗》又增加的 160 种，动物药总数已超过 600 种。但现在实际被使用的动物药品种和数量却很少，而且许多都只是一般应用，并没有发挥其潜在的特殊功效。为此，拓开动物药临床应用之新径，具有重要的现实意义。

学中医的人都知道张仲景的方子里有抵当汤，是攻逐瘀血的有力方剂，仿佛虫类药就是治疗瘀血实证的。朱老说："张仲景用虫类药治瘀血，《伤寒论》有抵当汤丸，《金匮》有下瘀血汤，二者均系内有瘀血，身体未虚，故纯用攻逐，取其急治。这并不是虫类药应用的全部内容，对于五劳虚极、内有干血的病证，张仲景攻补兼施，徐图效机。他在大黄䗪虫丸之中使用䗪虫，就具有活血散瘀、消癥攻坚、疗伤定痛等多种功效，其特点是破而不峻，能行能和。《长沙药解》说它'善化瘀血，最补损伤'，故虚人亦可用。如仲景治疗产后腹痛之'下瘀血汤'以及治疗疟母痞块之'鳖甲煎丸'均用之，可资佐证。大黄䗪虫丸以破瘀药为主，养血之润剂为辅，虽云'缓中补虚'，但毕竟是以祛瘀药为主之方剂，此方之应用，关键在于审证要明确，虚劳羸瘦确属瘀血为患者方可应用，否则每致偾事。故前人谓此方是治疗干血劳之良剂，当三复斯言。应用大黄䗪虫丸之标准，必具备肌肤甲错、两目黯黑、腹满不能食这三症，方不致误。许州陈大夫之'百劳丸'（当归、乳香、没药、虻虫、人参、大黄、水蛭、桃仁），治一切劳瘵积滞，立意与此方仿佛，均为祛瘀生新，治虚劳因干血为患之良剂。"

谈起虫类药来，朱老便会滔滔不绝。当问他何时开始研究虫类药，受什么启发而开始的？他便不假思索地谈到了自己的老师章次公先生。

朱老说："吾师章次公先生对仲景之学有精深之造诣，善用虫类药治疗沉疴痼疾。如对慢性肝炎和肝硬化的肝脾肿大、腹胀，善用攻补兼施之法，尝取䗪虫、蜣螂虫、蝼蛄、将军干等，配合益气养血、补益肝肾之品，多能迅速控制症状。师兄姜春华教授亦喜用下瘀血汤治疗肝硬化，屡奏殊功。我个人曾根据章师之经验，制订'复肝散'（红参须、鸡内金、紫河车、广郁金、广姜黄、参三七、地鳖虫、炮山甲）治疗慢性肝炎及早期肝硬化，大能消癥破积、缩小肝脾、改善肝质、恢复肝功、增加食欲，并有提高血浆蛋白、纠正白蛋白/球蛋白比例倒置之功。这些成功的经验，促使我在遇到疑难病例的时候，注意使用虫类药。它们具有一般草木药所不具备的重要作用。"

很多人都希望向朱老请教，虫类药的价值到底有多大？

朱老说："谈论虫类药，可以从几方面来看，一是它资源丰富。中国幅员辽阔，各地天然的动物药资源丰富，可以充分采集。如蛇类，目前全世界约有近 3 000 种蛇，其中毒蛇约 600 种，而中国就有近 170 种蛇，其中毒蛇 46 种。因此，利用蛇作为防病治病的药物，是颇有研究价值的。二是虫类药疗效卓著。由于动物药具有较强的生物活性，故临床运用疗效显著，非草木药所能比拟。但应注意与植物药合理配伍，才能相辅相成，提高疗效。如蜈蚣治疗阳痿确有效验，若与当归、白芍、甘草配伍运用，则其效更彰。三是虫类药临床功效广泛。动物药之功效极为广泛，概括起来主要有以下 14 个方面：攻坚破积，活血化瘀，熄风定痉，宣风泄热，搜风解毒，行气和血，壮阳益肾，消痈散肿，收敛生肌，补益培本，开窍慧脑，清热解毒，利水通淋，化痰愈痫。但在使用动物药时，要辨证明确，选药精当，注意配伍、剂量、疗程，特别是对有毒的斑蝥、蟾酥等，应当谨慎使用，以防产生毒副反应。"

临床上，如何才能发挥虫类药的作用？

朱老介绍说："前辈医家由于时代的限制，对许多药物的功用，未能详尽阐发，尚有不少潜在的功效，留待我们去发掘。故根据古籍文献之线索，加以引申发展，是开拓动物药应用的途径之一。如蜈蚣，古籍主要述其功用为熄风定痉、解毒消痈，仅《名医别录》提及其能'堕胎，去恶血'。我们就将其用于宫外孕孕卵未终绝者，以宫外孕方（丹参15g，赤芍、桃仁各9g，乳、没各6g）加蜈蚣3条（研吞）、三棱、莪术、怀牛膝各6g，能使孕卵终绝而康复。而蜈蚣治阳痿，古籍未见记载，是在用之治疗肺结核、骨结核过程中，发现患者性功能有增强之现象，故以之治阳痿，疗效颇佳。蜂房是一味祛风定痉、攻毒疗疮、散肿止痛的佳药，但温阳益肾治阳痿之功用，仅《唐本草》有记载。在临床实践中，部分患者反映，服蜂房治慢性支气管炎时似有温肾壮阳作用，随后侧重用其治阳痿，确有疗效。曾创制'蜘蜂丸'（花蜘蛛、蜂房、熟地、紫河车、仙灵脾、淡苁蓉）用于劳倦伤神、思虑过度、精血暗耗、下元亏损之阳痿不举者，疗效显著。"

如何开发虫类药的资源，为现代医疗所用？

朱老说："有很多动物的药效作用，有待我们通过实践、去探索、去发掘。如鱼鳞制成鱼鳞胶，就具有较强的补血养阴作用，用于治疗结核病及血小板减少症，疗效很好。蚕蛹的蛋白质含量比肉类高2~3倍，且含多种人体必需的氨基酸，不仅是治疗小儿疳瘦的佳品，而且也是治慢性疾病的滋补良药。蛇类入药，《本经》即有记载，随后诸多本草均有论述，但仅用其躯体、胆、蜕皮，未及蛇毒，而蛇毒是很好的抗凝剂和镇痛剂，它含有多种酶类的蛋白质、多肽类物质。国外从蝮蛇蛇毒中分离提取的凝血酶样酶，作为一类新型抗凝剂用于治疗静脉血栓栓塞的疾病，比其他抗凝剂为优。中国从蝮蛇蛇毒中提取精氨酸酯酶组分与稀释剂、冷冻干燥制成'蝮蛇抗栓酶'，经动物实验与临床应用证明，它是治疗闭塞性脑血管病和心血管病的佳药，还可用于结缔组织疾病和断肢再植中的抗凝。此外，中国还提取眼镜蛇毒制成'克痛宁'注射液，镇痛效果比吗啡还要强，且作用持久。斑蝥本为逐瘀破积、蚀肌攻毒之品，近人实践，发现其对乙型肝炎及肿瘤亦有较好的疗效。如白求恩医科大学第二附属医院李学中教授等与长春制药厂合作，以斑蝥等制成'乙肝宁'丸剂治疗乙型肝炎，总有效率达89.5%，同时该丸还具有显著地阻滞乙肝癌变作用。实验研究发现，苍蝇的体内有一种'抗菌活性蛋白'，具有强大的杀灭病原菌能力，只要达到1/10000的浓度，就可以杀灭各种细菌、病毒。且苍蝇身上的蛋白质、脂肪含量很高，蛆体内还含有丰富的钙、镁、磷等微量元素，是一味颇有前途的广谱抗生素动物源。"

既然虫类药有这样好的疗效，资源又丰富，为什么临床上应用不太广泛呢？

朱老说："动物药多有一定腥味，且因其形体怪异，不易为人们所接受，患者易产生厌恶或恐惧心理，往往不敢服用，甚至勉强服下后，也易引起呕吐和不适。因此，改革其剂型是十分必要的。对动物药进行提炼与精制，制成丸、片、胶囊或针剂等均可，既可以节约药材，提高疗效，又方便服用，便于贮运。目前国内已制成地龙、全蝎、蟾酥、蜈蚣、守宫等注射液及斑蝥素片等。如北京五棵松中医门诊部李建生院长研制的鲜动物药，经基础生化、药效学和毒理学实验，结果表明：其活性物质、微量元素、氨基酸等含量均高于传统中药的干品，有的超过数倍。他创制的'扶正荡邪合剂'治疗晚期恶性肿瘤危重患者197例，总有效率达95.94%；治疗系统性红斑狼疮，总有效率达96.42%。这种既保持了传统中药特色，又吸收了现代科学技术成果的新制剂，是一个创新和突破，值得我们借鉴和推广运用。现已制成新药'金龙胶囊'及'金水鲜胶囊'并大量生产，治疗多种肿瘤。"

有些动物药的临床应用，涉及到珍稀动物，比如穿山甲、熊胆、羚羊角等，受资源限制的影响，也不便于大力推广。

朱老说："为了保证药源，有些紧缺动物药如：麝香、鹿茸、蛤蚧等均可人工培养；地鳖虫、全蝎、蜈蚣、蛇等，全国已有许多地区进行人工繁殖，可以满足供应。一些特别稀少和昂贵的动物药也可用代用品，如以水牛角代犀牛角，山羊角代羚羊角等，但用量稍大于原药。"

朱良春先生对于虫类药研究的成果，最早发表于 1963～1964 年的《中医杂志》上，并于 1981 年正式出版《虫类药的应用》一书。该书是中国专门研究动物药较早的一部专著，在学术界影响很大，多次重印，并于 1994 年增订再版。书中详述了虫类药在临床各科应用的实践经验，疗效显著，深受临床工作者推崇。2010 年又三版增订，由人民卫生出版社印刷发行。

第七节　痹证虽顽固，良药有奇功

朱老行医治病 70 多年，对于许多疾病的治疗都有很深入的研究、发明，我们难于枚举，只好以某个疑难病症为例，探讨其学术成就，研究其学术思想。

痹证，尤其是类风湿关节炎，临床上很常见，其病程长、痛苦大，而且疗效不够理想，被公认为疑难病，也被称为"不死的癌症"。朱老对此病深有研究，不仅开发出系列有效成药，供大家选用，而且针对该病的关键难点，他也毫不保守，多次在杂志上，在外出讲学的过程之中奉献出来，供大家学习、参考。

朱老介绍说，中医学所说的痹证，实际上概括了现代医学所说的风湿类疾病，以气血痹阻不通为主要表现。西医学则认为，是一组以疼痛为主要症状，病变累及骨、关节、肌肉、皮肤、血管等组织的疾病之总称。其范围甚广，可包括与自身免疫密切相关的结缔组织病，如类风湿关节炎、系统性红斑狼疮、皮肌炎、硬皮病、干燥综合征、结节性多动脉炎等；与代谢有关的疾病，如痛风、假性痛风、软骨病等；与感染有关的疾病，如各种化脓性、病毒性、真菌性关节炎；退行性关节炎，如增生性骨关节炎；某些神经肌肉疾病，如多发性硬化、重症肌无力等；也包括遗传性结缔组织病和各种以关节炎为表现的其他周身性疾病，如肿瘤后的骨肌肉病、内分泌疾病中的关节病等。风湿类疾病近数十年来发病率有日益升高之趋势，世界卫生组织曾将 1977 年命名为"世界风湿性疾病年"，随后又将 1981 年命名为"世界残废人年"，这均与风湿性疾病有密切关系，中国也将其列为"八五"重点攻关项目之一。中华风湿病学学会主任委员张乃峥教授称其为"不宣判患者死刑，但宣判了终身监禁"的病。本病的发病率一般在1%左右（低者0.5%，高者达3%），据初步调查，中国患者约有940万人。由于病因不明，目前尚没有特效药和根治方法。这是一个非常值得医学界注意的大问题。

治疗类风湿关节炎的西药，主要有两大类：一类是非激素的抗炎药，如布洛芬、萘普生、吡罗昔康等，这类药能抑制导致类风湿关节炎的一种介质——前列腺素，服后可减轻关节肿痛症状。这种炎性介质是在类风湿关节炎一系列免疫反应后产生的，而这些药对抑制免疫反应并无作用，特别是免疫反应产生的炎性介质有许多种，这类药物对前列腺素以外的其他介质没有抑制作用，不管服用多长的时间，都不能阻止疾病的进展和骨关节的破坏。另一类是抗风湿药，如青霉胺等，对免疫的作用有不同的影响，因而降低了疾病的活动性，减慢了病情的进展，防止或减轻骨关节的破坏，能改善病情，但不是根治药，更不是特效药。此类药价格昂贵，且有一定的副作用，因此患者多不能坚持长期服用。

因此，中医药治疗痹证的经验，对于风湿性疾病的治疗有着重要的借鉴意义，被人们普遍寄予厚望。当然，人们对于类风湿关节炎的治疗首先希望能够尽快控制症状，取得疗效。朱老认为，疼痛、肿胀、拘挛僵直是其三个主症，也是三大堡垒。他讲课的时候，就结合临床实践，直接讲述自己的用药经验，深得同道欢迎。

朱老说："疼痛是痹证最主要的症状之一，如果能够迅速缓解疼痛，则患者信心增强，病情易趋缓解。根据疼痛的临床表现，可分为风痛、寒痛、湿痛、热痛、瘀痛，此五者只是各有侧重，往往多是混杂证型，难以截然分开。"

对于属于行痹的"风痛"，朱老主张在辨治基础上，轻者可以加用独活，因本品确有镇痛、抗炎、镇静、催眠之作用，用量以20~30g为佳，惟阴虚血燥者慎用，或伍以养阴生津之品，如当归、生地、石斛等，始可缓其燥性。或用海风藤30~45g亦佳，以其善解游走性之疼痛。重证则宜选用蕲蛇，因其透骨搜风之力最强，乃"截风要药"；不仅善于祛风镇痛，而且具有促进营养神经的磷质产生之功，对拘挛、抽搐、麻木等症有缓解改善作用；还能增强机体免疫功能，使抗原、抗体的关系发生改变，防止组织细胞进一步受损，促使痹证病情之稳定，提高疗效。以散剂效佳，每次2g，每日2次，如入煎剂须用8～10g。

对属于痛痹的"寒痛"，朱老主张温经散寒，而止其痛。川乌、草乌、附子、细辛四味乃辛温大热之品，善于温经散寒，宣通痹闭，而解寒凝。川乌、草乌、附子均含乌头碱，有大毒，一般炮制后用，生者应酌减其量，并先煎1小时，以减其毒。朱老治痛痹，常以川、草乌配以桂枝、细辛、独活等温燥之品，川乌温经定痛作用甚强，凡寒邪重者用生川乌，寒邪较轻而体弱者用制川乌。因各人对乌头的耐受反应程度不同，故用量宜逐步增加，一般成人每日量由3～5g开始，逐步加至10～15g，且与甘草同用，既不妨碍乌头的作用，又有解毒之功。草乌治疗痹痛之功效较川乌为著，重证可同时并用。对寒痹患者用川乌、桂枝、仙灵脾等品，有降低抗链球菌溶血素"O"、C－反应蛋白、类风湿因子、血沉之效。除此之外，朱老还常用许叔微《本事方》中之麝香丸治疗急性类风湿关节炎痛甚者，可获迅速止痛之效。其方中用生草乌、地龙、黑豆、麝香，研末泛丸如绿豆大，每服7～14粒，日服1～2次，黄酒送服，多在三五日内痛止肿消。慢性顽固者，坚持服用，亦可获效。细辛可用8～15g，有人曾报道用至60～120g未见毒副作用，可能与地域、气候、体质有关，仍宜慎重为是。

对属于着痹的"湿痛"，朱老主张健脾化湿，参用温阳之品。湿去络通，其痛自已。常用生白术45g、苍术15g、熟苡仁30g、制附子15g，具有佳效。或用钻地风、千年健各30g，善祛风渗湿、疏通经脉，以止疼痛。

对于风寒湿邪化热之后的"热痛"，朱老常用白虎加桂枝汤为主随证加减，热盛者加寒水石、黄芩、龙胆草；湿重者加苍术、蚕沙；痛甚者加乳香、没药、延胡索、六轴子等。六轴子为杜鹃花科植物羊踯躅的种子，苦温，有剧毒，善于祛风止痛、散瘀消肿，对风寒湿痹，历节疼痛，跌打损伤，痈疽疔毒有著效，不仅能散瘀消肿，尤长于定痛，骨伤科多喜用之。尝取其加于辨治方中，以镇咳、定痛，颇为应手，对于风寒湿痹之痛剧者，尤为合拍。但此品有剧毒，用量宜慎，煎剂成人每日用1.5～3g，加入丸、散剂，每日约0.15～0.3g（小儿用成人量的1/3），体弱者忌服。在此方中配以寒水石，可加速疗效。寒水石辛咸而寒，入肾走血，历代认为功善清热降火、利窍、消肿，主治时行热病、积热烦渴、吐泻、水肿、尿闭、齿衄、烫伤等症。今移治热痹之热盛而关节灼热肿痛者每获良效，且用后其抗链球菌溶血素"O"、C-反应蛋白、类风湿因子、血沉均趋下降，乃其善于清泄络中之热之功也。常规用药收效不著时，加用羚羊角粉0.6g，分2次吞，可以奏效；用山羊角或水牛角30g亦可代用。关节红肿热痛，如仍不解者，可服用犀黄丸，当能挫解。有时加用知母20g、寒水石30g亦佳，因其不仅能清络热，并善止痛。倘同时外用芙黄散（生大黄、芙蓉叶各等份，研细末），以冷茶汁调如糊状，取纱布涂敷患处，每日一换；或用鲜凤仙花茎叶（透骨草）捣烂外敷亦佳，可以加速消肿止痛，缩短疗程。

对于痹久血瘀的"瘀痛"，朱老认为常规用药，恒难奏效，必须采取透骨搜络、涤痰化瘀之品，始可搜剔深入经隧骨骱之痰瘀，以蠲肿痛。而首选药品，则以蜈蚣、全蝎、水蛭、僵蚕、地鳖虫、天南星、白芥子等最为合拍。其中虫类药之殊效已为众所周知，惟天南星之功，甚值一提。生天南星苦辛温有毒，制则毒减，能燥湿化痰、祛风定惊、消肿散结，专走经络，善止骨痛，对各种骨关节疼痛具有佳效。《神农本草经》之"治筋痿拘缓"，《开宝本草》之"除麻痹"，均已有所启示。其用量制南星可用30g，以后可以逐步加至50g，收效至佳。

朱老认为，"湿胜则肿"，此为关节肿胀形成之主因。早期可祛湿消肿，但久则由湿而生痰，终则痰瘀交阻，肿胀僵持不消，必须在祛湿之时，参用涤痰化瘀，始可奏效。关节痛而肿者症情较重；凡见关节肿胀者定有湿邪，其肿势与湿邪之轻重则往往是相应的。如肿势不消，湿邪内停，黏着不去，致气血不畅、痰凝、血瘀，三者胶结，附着于骨，则导致关节畸形。肿胀早期，朱老常用二妙、防己、泽泻、泽兰、土茯苓等；中后期则须参用化痰软坚的半夏、南星、白芥子和消瘀剔邪的全蝎、水蛭、地鳖虫、乌梢蛇等。此外，七叶莲长于祛风除湿，活血行气，消肿止痛，并有壮筋骨之效；又刘寄奴、苏木、山慈菇均善消骨肿，亦可选用。

朱老认为，凡关节红肿僵直，难以屈伸，久久不已者，多系毒热之邪与痰浊、瘀血混杂胶结，在清热解毒的同时，必须加用豁痰破瘀、虫蚁搜剔之品，方可收效。药如山羊角、地龙、蜂房、蜣螂虫、水蛭、山慈菇等，能清热止痛、缓解僵挛。如肢节拘挛较甚者，还可加蕲蛇、山甲、僵蚕等品；如属风湿痹痛而关节拘挛者，应重用宽筋藤，一般可用 30～45g；偏寒湿者，重用川乌、草乌、桂枝、附子、鹿角片等。此外，青风藤、海风藤善于通行经络，疏利关节，有舒筋通络之功，与鸡血藤、忍冬藤等同用，不仅养血通络，且能舒挛缓痛。伴见肌肉萎缩者，重用生黄芪、生白术、熟地黄、蜂房、石楠藤，并用蕲蛇粉，每次 3g，每日 2 次，收效较佳。

类风湿关节炎毕竟是损及筋骨的病变，因此在辨治时，朱老强调须参用益肾培本之品，药如熟地黄、仙灵脾、仙茅、淡苁蓉、补骨脂、鹿角片、鹿衔草等，始可标本同治，提高疗效。

朱老还反复强调要处理好辨证与辨病的关系，注意扶正与驱邪用药比例，时刻不忘"攻不伤正，补不碍邪"的基本指导思想，解决好通痹与解结问题。

朱老在讲座的时候，还把他研究、使用的三味有效药物，进行重点介绍。他说："我在多年的临床实践中，认为穿山龙、川乌、鬼箭羽三味中药，是有广泛应用价值的，仅谈一点使用体会。"

穿山龙为薯蓣科植物穿龙薯蓣的根茎，别名甚多，如过山龙、穿龙骨、穿山骨、金刚骨等，但卫矛科植物过山枫的根以及卫矛科大芽南蛇藤的根，也叫穿山龙，不可混淆。本品味苦，性平，入肺、肝、脾经。含薯蓣皂苷、纤细薯蓣皂苷、穗菝葜甾苷等成分，其主要有效成分是甾体皂苷，乃生产甾体类抗炎药的原料。因此它不仅有镇咳、祛痰、平喘和改善冠脉流量、降低血胆固醇、脂蛋白水平的作用，还有调节免疫功能的作用，所以是治疗风湿类疾病的主要药物。本品是近 30 年来从民间搜集而逐步广泛应用的，首先见于《全国中草药汇编》，以后各地陆续报导，东北、西北诸省应用较多。《中华本草》谓其干品用量是 6～9g；《中草药手册》多为 15g，少数达 30g，东北地区常用量亦为 15～20g 左右。事实上，要取得较好的疗效，其用量须在 40～50g，30g 以下收效不著。朱老对类风湿关节炎、强直性脊柱炎、系统性红斑狼疮、干燥综合征、皮肌炎等顽症痼疾，多用 50g 为主药，确有调节免疫功能，缓解病情的作用。因其性平，所以不论寒热虚实，均可应用，是一味标本同治的好药，值得推广应用。

　　川乌是治疗类风湿的常用药，含乌头碱，张仲景《金匮》就有乌头煎治寒疝之方，因其辛温大热，具有较强的温经散寒、镇痛蠲痹之功，是治疗风湿病疗效较佳的药物。凡寒证、痛证必用本品，对疼痛剧烈而偏热者，可伍以甘寒之品如寒水石、知母，以制其偏。如舌红，脉弦大之阴虚内热证，则不宜用之。本品有毒，宜用制川乌为妥。如用生者，必先煎 2 小时，以减其毒。如热象较甚，红肿热痛者，则暂不宜用；尤其是心律失常、风湿性心脑病、心绞痛、脉结代，以及老年性心肺功能不全者，更须慎用。乌头碱及所含之其他成分可能有蓄积作用，如出现头昏、舌麻、流涎、心律减慢、血压下降、呼吸减缓，是乌头碱中毒之症，必须立即停服，并用绿豆、干姜、甘草煎服，以解其毒。用量：一般制川乌 6～15g 为宜，部分寒证可加大剂量，以不超过 30g 为是。尽量不用生者，更不要川草乌同用，以免中毒。孕妇忌用，否则可能引起流产、早产，影响胎儿神经系统发育。好药要善用、慎用，不可滥用。

　　鬼箭羽又名卫矛，《本经》即有载录，味苦，性寒，善入血分，破血通络，解毒消肿，蠲痹止痛。一般临床较少应用，事实上本品行散入血，既能破瘀散结，又善活血消肿、祛痹定痛，凡是瘀血阻滞之症均可参用。《本经》称其"除邪，杀鬼蛊疰"，就是指出它能治疗瘀血阻络而导致的诸多疑难杂症。现代药理研究，证明它有调节免疫作用，所以对自身免疫性结缔组织病如类风湿关节炎、系统性红斑狼疮、干燥综合征、硬皮病、白塞综合征等疾病，均可应用。上述诸病均有不同程度的关节肌肉疼痛，并常伴有不规则的发热，以及皮肤、黏膜损害，症情反复缠绵，有"四久"之特征，即久痛多瘀、久痛入络、久痛多虚、久必及肾。临床常以之配穿山龙为主药，结合辨证论治，时获佳效。但气血亏虚或有出血倾向，以及妇女月经过多、孕期，则不宜应用。用量一般 15g 左右，体实者可用至30g。《浙江民间常用草药》治风湿病方，用鬼箭羽 60～90g，水煎服用，就说明该药是没有毒副作用的，只有虚寒证宜慎用之。此外，由于本品善解阴分之燥热，对糖尿病之阴虚燥热型者颇合，不仅能降糖，而且对于并发心脑血管和肾脏、眼底及神经系统等病变，有改善血液循环、增加机体代谢功能，既能治疗，又能预防。

方药心得

朱良春先生作为一位临床大家，用药经验十分丰富，出版过很多专著，如《百年百名中医临床家·朱良春》、《朱良春用药经验》、《朱良春医集》等。在这里我们从朱老经验之中，选取其有代表性的研究成果、著作论文，初步揭示他的方药心得如下。

第一节 用药心法

一、中药用量与作用之关系

朱老说，中药的用量，主要根据患者的体质、症状、居住的地域、气候和选用的方剂、药物等方面进行考虑。由于使用的目的不同，用量也就有所不同。同一药物，因用量的差别，会出现不同的效果或产生新的功能，从而发挥更大的作用。所以中药用量与作用的关系值得我们注意，正如日本渡边熙所说："汉药之秘不告人者，即在药量"，这是很有见地的话。兹就朱老的临床经验，举例说明。

1. 益母草

本品辛苦微寒，主要作用是活血调经，一般多用于月经不调、产后血胀及打扑内损瘀血等证。虽然《本经》曾提及其"除水气"的效用，但后世应用者甚少，或认为"消水之功，并不显著"，这是没有掌握其用量的缘故。事实上，《本经》所言确切可信的，至于以之用治高血压病、白喉等疾患，则前贤并未论及，而是近代医家在临床实践中的发展。其所以能产生这些新的作用，都与增加用量有关。

（1）水肿：本品用作"调经活血"时，其用量一般为 9～15g，倘作

"利水消肿"之用，则须大量始能奏效。因为"矢虽中的"而"力不及彀"，也就是说"药虽对症"而"用量不足"，往往不见效果。益母草之利尿作用，朱老在临床观察中发现，每日用30~45g尚不见效，嗣加至60~75g，始奏明显之效。尝用治急性肾炎之尿少、浮肿之候，恒一剂知，二剂已。处方：益母草60g，泽兰叶、白槿花各12g，甘草3g。随证加味：风水型者加麻黄2~4.5g；实热型者加大黄4.5g、生黄柏9g；气血虚弱者加当归9g、黄芪皮15g。此外，对于单腹胀（肝硬化腹水）或其他水肿，均可用本品60g加入辨证论治方中，以增强"利水消肿"之功。

（2）高血压病：本品对于高血压病，特别是产后高血压病，有显著的清肝降逆作用。因其辛苦微寒，入心、肝二经，《别录》曾谓其"子（指茺蔚子）疗血逆，大热，头痛，心烦"。引申之以治高血压病是可以理解的。前苏联学者研究证实其有效成分茺蔚素在1:50000~1:100000的浓度时，对动物血管有显著地扩张而使血压下降，并有镇静中枢神经系统及拮抗肾上腺素的作用。这就得到具体的证明了。但用量也必须增至60g，始获显效。处方：益母草60g，杜仲、桑寄生各9g，甘草3g。随证加减：肝旺头痛者加夏枯草15g、嫩钩藤12g、生白芍9g；阴虚者加女贞子、川石斛、大生地各9g。连服2剂后，血压即见下降，续服5~7剂，可获稳定。

（3）白喉：有报导用单方益母草汁外涂治疗白喉，效果显著。用治50余例，除1例并发肺炎外（住院1小时即死），其余均获痊愈。轻症只涂抹二三次即愈；重症住院40多例，只有2例结合注射白喉抗毒素，其余全部都单用本品涂抹咽喉，其黏液和腐败白膜甚易唾出，一般在2~5天内，即行痊愈。益母草液制法：用鲜益母草叶捣汁，纱布滤过，挤出液汁，再加20%的食醋，调和备用。用时以棉签蘸涂患部，1~2小时1次；若见呼吸困难、呈阻塞状者，应深入喉部涂抹，使黏液容易唾出。推其所以奏效，因为用鲜汁而加强了破血、消痈、解毒等作用。

2. 荠菜

这是一味可食用的药物，茎叶多作蔬食，子、花皆可入药，其实全草均有医疗作用。其性味甘温无毒，诸家本草均谓其能利肝明目、益胃和中、调补五脏。其主要作用有二：一为止血，用于咯血、崩漏；二为止痢。前苏联对荠菜的药理作用有较多的研究，并已将其列为药典中的法定药物；江西医学院药理教研组也曾对其药理作用作了实验研究，认为荠菜煎剂与流浸膏均有直接兴奋子宫等平滑肌，缩短动物凝血时间及降低血压等作用。子、花入药用量一般均在 6～12g。但民间单方用大剂量治尿潴留及乳糜尿颇有著效，也是加大剂量而发挥更大作用的结果。

（1）尿潴留：这是热性病，常见于肠炎、脊髓灰质炎初步好转后而出现的一种后遗症，导尿仅能暂时缓和症情，不一定能解决问题，但本品服后却能于 6～24 小时内恢复自动排尿，迅速痊愈。其治疗依据在文献中也可找到一些线索，如唐代《药性本草》："补五脏不足……治腹胀"，《大明诸家本草》："利五脏"。因此对病后排尿障碍有调整恢复的作用。现代药理研究证明，它有直接兴奋子宫等平滑肌的作用，当然属于平滑肌组织的膀胱，必然也会同时得到兴奋，从而产生收缩而排尿的效果。每日约取新鲜荠菜 250g 煎汤，轻者减半，每三四小时服一次，连续服之，直至奏效为度。

（2）乳糜尿：此症在中医学相当于"膏淋"之候，其病因约之有二：一为湿热下注，一为"中气不足，溲便为之变"，清气不升，下元亏损，精微不能固摄。前者易治，后者较为顽固。朱老尝用景岳举元煎加味或张锡纯膏淋汤，收效尚属满意。部分疗效不显时，一经加用荠菜花45～90g，即能提高疗效，逐步向愈。处方：潞党参9g，生黄芪15g，炙升麻3g，怀山药24g，生白芍、菟丝子各9g，芡实15g，荠菜花45g。水煎，分 2 次服，每日 1 剂，连服四五剂后，即见效机；持续服 15～20 剂，可以向愈。由丝虫病引起者，应更加炮山甲3g、制昆布9g、萆薢12g。

3. **半夏**

因生半夏辛温有毒，所以一般多以姜制，并减小其用量，在临床上用于和胃降逆、燥湿化痰，虽有一定的效果，但对半夏的临床疗效来说，则是大大受到削弱的。关于生半夏的有毒、无毒的问题，朱老同意姜春华教授的意见，生者固然有毒，但一经煎煮，则生者已熟，毒性大减，何害之有？朱老迳用生半夏 9～18g 治疗妊娠恶阻，一剂即平，履试不爽，从未见中毒及堕胎之事例。而治疗痰核、支气管扩张、疟疾等病，非生用较大量不为功，如片面畏其辛燥而不用，则将有负半夏之殊效，而不克尽其全功，是令人惋惜的。

（1）妊娠恶阻：是比较顽固的一种反应现象，半夏对此确有殊功，汉代张仲景《金匮要略》里就用干姜人参半夏丸治疗妊娠恶阻，并不碍胎；但后人因《别录》载有"堕胎"之说，遂畏而不用，致使良药之功，湮没不彰。朱老用半夏为主药治疗恶阻，无一例失败。从前均用生半夏，嗣以部分患者有所疑惧，乃改用制半夏，效亦差强人意，但顽固者则非生者不愈。处方：半夏9～18g（先用小量，不效再加；制者无效，则改用生者，并伍以生姜两片），决明子12g（炒，打），生赭石15g，旋覆花9g（包），陈皮3g，水煎取一碗，缓缓服下；如系生半夏，则每次仅饮一口，缓缓咽下，每隔15分钟再服一口，约半日服完，不宜一饮而尽。一剂即平，剧者续服之，无有不瘥。

（2）痰核：痰之为病，其变化最多，诚如李时珍在《纲目》中所言："痰涎之为物，随气升降，无处不到"。倘入于筋膜或皮里膜外者，则将遍身起筋块，如瘤如栗，皮色不变，不疼不痛；或微觉酸麻。一般药治，收效多不满意。朱老除部分用控涎丹治疗外，部分体质较虚者，则以生半夏为主药，辨证施治，随证加味，奏效甚速，一般2～4周左右，症状可以逐步消失。处方：生半夏6g，白芥子4.5g（炒，研，包），生牡蛎24g，制海藻、制昆布、大贝母各9g，炙僵蚕12g，生姜2片，每日或间日1剂，水煎，分2次服。痰多者加陈京胆4.5g、海浮石12g。

（3）支气管扩张症：这也是一种顽固疾患，一般药物效均不著；但凡经确诊为支气管扩张症，而咳呛痰多者，用姜春华教授拟方加味，连续服之，有一定效果。其方为生半夏、炙款冬、前胡各9g，南天竺6g，川贝母3g，生姜3片。朱老增加黄荆子12g、金荞麦20g、红枣3枚，奏效更著，有降逆定咳、温肺化痰之功；咯血时加大小蓟各18g，血余炭12g，煅花蕊石15g。

（4）疟疾：俗谓"无痰不作疟"，而生半夏有燥湿化痰之功，所以对疟疾亦有佳效。朱老曾以生半夏为主药的自制"绝疟丸"（验方）治各种疟疾，不论久暂，均奏显效。处方：生半夏、炮干姜各150g，绿矾、五谷虫各60g，共研细末，水泛为丸，每服2g，儿童按减，须于疟前四五小时以开水送下。每日疟及间日疟均1剂即愈，其重者须再服始止。朱老曾应用多年，除恶性疟须多服数次外，不论轻重新久，一二剂无不愈者。

4. 槟榔

本品是破滞杀虫的名药,一般多配合其他杀虫消积之品同用,如单味作为驱除钩虫或绦虫用者,必须用生者大量方可始效。朱老曾观察该药治钩虫病之剂量,每次 30～45g 均无效,直增至 75～90g,大便中虫卵始阴转,用大量一次即瘥。这反映了用量与效用的关系是非常密切的。但朱老认为,一次服用 75g 以上时,在 0.5～1 小时左右,可见头眩怔忡、中气下陷、面色㿠白、脉细弱等心力衰竭的副作用,约经 2 小时许始解,也证明了"药不瞑眩,厥疾不瘳"的道理。处方:槟榔(整者打碎,其饮片因水浸关系,效力大减)75～90g,水浸一宿,翌晨煎汤,空腹温服。如贫血严重、体质虚弱者,须先服培补气血之品调理,然后再服此方,不可孟浪。

5. 金樱子

性味酸涩而平,酸则能敛,涩可固脱,一般多用治遗精、久泻、带下、尿频等症,移治"阴脱"之子宫脱垂症,理固能通,但非一般常用量所能奏效,而必须增至一日 120g 始行。根据瑞安县仙降公社除害灭病工作队报导用金樱子治疗子宫脱垂 203 例,内服 1～2 个疗程后,近期追访有效率为 76%。朱老观察了部分病例,其效亦同。但以患者年龄在 35 岁以下,脱垂程度较轻而白带较少者,疗效为著。部分服后有二便欠利、少腹胀痛等反应,停药即行消失。

处方:金樱子 5000g,加水 10000g,冷浸一日,次日放锅内用武火煎煮 0.5 小时取头汁;再以原药渣加水 10000g,煎煮 1 小时后取第二汁;去渣,混合头两汁,入锅内以文火浓缩成 5000ml,过滤后收贮待用。如能每 1000ml 加入红糖 500g,利于服用,并能防腐。该药汁每 500ml 相当于生药 500g,每日服 125ml,相当于生药 125g。早晚 2 次用温开水冲服,连服 3 天为一疗程,间隔 3 天,再连服 3 天为第二疗程。

6. 夏枯草

性味辛苦而寒,善清肝火、散郁结。朱老临床配合养阴柔肝药治阴虚肝旺之高血压病,配软坚消瘿之品治瘰疬,效果是令人满意的。朱老以大剂量治疗痢疾及肝炎,则是在前人实践基础上有所发展了。

（1）痢疾：有报导，用夏枯草每日 30～60g 治疗细菌性痢疾 30 余例，全部痊愈。其中以退热为最快，平均 3.1 天；住院日数最长为 8 天，最短为 3 天，平均为 5.2 天；大便培养均阴转。近人研究证明夏枯草有利尿作用，可使血压下降；并有抑制霍乱、伤寒、痢疾、大肠杆菌等细菌生长的作用，见效敏捷。处方：每日用夏枯草 60g 水浸 10 小时，文火煎 2 小时左右，分 4 次口服，每 7 天为一疗程。或取夏枯草制成 100% 流浸膏，成人每次服 20～30ml，小儿每次每岁 1～2ml，一日 3 次，或隔 6 小时 1 次。

（2）肝炎：以夏枯草煎或流浸膏（可酌加糖），每次服约含生药 30g，一日 3 次，开水冲服。朱老以之治肝炎而转氨酶升高者，用之有顿挫调整之效，一般服 5～7 日，即能见效。因为转氨酶升高时，象征肝炎病有所活动，而在中医辨证上，则多属肝热郁结、湿热壅滞之咎。夏枯草苦辛而性寒无毒，专入肝胆二经，能补厥阴肝家之血，又辛能散结，苦寒则能泄下以除湿热，所以能收到满意之效果。以上两点，中西结合，相互启示，对进一步发展提高，是有一定帮助的。

7. 刘寄奴

味苦性温，功善活血行瘀、通经止痛，一般用量为 4.5～9g，全草均可入药。朱老用其鲜根每日 120g，水煎（需煎熬二三小时）早晚分 2 次服，连用 15 天为一疗程，对于丝虫病、橡皮肿具有捷效，可使患腿腿围缩小、组织松软，均有明显改变。有报导药后患腿腿围缩小者占 93.3%；患腿组织软化、皮肤松弛者占 73.3%。服药时间最长者 15 天，最短者 10 天。在服药期间除有个别病例在服药第 3 天时，出现上腹部胀痛，水样便每日四五次；或中途喉头潮红肿胀；或呈感冒样，但经对症处理而消失，并未停药，其余患者均无特殊反应或不适。这也是在前人实践经验的基础上有了发展。其所以见效之理，朱老认为有三点：一是因本品苦能降泄，温能通行，善于破血除胀；二是专用生根，长于消肿；三是加大剂量，增强效能，所以在短期内获得好转或痊愈。但也要注意患者体质，不能孟浪滥用。

8. 紫草

甘咸气寒，专入血分，功善凉血解毒，朱老认为其对于血热毒盛的痧痘斑疹、丹毒风疹等症,有清泄解毒之作用,并能预防麻疹;朱老通常用量为9～15g。《别录》虽载有"通水道,疗肿胀满痛"之说,但用大量治疗绒毛膜上皮癌则是近几年的事,也是中西结合的创获。有关这方面的资料,各方面报导甚多,不能一一列举,朱老引用姚津生报导的三例病例来说,一例葡萄胎后发现绒毛膜上皮癌,虽即行全子宫切除术,仍继续发现左肺上部转移性癌肿,每日遂用紫草60g,水煎分2次服,先后共服1800g,经X线检查证实癌肿已吸收,恢复健康,从事工作;一例病情与上相同,服药20天,则显著好转;余一例为卵巢绒毛膜上皮癌,因年龄较大、发病时间较长,虽服用近6000g,并无效机。但总的说,效果是令人满意的。在这里应提一下,就是紫草有滑肠通便的副作用,凡服后有腹痛泄泻的,可伍以炒白术20g、广木香9g止泻。

9. 甘杞子

性味甘平,功专润肺养肝,滋肾益气,朱老认为肝肾阴亏,虚劳不足最为适合,一般用量为9～15g;但用量增至每日60g,则有止血之作用。凡齿宣、鼻衄及皮下出血(如血小板减少性紫癜等)之久治不愈,症情顽缠者,服之均验。每日用本品60g,水煎分服,连服3～5日可以获效;如用量小于45g,效即不显,这也反映了用量与作用的关系。

10. 苍耳草

性味苦辛而温,能祛风化湿,朱老一般多用于头风鼻渊、风湿痹痛及疮肿癣疥,常用量为9～15g;增大剂量,则能治疗麻风病及结核性脓胸。其治麻风病的剂量,曾分为:每日120g,1次煎服;每日360g,2次分服;每日960g,3次分服等三种,疗效亦随剂量之加大而提高。至于治疗结核性脓胸,根据叶如馨报导,亦须每日用210g左右,奏效始著,服后能使脓液减少、变稀,血沉率降低,连服3个月,疮口即逐步愈合。如果只用常用量,是不会收效的。

朱老认为,以上仅是举例而已,类似者不胜枚举,如用大剂量的防风解砒毒、桂枝治慢性肝炎与肝硬化、木鳖子治癌、青木香治高血压病、鱼腥草治大叶性肺炎、合欢皮治肺脓疡、大蓟根治经闭、枳壳治脱肛等等。就以上所列述者而言,已充分说明中药用量与作用的关系是非常密切重要的。

朱老认为，中药用量的决定，是要从多方面来考虑的，但要它发挥新的作用或起到特定的疗效时，就必须突破常用剂量，打破顾虑，才能达到目的。正如孙台石在《简明医彀》所说："凡治法用药有奇险骇俗者，只要见得病真，便可施用，不必顾忌"。例如，益母草用小量是活血调经，用大量就能利水消肿与平逆降压；夏枯草用小量仅有清肝火、散郁结之作用，但用大量则能治疗细菌性痢疾及调整肝功。因此，中药用量与作用的关系是非常密切重要的，是临床应用时值得注意的一个方面。

为什么增大剂量能加强或产生新的作用呢？

朱老认为，其中的原因当然很多、很复杂。但总的一个方面，是否可以说是符合"量变质变"的法则呢？从这一法则的推演，可能会发现更多的药理机制，发挥药物的更大作用。不过，加大剂量必须在一定条件下、在一定限度内确定，才能由合理的量的变化，引起良性的质的变化；否则缺少一定的条件，超过一定的限度，这种量变转化的质变，就会由好事变为坏事，产生不良的副作用或严重的后果。例如，槟榔用 75～90g 能起到驱虫作用，但如再增大剂量，患者的机体将不堪忍受，而出现休克或其他严重的后果等等。明代张景岳在《景岳全书》中曾说："治病用药，本贵精专，尤宜勇敢……但用一味为君，二三味为佐使，大剂进之，多多益善。夫用多之道何在？在乎必赖其力，而料无害者，即放胆用之"，是值得我们参考的。

朱老说，增大剂量，不是盲目的、胡乱肯定的，而是根据古今文献资料线索的引申，或是民间实践经验的事实，通过临床实践、系统观察才可以提出的。例如，用大量荠菜之治尿潴留，一方面民间流传有此经验，另一方面现代药理分析，证实它有直接兴奋子宫、膀胱等平滑肌的作用，所以使用它治疗尿潴留是完全合理可靠的，便能推广应用。又如，夏枯草之治肝炎的转氨酶升高，是从它善于清泄肝胆湿热、散郁结、补肝血之功能而推演出来，并经临床实践，才提出应用的。所以加大用量，不是凭空臆测，而是有线索依据，引申演绎，经过实践观察，方始确定和推广的。戴复庵在《证治要诀》中提到："药病须要适当，假使病大而汤小，则邪气少屈，而药力已乏，欲不复治，其可得乎？犹以一杯水，救一车薪，竟不得灭，是谓不及"，就是这个意思。

朱老认为，中药加重用量，产生新的功能，发挥它更大的作用，是值得我们重视的，但在具体应用时，还必须辨证论治，因证选方，随证加味，不能简单草率，以免偾事。例如，用大量刘寄奴治丝虫病橡皮肿，具有捷效，但其专入血分，走散破血，凡气血较虚，或脾胃虚弱、易于泄泻者，即宜慎用。益母草之治肾炎水肿，亦宜随证加味，奏效始佳。这是使用中药的一个关键，如果忽视了这一点，将是最大的、原则性的错误。

朱老说，增大药物用量，使之发挥更大作用，要有选择性、目的性的进行，不是所有药物加大了剂量，都会加强和产生新的作用；同时，也不能因为增大剂量，可以加强药效，就忽视了小剂量的作用，形成滥用大剂量的偏向，既浪费药材，增加患者的负担，更对机体有损，这是必须防止的一个方面。因为疗效的高低与否，决定于药证是否切合。所谓"药贵中病"，合则奏效，小剂量亦能愈病。"轻可去实"、"四两拨千斤"，就是这个意思。所以戴复庵又说："二者之论（指太过、不及），惟中而已；过与不及，皆为偏颇"，是辨证的持平之论，值得深思。

参 考 文 献

1. 福安专区中研所编委会. 福安专区中医药学术经验交流会资料汇编. 1959，9.

2. 阿尼奇科夫. 药理学. 人民卫生出版社，1956.

3. 滕汝犀，徐叔云. 荠菜的药理研究. 上海中医药杂志，1957.

4. 瑞安县仙降公社除害灭病工作队. 金樱子治疗 203 例子宫脱垂的疗效观察. 浙江中医药，1960，3.

5. 邢维耕，徐一鸣，毛应骥，等. 夏枯草治疗菌痢. 浙江中医药，1960，6.

6. 中共修水县委除害灭病指挥部科研工作组. 中药刘寄奴治疗丝虫病橡皮肿 15 例的初步规定. 江西中医药，1960，1.

7. 姚津生. 紫草根治疗绒毛膜上皮癌三例. 福建中医药，1960，3.

8. 叶如馨. 苍耳草治疗结核性脓胸疗效初步观察. 江西中医药，1960，4.

（此文为朱老原作，他说："本文作于 20 世纪 60 年代，但今日读之，仍有实用价值"。此处引用，稍有删节）

二、鼻腔用药经验

中医治疗疾病，方法众多，源于实践，行之有效，所以色彩纷呈。

朱老对于很多独特的用药方法，如鼻药疗法等，都有研究。鼻药疗法指的是用药物置鼻或嗅入鼻腔而达到治愈疾病的一种方法。它不仅能治愈局部病变，如鼻渊、鼻内瘜肉等，而且能治疗多种周身性或远离脏器的疾病，是中医学范畴内的一种独特的治疗方法。由于它在临床上屡奏殊功，故有深入钻研与阐发的价值。

朱老结合临床实践的体会，对于鼻药疗法作如下介绍。

1. 鼻药疗法奏效的机制

《灵枢》有言："十二经脉，三百六十五络，其血气皆上于面，而走空窍，其宗气上出于鼻而为嗅。"朱老认为，早在公元前300多年的《内经》就指出了鼻与整体的密切关系。嗣后历代医学家对此加以论述的为数甚众，且多精辟卓见，例如宋代窦汉卿在《疮疡经验全书》中曾说："鼻在面中，为一身之血运；而鼻孔为肺之窍，其气上通于脑，下行于肺；若肺气清，气血流通，百病不生；肺气盛，一有阻滞，诸病生焉"。明代方贤在《奇效良方》中进一步予以说明："鼻者肺之通窍，主清气出入之道路；若气血和平，阴阳升降，则呼吸通和，荣卫行焉"。张介宾在《景岳全书》中更明确地叙述了鼻与周身病变相互联系的机制，他说："鼻为肺窍，又曰元牝，乃宗气之道，而实心肺之门户，故经曰：'心肺有病，而鼻为之不利也'；然其经络所至，专属阳明，山根以上，则连太阳督脉，以通于脑，故此数经之病皆能及之"。以上引证充分地反映出鼻与四肢百骸、营卫气血的关系。气血紊乱，营卫失调，脏气不平，固能影响及鼻，而鼻为呼吸出入之道，纳药鼻内，亦可借其内在之联系，以调其气血，和其营卫，平其偏胜，开其闭塞，使病邪得以解除。从现代医学理论来说，可能是远距离刺激的作用，由于药物在鼻腔内形成的局部刺激点，而产生远距离的传导，使相应的病变脏器得到调整，而趋正常。这是"鼻药疗法"所以能治愈疾病的一些机转，但其中精理奥旨、未能阐明者，依然很多，犹待今后进一步钻研与发扬。

2. 鼻药疗法在临床上的应用

通过实践，证实"鼻药疗法"能治疗喘息、外感时气、痧气、黄疸、疟疾、偏正头风、鼻渊、鼻内瘜肉、乳痈、瘰疬、闪腰疼痛、疔疮、牙痛、各种眼疾等内外科疾病，它的应用非常广泛，效验卓著可靠。至于"嚏法"，也是鼻药疗法的一部分，多用于急性疾患，有开窍、发散、催吐、升提等作用。朱老择临床常用者列述于次。

（1）哮喘（单方）

主治：哮喘属于寒哮者。

处方：巴豆霜、姜汁适量。

用法：将上药拌调为丸，如枣核大，用皮纸或药棉裹塞鼻内，片刻后鼻内有热灼感，而喘逆即渐平复。喘平后即可将药取去。

（2）伤寒时气（《外治寿世良方》"金丹丸"）

主治：一切风邪、伤寒、绞肠痧、头痛、牙痛、浑身疼痛、心中刺痛、水泻、痢疾、赤白带下症。

处方：乳香、麝香、雄黄、朱砂、巴豆、牙皂、沉香、官桂、大黄、川乌、高良姜、细辛、硼砂各等份，研为细末，以红枣肉为丸，如黄豆大。

用法：用药棉包塞鼻内，男左女右，片刻后得汗而解，不瘥者可继续塞用一次。

（3）痧气

方一　卧龙丹（验方）

主治：治一切痧气霍乱、五绝卒倒、急暴之症。

处方：犀牛黄、飞金箔各1.25g，当门子、猪牙皂各1.66g，朱砂1.88g，梅片、荆芥、羊踯躅各6.25g，灯心灰6.88g，共研细末，瓷瓶密贮。

用法：以少许鼻内，取嚏即效。

注意：药铺有成药出售，可以购备应用。孕妇慎用。

方二　辟瘟丹（验方）

主治：暑月受寒，腹痛吐泻，头目昏眩之症。

处方：白芷、飞朱砂各68.75g，梅片15.6g，白檀9.38g，木香4.06g，薄荷冰、降香、公丁香3.13g，白蔻仁1.88g，佩兰1.56g，麝香0.31g，共研极细末，以甘油调匀，用锡盒装0.62g。

用法：每取少许抹擦鼻腔内，一日3~4次。

禁忌：孕妇禁用。

（4）黄疸

方一　阳黄吹鼻卓效药（河北省中医中药展览会医药集锦）

处方：苦丁香、赤豆、冰糖等份，麝香少许。

制法：将上药分别研成极细面，合一起，加麝香即成。

用法：吹鼻内，即流黄水，水尽即愈，不过三五次。

方二　黄病闻药（同上）

处方：苦丁香末3g，徐徐闻入鼻内。

疗效：闻后喷嚏，鼻中流出黄水，黄疸病即愈。

按：上列两方，其主药均为苦丁香。该药乃瓜蒂之别名，即甜瓜未成熟之蒂也，味苦性寒，无毒。苦能涌泄，亦能祛湿，故本品乃除湿热、蠲痰壅、消食积之效药。因含有"甜瓜蒂苦毒素"，服后能刺激胃的感觉神经反射，使呕吐中枢兴奋而形成催吐作用。早在《本经》即载其为涌吐药。张仲景在《伤寒论》、《金匮要略》中指出瓜蒂的两种用法，一为吐胸中之痰饮而设，如"胸中痞，气上冲喉咽不得息者，此为胸有寒也，当吐之，宜瓜蒂散"；一为瓜蒂塞鼻法，如《痉湿暍病脉证治》："湿家病，身疼发热，面黄而喘，头痛鼻塞而烦……病在头中寒湿，故鼻塞，内药鼻中则愈"。《金匮》纳鼻之药未载，乃古本脱漏，至《千金翼》、《外台》二书始补载之，此即仲景治黄疸始用瓜蒂塞鼻之证。日医今村了庵《医事启源》亦载之，并云"《千金翼》及《外台》删繁方，畜鼻并用瓜蒂"。再考陶弘景《名医别录》亦以瓜蒂去鼻中瘜肉，疗黄疸，盖其法皆源于仲景。另外太阳病，身热疼重而脉微弱，用一物瓜蒂汤顿服。《外台》于诸黄方中亦载瓜蒂二七枚作一服，治天行黄疸。前后两方，一用吹鼻，一用内服，而所治黄疸则一。今河北省之验方，即古法遗传。盖黄疸多为湿热壅遏所酿，而本品功能蠲除湿热，嗅药后鼻流黄水，乃湿热外泄之征，宜其效如桴鼓也。

（5）疟疾

方一　疟疾粉（四川周氏方）

处方：苍术、白芷、川芎、桂枝等份，研极细末。瓶装密封，以免泄气。

用法：临用时取药粉1g，以纱布两层包裹成长形，于疟发前1～3小时，塞入任何一个鼻孔，令患者卧床休息。闻药时间越长越好，约 3 小时至 1 日方可取去。若闻药时症状仍发作者，勿将药取出，待症状发作后再取出，同样会产生疗效，有的次日便不再发作。

疗效：此方根据云南省德宏傣族景颇族自治州疟疾防治站实践报导，认为对恶性疟或间日疟等疟原虫均有抑制作用，一般疟原虫在闻药后 6 ~ 48 小时内消失，最迟 96 小时左右。用药 1 ~ 2 次后即有 50% 以上患者的疟原虫消失和症状停止；用药 4 次后 100% 患者的疟原虫消失，症状也全部停止。值得重视的是，使用此药者无一例复发，证实该药还同时具有抗复发和预防的作用，对防治疟疾有很大作用。或将此药放于脐部，以胶布或膏药封贴 5 ~ 10 日，其效亦同，则更方便了。

方二　治疟验方

处方：鳖甲 15.6g，白胡椒 15.6g，雄黄 6.2g。

用法：共为极细末，于疟发前 1 小时，以少许闻于鼻内，多于一两次获效。

(6) 偏正头风

方一　《得配本草》方

处方：人中白、地龙末等份，羊胆汁适量，拌研细末，晒干。

用法：嗜鼻内，不止，可续使用一二次。

方二　康保县赵顺荣大夫方

处方：飞雄黄、北细辛各等份，共研极细末。

用法：取 0.03 ~ 0.06g 闻鼻内，闻后 10 分钟即止。

方三　止痛良药（验方）

主治：头痛、牙痛。

处方：白芷 31.25g，梅片 0.62g，研极细末，用 0.03 ~ 0.06g 闻鼻内。

疗效：本方效果甚著，闻后两三分钟即效。

　　按：上三方对头痛均有制止作用，但一温一凉，另一则寒温并用。方一用于肝旺且风阳夹热上扰者最宜，方二对于风寒袭踞巅顶者较适用，而方三寒温并用，对各型头痛、牙痛均适用之，且疗效速。临证之际，可分别选用。

(7) 鼻渊（朱老经验方）

主治：鼻渊、脑漏久治不愈者。

处方：辛夷 12g，黄连 6g，鹅不食草 9g，冰片 0.6g，鱼脑石 3g，研极细末，瓶贮。

用法：每取少许嗜鼻内，每日 4 次。

疗效：用药后，鼻塞即渐通，分泌逐步减少，连续使用，可获痊愈。

（8）鼻内瘜肉（验方）

处方：生白矾 1.6g，筒轻粉 0.16g，共研极细末。

用法：吹入鼻中，每日 3 次。

按：个别病例，用 1 次后即气通瘜落，但一般须连续吹药至 5 天以上或半月以后，方能消失，均屡试不爽。

（9）乳痈塞鼻药（验方）

主治：乳痈（乳腺炎）红肿疼痛，尚未化脓者。

处方：麝香 1.2g，广木香 2.4g，朱砂 2.4g，东丹 2.4g。

用法：共研极细末，瓶贮勿泄气。临用时每取约如黄豆大一粒，包于药棉中，倘患在左乳即塞右鼻孔，患右则塞左，24 小时后取去。如未尽消者，可续用 1 次。

疗效：使用方便，药价低廉，疗效迅速，一般用 1 次即能消散，多则 2～3 次。朱老先后用治数百例，除已化脓者外，无一例失败。个别热势较甚者（39℃以上），则须配合清泄解毒之中药内服。

（10）瘰疬塞鼻药（验方）

处方：大黄、雄黄各 15.6g，黄连 6.2g，巴豆 10 粒（不去油）。

制法：上药研末，黑枣 250g，煮去皮核，捣泥，晒略干，和药末作丸，如枣核大，择晴日制之，以便一日晒干。

用法：以药一枚塞入鼻孔，患左塞左，患右塞右，如两边皆有，则先塞一边，或间日轮塞。切戒房事，连用百日，重证亦愈。如觉辣味难忍，或出汗太多难忍者，则塞数日停数日亦可。药在鼻内，渐渐融化，听之可也。用时宜先静坐片刻，排除杂念，然后塞药，静卧 1～2 个小时。

疗效：本方不论瘰疬已溃、未溃，连续用之，均有疗效。但已溃者，须适当配合外科处理始妥。体质羸弱过甚者，宜辅以培补正气之品，则疗效更佳。

（11）闪腰岔气，急性腰痛，不能转侧者之立效方（深县医院中医科方）

处方：广木香6.2g、麝香0.15g，共研细末，密贮备用。

用法：如系腰左侧痛，则将药粉吸入右鼻孔，右侧痛吸入左鼻孔。吸药粉后立即做全身活动，两手上下开合一次即愈。

（12）疔疮（五毒散，河北魏县王玉葙祖传方）

主治：疔毒初起，头痛寒热，恶心呕吐，眼珠发红，心中发烧，言语困难，不省人事。

处方：蜈蚣1条（去头），巴豆2粒（去油），朱砂、轻粉、砒石各0.94g，珍珠0.15g，斑蝥2只（去足翅）。

用法：共研细末，枣泥为丸，分作2个，男用左手右鼻，女用右手左鼻，把药丸塞在鼻孔1个，握在手心1个，多喝汤水，盖被发汗，20～30分钟后去丸，汗后即愈。

副反应：用后鼻孔起疮，但无妨碍，或搽抹硼酸软膏。

按：如已酿成"败血症"，症情险重，且用后病势仍不见好转者，即须中西医结合进行抢救，以免贻误。

（13）牙痛（验方）

方一

处方：荜茇、白芷、细辛各3g，良姜2.5g，焙黄，研细末。

用法：左牙痛吹右鼻孔，右痛吹左。

方二

处方：盐全蝎1只，茴香0.9g，白芷0.9g。

用法：共研极细末，用桑皮纸卷成药捻，左边牙痛，将药捻塞入左鼻孔，右边痛塞入右鼻孔，立时奏效。

（14）各种眼疾

方一 治眼毛倒睫方（河北李步东验方）

处方：木鳖1只，去皮捣烂，用布包住塞鼻孔内。

用法：右眼倒睫塞右鼻孔，左眼倒睫塞左鼻孔，双眼倒睫者则左右鼻孔轮塞之，12小时换药1次，三五次即愈。

副反应：用药后除鼻内觉有发热感外，余无其他不适。

方二 移星散（如东县王维华方）

主治：眼生云翳。

处方：木鳖子毛 0.03g，白蔻仁 1 粒，公丁香 2.5g，冰片少许，共研细末。

用法：用药棉包裹如珠状塞鼻内，男左女右，轻则三五日，重则七八日即消，但不可中途拔去，否则无效。初用时有头痛反应，一周即止。

方三 初起黑眼生翳，包括角膜溃疡（验方）

处方：鹅不食草，鲜者捣烂，棉裹塞鼻。

用法：右眼塞右鼻孔，左眼塞左鼻孔，连塞两夜即效。试用数例，功效显著。同时对鼻渊、鼻瘜肉、头痛、哮喘、疟疾，亦均有效。

（15）综合疗法

所谓综合疗法，是指它的适应证比较广泛，所治之疾患较多，列述于下。

方一 救苦神膏（《外治寿世良方》续编）

处方：大黄、三棱、生地、川乌、莪术各 30g，香附、芫花、桃仁、槟榔、杏仁、细辛、独活、防风、厚朴、全蝎、草乌、玄参、山甲、天花粉、五倍子各 21g，蜈蚣 10 条，羌活、白芷、黄柏、大戟、巴豆、皂角、肉桂、麻黄各 24g，蛇蜕、黄连各 15g，枳实 24g，当归 45g，甘遂、木鳖子、蓖麻子各 60g，密陀僧 12g，飞过黄丹 700g，共研细末，用香油 3000g 浸瓷盆内 5 日后熬膏。

主治：本方泛治内外诸证，既能塞鼻，又可内服外敷，功难尽述。兹选其通过塞鼻而奏效之部分列下。

一治星障翳膜、眼毛倒睫、迎风流泪等症，卷条，左患塞左鼻，右患塞右鼻，口含甘草汤咽之，即多年者亦效。

一治中风牙关紧闭，灌药不入者，做条塞鼻孔中，用甘草汤灌之，俟甘草气到，即可好转。

一治小儿惊风，两目上翻，气喘痰壅，做条塞鼻，并摊一膏贴于脐上；如症势危急者，可做丸服之，勿饮甘草汤。

方二 塞鼻丹（《外治寿世方》）

主治：丸作一粒小指大，呼吸鼻气病离床；心疼肚痛塞鼻孔，腹胀痧气不须忙；水泄痢疾时间住，牙痛见了笑一场；赤白痢下俱痊可，浑身疼痛即安康；若将一粒随身带，途中百病亦无妨。

处方：沉木乳没四香味，牙皂荜茇大良姜，安桂细辛各等份，巴豆川乌好麝香，又加雄黄朱砂等，血竭硇砂共裹囊。

用法：男塞左鼻孔，女塞右鼻孔，见效后即取去。

3. 小结

（1）"鼻药疗法"是中医学宝库中一种独特的疗法，通过局部塞药能够治疗许多疾患，不仅廉便，而且某些疗效是非常显著的，在进一步贯彻党的"中医政策"的今天，值得我们重视和深入钻研！

（2）关于塞药的部位，从本文所引述的方药来看，似乎有一个规律：凡颈部以上的疾患，也就是近距离的疾患，多是病在何侧，即塞药同侧的鼻孔；而颈部以下的疾患，也就是远距离的疾患，塞药部位与病位多成交叉状；至于周身性疾患，则又以男左女右来区别，这与经络或神经的传导途径有一定关系，值得我们今后进一步观察总结，找出规律，加以肯定。

（3）鼻药疗法奏效的机制，本文仅是初步的引述，其具体疗愈机制应该通过实践观察与中西医结合的研究过程，深入地加以探讨和阐明。

（4）南京地区中西医结合"中医内病外治外病内治"专题研究协作组所编之《中医外治法资料选辑》第一辑，对中医外治疗法进行了汇集整理，搜罗丰富，其中包括了一部分鼻药疗法，是一份很有价值的资料。这项工作很有意义，建议继续编写第二辑、第三辑……。

（5）本文仅是选辑了朱老见闻所及和使用的鼻药疗法的一部分材料，作了初步的介绍，望引起同道的注意，加以试用推广，并进一步共同汇集交流，整理发扬。

（此为朱老文章，原载于《江苏中医杂志》1962年第10期，此处引用稍有删节）

三、虫类药的发展简史

人类对虫类药的认识，经过了漫长的岁月，其应用有着悠久的历史。朱老擅长使用虫类药，他的用药经验曾刊登于20世纪60年代初期的报刊中，影响遍及海内外。

朱老认为，远在 4000 多年前，甲骨文中就记载了蛇、麝、犀牛等 40 余种药用动物；3000 多年前，开始了对蜂蜜和蚕的利用；而珍珠、牡蛎的养殖，最早也见于中国，距今约 2000 多年的历史。我们的祖先在谋求生存的过程中与自然斗争，曾经"饮血茹毛"、"山居则食鸟兽"、"近水则食鱼鳖螺蛤"（《古史考》），在此过程中，发现了一些有治疗作用的虫类，逐步认识了虫类药物，奠定了虫类药学理论和应用的基础。例如，成书于战国时期的《山海经》，虽是古代地理著作，但其中记载药物达 146 种，动物药占 83 种，如"河罗之鱼，食之已痛"、"青耕之鸟，可以御疫"。《诗经》是春秋时期的诗歌总集，也记载了珍贵的古代史料，其中述及动物 160 种，部分具有医疗作用。此外，《大戴礼记》乃秦汉以前各种礼仪论著的选集，提到"禽为羽虫，兽为毛虫，龟为甲虫，鱼为鳞虫，人为倮虫"，说明古代把"虫"字作为动物的总称，所以虫类药即为动物药的同义词。

1973 年底，在湖南长沙马王堆三号汉墓出土的一批公元前 3 世纪（春秋战国时期）著成的简帛医书，其中一部没有书名的方书，整理小组根据原目录共有 52 个以病名为中心的小标题，定名为《五十二病方》，是中国现存发现最早的医方专著，也是最早记载虫类药的著作，反映了西汉以前药物学的发展。该书记载的 242 种药物中有草、谷、菜、木、果等植物药，也有兽、禽、鱼、虫等动物药，还有雄黄、水银等矿物药。其中动物药 54 种，很多药物的功效和适应证都与后世医药文献和临床实践相吻合，书中还记载了有关药物的采集、收藏方法等。

成书于秦汉时期（或谓战国时期）的《神农本草经》，是现存最早的药物学专著，为中国早期临床用药经验的第一次系统总结，被誉为中药学经典著作。全书分三卷，载药 365 种，其中植物药 252 种，动物药 67 种，矿物药 46 种。又分上、中、下三品，言性味、述主治，钩玄索隐，要言不繁，文字简练古朴，成为中药理论精髓。在 67 种动物药中，如全蝎、水蛭、僵蚕、蝼蛄、蚯蚓、蜜蜂（包括蜂子、蜂蜡、蜂蜜、蜂毒、蜂房）、斑蝥、鼠妇、龟甲、鳖甲、蛇蜕、犀角、牡蛎等，迄今仍在广泛应用。书中对每一味药的产地、性质、采集时间、入药部位和主治病证都有详细记载。在论述药物功效方面，精辟可信。例如，斑蝥能治"恶疮疽"；水蛭

"主逐恶血，瘀血，月闭，破癥瘕积聚，无子，利水道"。另对各种药物相互配合应用，以及简单制剂等都作了概述。说明这一时期对虫类药已相当重视，在使用上已经取得了宝贵经验。

到了东汉，张仲景更具体地将虫类药运用于内科、妇科疾病的治疗，在《伤寒杂病论》中，使用各种药物93种以上，而动物药就有12味，如水蛭、虻虫、蜣螂、鼠妇、䗪虫、蜂房、龙骨、牡蛎、阿胶、白蜜等，创立了以虫类药为主的抵当汤（丸）、大黄䗪虫丸、下瘀血汤、桂枝甘草龙骨牡蛎汤、黄连阿胶汤、炙甘草汤等著名方剂，辨证精审，组方严谨，药简效宏，垂法万世，一直沿用至今。

此后，代有发展。东晋葛洪《肘后方》以蚯蚓治"虏黄"，僵蚕、蚱蝉治头痛、风头眩；唐代《新修本草》收载动物药128味，孙思邈《千金方》、王焘《外台秘要》更将虫类药广泛应用于内、外、妇、儿各科，除沿用仲景所用者外，尚有蜥蜴、蜈蚣、芫青、斑蝥、䗪虫等；宋代许叔微《本事方》，也较多应用虫类药；金元时期对虫类药的应用亦有所发展。迨至明代，伟大的药物学家李时珍全面总结药物治疗经验，在《本草纲目》中收载动物药461种，并将其分为虫、鳞、介、禽、人各部，使虫类药的应用得到了空前的发展；清代赵学敏《本草纲目拾遗》收载动物药128味，王清任在《医林改错》中，用地龙、山甲、五灵脂、地鳖虫、麝香等活血化瘀虫类药配伍的逐瘀血方剂9首，一直被临床广泛应用。此外，清代温病学家敢于创新，对虫类药多有论述，给后世留下了不少宝贵经验，如吴鞠通在《温病条辨》中对犀角、蟾蜍、五灵脂、蚕沙、龟板、鳖甲等的作用均有诠释，并应用化癥回生丹治疗肿瘤；王孟英用蜣螂虫治疗吐粪症（即"肠梗阻"）；叶天士认为虫类药"飞者升，走者降，有血者入血，无血者行气，灵动迅速，以搜剔络中混处之邪"，在《临证指南医案》中指出"风湿客于经络，且数十年之久，岂区区汤散可效"，治则"须以搜剔动药"、"藉虫蚁血中搜剔以攻通邪结"，更提出"宿邪宜缓攻"，用虫类药治疗应"欲其缓化，则用丸药，取丸以缓之之意"；唐容川在《本草问答》中说："动物之功利，尤甚于植物，以其动物之本性能行，而且具有攻性"，指出了虫类药的特性，认为功效非一般植物药所能比拟。

朱老指出，近代盐山张锡纯、武进恽铁樵及镇江章次公诸先辈，亦喜用虫类药，他们的经验记载，颇多创见。如章次公先生用僵蚕、蝎尾治中风，地龙治咳嗽，九香虫治胃脘痛，蜘蛛、地鳖虫治瘰疬，蟋蟀、蝼蛄治肿胀等都是对前贤宝贵经验的发挥。

新中国成立后，医学的发展推动了对虫类药的研究。在全国出版的中医药学书刊中，对虫类药的记载和报道越来越广泛，先后出版了一些地方性及全国性动物药专著，如《广西药用动物》（1976 年）、《山东动物药》（1979 年）、《中国动物药》（1981 年）、《中国药用动物志》第一册（1979 年）和第二册（1983 年）、《中国动物药志》（1979 年）、《动物本草》（2001 年）等。南京中医药大学编著的《中药大辞典》、《中华本草》中收载动物药分别达到 740 种、1050 种。这些专著系统论述了动物药的异名、品种、来源、采集加工、药材鉴别、化学成分、药理研究、炮制、药性、功能主治、临床应用等，内容丰富，资料全面。朱老出版的虫类药专著《虫类药的应用》，来源于临床实践，初稿连载于 1963～1964 年《中医杂志》，并于 1981 年正式出版，1994 年增订再版，是当代专述虫类药应用的著作，书中详述了虫类药在临床各科应用的实践经验，疗效显著，深受临床推崇。

进入 21 世纪，虫类药的临床应用和研究的领域更为广泛。世界卫生组织在广泛征求全世界有关专家的意见后，提出 21 世纪将是动物药研究的世纪。可以预见，随着科学技术的不断发展，虫类药在人类疾病的防治过程中将发挥更加卓越的作用。

四、虫类药的应用部位

朱老认为，虫类药的药用部位包括如下。

（1）虫类的干燥全体，如全蝎、蜈蚣、斑蝥、地鳖虫等。

（2）除去内脏的动物体，如白花蛇、地龙、蛤蚧等。

（3）虫类的一部分，如石决明、牡蛎、鳖甲、蛇蜕等。

（4）虫类的分泌物，如麝香、蟾酥等。

（5）虫类排泄物，如五灵脂、夜明砂、蚕沙等。

（6）虫类的生理或病理产物，如蝉蜕、熊胆、童便、人中白、猴枣、马宝、牛黄等。

（7）虫类加工品，如阿胶、鹿角胶、龟板胶、鳖甲胶等。

五、虫类药的主治功用

朱老认为，就药性而言，虫类药有其自身特有的共性。一是多偏寒凉，如清热解毒的牛黄，清热凉血的水牛角，清热化痰的海蛤壳；而平性只是一个相对的概念，是指药物的寒热之性不甚显著，作用较为缓和，严格说来，仍有温凉之分，如《别录》云水蛭"苦，微寒"、血余炭"小寒"，《本草再新》云瓦楞子"味苦，酸，性凉"。二是味多咸、甘，如平肝潜阳之石决明、珍珠母，软坚散结之牡蛎、海蛤壳，补肾助阳之雄蚕蛾、海狗肾等，均味咸；而缓中补虚之蜂蜜，补血滋阴之阿胶，祛风止痛之露蜂房等则为甘味。三是性多沉降，李时珍论述药物的升降沉浮时说："酸咸无升，辛甘无降，寒无浮，热无沉"。而虫类药多具咸寒之性，且质地沉重，故性多沉降，如熄风止痉之地龙、活血化瘀之地鳖虫、平肝抑阳之石决明等。四是多归肝经，如蝉蜕、水牛角、羚羊角、牡蛎、石决明等。

虫类药的主治功用，往往因其配伍不同而有异。朱老认为，可以概括为以下14个方面。

（1）攻坚破积：虫类药具有攻坚破积，或软坚散结作用，与这些药物咸软、辛散、以毒攻毒的药性特点有关，可用于治疗痰核、瘰疬、癥瘕积聚等症。机体的脏器发生病理变化，形成坚痞肿块，如内脏肿瘤、肝脾肿大等，也宜用此法治疗。此类药物如牡蛎、海蛤壳、海浮石、鳖甲、蜈蚣、全蝎等；方剂如仲景鳖甲煎丸用䗪虫、蜣螂、鼠妇、蜂房等治疗"疟母"（疟久肝脾肿大），《医学心悟》消瘰丸用牡蛎配伍浙贝母、玄参等治疗血瘀气结之癥瘕痞块，近人用全蝎、蜈蚣、斑蝥诸药治疗癌肿等。

（2）活血祛瘀：虫类药以其蠕动之性，飞灵走窜，具有搜剔络中瘀血，推陈致新之功，广泛应用于机体循环瘀滞或代谢障碍，出现瘀血征象者。尤以妇科为常用，如血瘀经闭、产后瘀滞腹痛、癥瘕等症，因妇女以血为本，病常瘀血阻滞。常用药物如水蛭、地鳖虫、穿山甲、鼠妇、五灵脂等。《神农本草经》论水蛭"主逐恶血，瘀血，月闭，破癥瘕积聚，无子，利水道"，可见其效之著。方如仲景抵当汤（丸）用水蛭、虻虫等治疗热性病瘀热在里，其人如犴（精神错乱）；大黄䗪虫丸、下瘀血汤用䗪虫等治疗诸伤血瘀或妇人血瘀腹痛、经闭等。现也常用于心脑血管病、糖尿病、肿瘤等见血瘀证者。

（3）熄风定惊：熄风定惊是虫类药的另一功效，适用于温热病热极动风、小儿惊风、肝阳化风等所致的眩晕昏仆，抽搐痉挛，项强肢颤，或风阳夹痰、痰热上扰之癫痫，风毒内侵之破伤风等症。常用羚羊角、水牛角、牛黄、石决明、地龙、全蝎、蜈蚣、僵蚕等药。如大青膏用蝎尾、乌梢蛇等治疗惊痫，止痉散用全蝎、蜈蚣等治疗急慢惊风、流脑、乙脑昏迷、抽搐等。

（4）宣风泄热：一些虫类药具有宣风清热、化毒透疹作用，用于热性病早期，邪热郁于肌表，症见发热、疹发不透等，如蝉蜕、僵蚕等药。升降散用僵蚕、蝉蜕治疗温热病；消风散用蝉蜕治疗风热瘾疹等即是此意。

（5）搜风解毒：爬行虫类性善走窜，长于治风，有搜风通络、解毒止痛之功。其效宏力专，常用于风湿顽痹、头风诸疾，更可用于大风、历节，如麻风病、风湿性关节炎之类。药如全蝎、乌梢蛇、白花蛇、僵蚕、地龙等；方如苦参丸、搜风散用乌梢蛇、僵蚕、全蝎治疗麻风病；许叔微用麝香、全蝎、地龙等治疗白虎历节诸风疼痛；叶天士用蜣螂虫、全蝎、地龙、蜂房等治疗周围性麻痹等。

（6）行气和血：气郁血滞，出现脘腹胀痛诸症，可用行气和血之虫类药治疗。如乌龙丸用九香虫治疗肝胃气痛；《孙氏集效方》、《圣惠方》及王孟英等用蜣螂虫治疗嗝气吐食、大便秘塞及吐粪等症。

（7）壮阳益肾：部分虫类药甘咸性温，或为血肉有情之品，能温补肾阳，强壮筋骨。肾阳不足的畏寒肢冷、腰膝酸软、阳痿不举、宫冷不孕、尿频遗尿等症均可使用，如露蜂房、鹿茸、海狗肾、紫河车等。《本经逢源》称鹿茸"专主伤中劳绝，腰痛羸瘦，取其补火助阳，生精益髓，强筋健骨，固精摄便，下元虚人，头旋眼黑，皆宜用之"。蜘蜂丸用花蜘蛛、蜂房治疗阳痿、遗尿等。

（8）消痈散肿：毒邪壅结，导致痈肿、恶疽、顽疮等，每用此法治疗。如《救急方》用蜒蚰治疗足胫烂疮；《直指方》将斑蝥用于痈疽拔毒等。

(9) 收敛生肌：痈疽溃疡，久而不愈，须用收敛生肌之品。如《普济方》屡用五倍子治一切诸疮；各种金疮或跌仆外伤出血，尝用虫百蜡，朱丹溪盛赞其为"外科圣药"。

(10) 补益培本：诸虚之中，惟阴阳为甚，须长期调养方能补之。常用的补益培本虫类药，如补益肺肾之冬虫夏草，补肾纳气之蛤蚧、紫河车，滋补肾阴之龟板，养血补血之阿胶，温补肾阳之海马、桑螵蛸等。治疗肺肾两虚之虚喘，宜用"参蛤散"，肾阳虚衰之阳痿、遗尿或小便失禁，尝用桑螵蛸、蜂房、海马等。

(11) 开窍慧脑：痰浊瘀血，蒙蔽清窍，造成神志不清，须开窍慧脑之药，祛瘀化浊，开窍慧脑。常用虫类药有麝香、牛黄、犀角（可用水牛角代替）、玳瑁等。兼有高热惊风者，须加入全蝎、蜈蚣，以定惊熄风。

(12) 清热解毒：热毒壅盛，红肿热痛，或者急性传染病之高热，可以选用白僵蚕、蝉蜕、蛇蜕、羚羊角、犀角（水牛角）、熊胆等清热解毒。

(13) 利水通淋：瘀浊停滞于下焦，造成膀胱气化不利，可以选用蟋蟀、蝼蛄、蜣螂虫等，以利水通淋。

(14) 化痰愈痴：对于早老性痴呆、血管性痴呆症，一般药物难以奏效，可以选用破瘀化痰的虫类药如穿山甲、地龙等药，在辨证的基础上进行治疗。

上述14个方面的主治功效，并非虫类药所独有，其他药物也同样具备。相比之下，虫类药乃血肉之品，有情之物，性喜攻逐走窜，通经达络，搜剔疏利，无处不至；又和人类体质比较接近，容易吸收和利用，故其效用比较佳良而可靠，起到挽澜之功，是草木、矿石之类所不能比拟，用之常得心应手。

虫类药虽各有所长，但不少品种具有多样作用，有的随着加工炮制不同使其功效也有异，临床或可一物多用。例如，䗪虫、蜣螂虫既可攻坚破积，又能活血祛瘀；蜈蚣、全蝎既能熄风定惊，又有解毒医疮作用等。

必须注意的是，在使用虫类药时，要辨证明确，选药精当，并注意配伍、剂量以及疗程。对于毒性较大的药物，如斑蝥、蟾酥等，尤当谨慎使用，掌握去邪而不伤正，效捷而不猛悍之原则，以免产生不必要的副作用。

六、虫类药的现代研究

朱老介绍说，中国动物药化学研究早在900多年前沈括的《沈氏良方》中就有记载。据英国学者李约瑟博士考证，这是世界上首次应用皂苷沉淀甾体的方法提取性激素。随着现代科学技术的进步，药物研究手段的增多，尤其是近年来回归自然的呼声日益高涨，中国的中医药科技工作者，运用现代手段对动物药的化学成分、药理作用等方面，进行了广泛、深入的研究。尽管由于虫类药化学成分复杂，大多为高分子有机化合物，分离、分析难度大，相比之下落后于植物药的研究，但仍然取得了不少成果。

1. 活性成分研究

（1）蛋白质及其水解物：蛋白质是虫类药的主要成分，在疾病的治疗中发挥独特的功用。如地龙中的蚓激酶有降解纤维蛋白作用，其解热作用则与其游离氨基酸含量呈正比；紫河车的氨基酸提取物能升高白细胞；牛黄中的牛磺酸能刺激胆汁分泌、降低眼压。多肽是一类活性强、作用范围广的活性成分，如蜂毒肽有强烈的溶血作用和表面活性，能阻碍肌肉神经间的传导；水蛭素具有抗凝和溶解血栓作用；蝮蛇中提取的以精氨酸酶为主的酶类用于脑血栓及血栓闭塞性动脉炎有效；五谷虫中的胰蛋白酶、肠肽酶则具有助消化作用。动物药中普遍存在的糖蛋白，如圆蛤中的蛤素具有抗肿瘤、抗病毒活性；蟾蜍的糖蛋白具有强心、利尿作用。

（2）生物碱类：虫类药所含生物碱类有多种类型。如地龙的次黄嘌呤有抗组胺、平喘和降压作用；蛤蚧及全蝎中的肉毒碱，能防止室性心律不齐；动物胆汁中得到的胆红素，有促进红细胞新生、血清抗炎、治疗肝硬化作用等。

（3）甾类化合物：甾体类在虫类药中分布广泛，且较多具有生物活性，如性激素、胆汁酸、蟾毒、蜕皮素及甾体皂苷。属于性激素或性信息素的有紫河车中的黄体酮、鹿茸中的雌酮、海狗肾中的雄甾酮等；动物胆汁中发现的胆汁酸有近百种，常见的具有明显解痉作用的胆汁酸有去氧胆酸，能溶解胆结石的熊去氧胆酸、鹅去氧胆酸等；蟾毒中的蟾蜍灵、脂蟾毒配基有强心作用；昆虫蜕皮激素有促进人体蛋白质合成，排除体内胆甾醇，降低血脂和抑制血糖升高作用；海参和海星含皂苷，一般能抑制癌细胞的生长，并有抗菌、增强白细胞吞噬的功能。

（4）多糖：多糖类作用独特，如广泛分布于各动物组织中的肝素有抗凝作用；甲壳动物和昆虫体壁外的甲壳素有抗菌、抗辐射作用；棘皮动物黏多糖有抗癌和抗凝血酶活性作用；鲨鱼、深海软骨鱼、珍珠母原动物三角帆蚌等软体动物所含的葡聚糖有较好的抗肿瘤作用。

（5）萜类：萜类在虫类药中分布广泛，结构奇特。斑蝥素是芫菁科昆虫分泌的单萜类防御物质，具有抗癌、抗病毒、抗真菌作用；鲨鱼肝所含的鲨烯有杀菌和抗癌作用；海绵属动物含有环烯醚萜类成分，具有抗白色黏球菌作用。

（6）酚、酮、酸类：海绵所含的酚类成分具有抗菌活性；麝香中的麝香酮，不仅有强心、抗炎、兴奋呼吸和中枢神经的作用，也是高级香料；地龙中含羧基成分的花生四烯酸有解热作用，且为前列腺素的前体；蜂王浆中的王浆酸具有抗菌和抗肿瘤作用。

2. 药理研究

（1）免疫调节作用：虫类药的免疫调节作用包括免疫增强和免疫抑制两个方面。如冬虫夏草、全蝎能明显增强小鼠巨噬细胞的吞噬功能，故有明显促进免疫的功能；黑蚂蚁也是一种广谱的免疫增强剂，能促进胸腺、脾脏等器官和白细胞增生，促进淋巴细胞的转化和免疫球蛋白的生成，从而提高和调整机体免疫功能。一般而言，这类药物大多具有滋补强壮作用，如鹿茸、紫河车、蛤蚧、蜂乳、蛤蟆油、海马等。实验证明，蝉蜕液能明显抑制碳粒廓清速度，抑制腹腔巨噬细胞的吞噬功能，显著减轻脾脏及胸腺重量，表明蝉蜕具有非特异性免疫抑制作用。

（2）抗炎作用：许多虫类药具有抗炎作用或对多种细菌有抑菌作用。蜂毒中的多肽能降低毛细血管通透性，抑制白细胞聚集，抑制前列腺素 E_2 的合成并刺激垂体－肾上腺系统，增加皮质激素释放产生抗炎作用；全蝎中的蝎毒对急性渗出或慢性增生性炎症都有一定的抑制作用；蟾蜍既能抗炎又能抑菌，对病原菌感染性病灶起到双重治疗作用；斑蝥对真菌，五倍子对葡萄球菌、肺炎双球菌、痢疾杆菌以及大肠杆菌等均有抑制作用。此外，蜈蚣、九香虫、冬虫夏草、蜂胶等都有较强的解毒消炎作用。

（3）抗风湿作用：具有祛风通络的虫类药是临床治疗风湿病的要药。实验研究表明，蕲蛇对大鼠蛋清性足肿胀及二甲苯所致小鼠耳廓肿胀有抑制作用，还能提高小鼠热板法痛阈，减少小鼠对醋酸刺激的扭转反应次数；蛇神经毒素对风湿性关节炎有良好的治疗效果。

（4）抗过敏作用：如蜂毒、地龙、珍珠、僵蚕、蛇蜕等，具有抗过敏作用。这些虫类药，多是抗组织胺类药物，与组织胺竞争性拮抗，或具促肾上腺皮质激素样作用。如地龙是有效的平喘药物，与其抗炎、抗组织胺和解痉作用有关；珍珠层的硫酸水解物能抑制组织胺引起的肠管收缩，又可防止组胺引起的豚鼠死亡，并可以防止马血清引起的豚鼠过敏反应。

（5）抗肿瘤作用：近年来，较多研究集中在虫类药的抗肿瘤作用，其抗肿瘤机制主要是抑制或破坏肿瘤细胞增殖、诱导细胞凋亡、改善人体免疫功能等。研究发现，斑蝥对小鼠肝癌、网织细胞肉瘤有一定抑制作用；蟾蜍对皮肤癌、肝癌、胃癌、食管癌、结肠癌、直肠癌、乳腺癌、白血病等均有治疗作用；全蝎对乳腺癌、肺癌、食管癌、肝癌、肠癌、宫颈癌等有明显的生长抑制和杀伤作用。蝌蚪、守宫、地龙、蜂房、鳖甲、蝮蛇、蝼蛄等亦有不同程度的抗肿瘤作用。

（6）对心血管系统的作用：蟾酥有抗心肌缺血的作用，体外实验表明，其可使纤维蛋白溶解后溶酶活性化，从而增加冠状动脉灌流量，改善微循环，增加心肌供氧，改善心肌供血；水蛭提取物水蛭素能增加心肌营养性血流量，并能对抗垂体后叶素引起的家兔冠状动脉痉挛，对心肌缺血有抑制和治疗作用；蜣螂有正性肌力及改善心脏泵血功能的作用，此作用似与心肌内在收缩性能的改善明显有关；全蝎中的蝎毒作用于离体豚鼠心脏时，早期可使心肌收缩力增强，同时伴心律失常，继之出现心率、心肌收缩力、冠脉血流量的波动，晚期则出现心动过缓。这种变化考虑与植物神经递质变化有关，并可使血压下降，维持降压作用达 1~3 个小时，可能与抑制血管运动中枢、扩张血管，抑制心脏活动，降低肾上腺素的增压作用有关；地龙对多种动物的降压作用缓慢而持久，有人认为是作用于中枢神经系统，使血管扩张，容积增大而使血压下降；蜂乳可通过扩张冠状动脉达到降低血压的作用；冬虫夏草所含的腺苷具有舒张血管、降低血压的作用。

（7）对神经系统的作用：有学者研究发现，给予大鼠神经痛病理模型蝎毒组分，观察其对受损神经恢复过程的影响，结果大鼠受损坐骨神经纤维生理功能和形态学都得到恢复；壁虎和蜈蚣具有中枢抑制作用；而对全蝎、地龙、蝉蜕及蜈蚣等研究发现，这些虫类药物具有镇静和抗惊厥作用。

（8）对血液系统的作用：对血液系统的作用表现在抗凝血与凝血两个方面。水蛭中含有的水蛭素能阻止凝血酶对纤维蛋白原的作用，阻碍血液凝固，增加微循环灌注；蕲蛇中提取的凝血酶样酶，作用于血浆凝血因子，可以有效改善血液高黏滞状态，并抑制血小板聚集，防止血栓形成；地龙中提取的蛋白组纤蚓激酶，具有纤溶及纤溶酶原激活剂活性，可直接溶解纤维蛋血凝块；蜂毒有抗凝、降黏和溶栓作用，可用于预防和治疗血栓形成的相关疾病。露蜂房中的醇、醚及丙酮浸出物有促进血液凝固作用；蜂乳能增加人红细胞和网织红细胞的血红蛋白，并使血小板数量增加而呈现凝血作用；动物实验证实血余炭能缩短出、凝血时间和血浆再钙化时间，广泛用于各种出血证。此外，阿胶有加速血细胞生长作用，穿山甲能升高放疗后的白细胞，龟板胶可以治疗化疗所致的血小板减少。

（9）对生殖系统的作用：具有滋补强壮作用的虫类药，通过增强机体全身功能，进而对生殖系统起作用，增强性功能，虽作用缓慢，但较持久。如蛤蚧提取物能增加幼年雌性大鼠子宫和卵巢重量，使去势雄性大鼠精囊和前列腺增重；紫河车含有卵巢激素、黄体激素等多种激素，对睾丸有兴奋作用；蜂乳中含有促性腺激素样物质，可使小鼠卵泡早熟；蛤蟆油对小白鼠发育有良好影响，且能延长雌性小鼠的兴奋期；海马浸膏可使雌性小鼠交尾期延长，处死后见卵巢、子宫肥大，并可使去势小鼠交尾期再现。

（10）其他作用：海螵蛸、牡蛎、珍珠母等均含有碳酸钙，能中和胃酸，可用治胃及十二指肠溃疡；胆汁中发现的胆汁酸（鹅去氧胆酸、熊去氧胆酸）有溶解胆结石作用；蝮蛇提取物通过促进游离胆固醇的酯化而促进肝脏的异化排泄，从而抑制胆固醇含量的升高；蜂毒也有降低胆固醇的作用，尤其是其组分蜂毒肽尤为突出。

（11）毒、副作用：虫类药的毒、副作用，主要表现在对心血管系统、呼吸系统、神经系统、血液系统、泌尿系统及过敏反应等方面，以及肝、肾毒性给身体造成不同程度的伤害。如蝎毒的心脏抑制和呼吸麻痹作用、大剂量蜈蚣导致溶血性贫血等；近年来发现蛇毒、海马、蜈蚣、水蛭等通过严重溶血的间接作用可导致急性肾小管坏死。对于毒性较大的虫类药，临床使用时，要严格掌握适应证、炮制方法和入药剂量，熟悉药物的不良反应，趋利避害，有所遵循；对于过敏体质，不用或慎用虫类药物，或使用时加用具有抗过敏作用的中药，如徐长卿、地肤子、白鲜皮、蝉蜕等，预防过敏反应的发生。

七、虫类药的加工、炮制与贮存

朱老说，药物的加工、炮制能提高疗效，降低或消除药物的毒性和不良反应，也便于粉粹和贮存。虫类药的来源和入药部位复杂，有虫类的全体、骨骼、内脏、皮毛、分泌物、排泄物，甚至化石等，应根据具体药用部位，选择加工、炮制方法。仲景《伤寒论》中，就有关于虫类药炮制的记载。

虫类药材在捕捉后，用少许黄酒将其闷死，或用沸水烫（如九香虫、斑蝥）或蒸（如桑螵蛸）等处死，不得采用毒杀。净制时要除去有毒部分或非药用部分，如仲景抵当汤方云"虻虫去足翅，熬"。两栖、爬行、鸟、哺乳类，处死后要及时加工，去除非药用部位或分离不同药用部位，及时干燥，防止变质、腐烂。蕲蛇、乌梢蛇等蛇类药材则须去除头和鳞片、内脏等。对内脏不入药的虫类要除去内脏，拭净血迹，如穿山甲、蛤蚧等。入药部位为贝壳、甲片、骨骼的，则须用蒸、煮、洗、烫、刷、酶解等方法去除附着的残肉、皮膜，如牡蛎、龟甲、鳖甲等。

形体较小、质地疏松的虫类毋须切制；形体不规则，质地较硬的宜粉碎后应用，如瓦楞子、石决明等；形体较规则，质地较坚硬的多采用酒浸润，然后切片、段、块使用，如鹿茸、蕲蛇等。为防止变质变味，应用酒软化药材，避免用水；药物的活性成分多数不耐高温，应采用低温真空和远红外干燥，以保存药物的活性。

使用虫类全体入药的，一般洗净、晒干、焙干、炒用或研末备用，一些虫类须用盐水煮制，如全蝎；质地疏松的虫类多采用烘焙法，使药材酥脆，便于粉碎，如蜈蚣、蚂蚁等；质地坚硬的贝壳、骨骼类，多采用煅、砂烫、砂烫醋淬、油炸、油涂烧等方法，使其酥脆，便于粉碎，利于有效成分的溶出，如砂烫龟板、油涂烧豹骨等。动物类药材具有特殊腥味，可采用麸炒、米炒、酒炙等方法去除腥臭之味，如麸炒僵蚕、米炒斑蝥、酒炙蕲蛇等。炮制动物粪便时，要注意炮制的加工顺序，先炒后加辅料，如醋炙五灵脂。

炮制方法不同，其功效也有异。如石决明生用平肝熄风，煅用则以收敛为主；蝼蛄去头足翅，可以通利二便、利水消肿，若不去头足翅，反能涩二便；水蛭、鸡内金生用比炙用功效更大；鳖甲醋炒后敛阴作用更强。有些药物毒副作用大，临床应用不安全，必须通过炮制降低其毒性或副作用，如米炒斑蝥、酒制蟾酥等。有些不具药理活性，炮制后产生新的作用，如人发煅成血余炭后方可入药，产生止血作用。应当注意，由于药物活性成分受温度影响较大，宜采用温度较低的炮制方法；贮存则一般均置于干燥容器内，注意密闭、防蛀、防潮。

临床应用虫类药时，要继承、发掘传统的加工、炮制方法，结合现代药物学研究进展，努力提高加工炮制技术，使虫类药发挥更大的疗效。

第二节　单味药运用举隅

一、全蝎

全蝎又叫"全虫"，其尾叫"蝎尾"，产于山东、河北、河南等省，味辛性平，有小毒，入肝经。

朱老认为，本品功用主要有：①祛风定惊：善治诸风掉眩及惊痫搐搦，常用于小儿高热抽搐，中风后口眼歪斜、半身不遂，内风萌动而致血压偏高、肢体震颤，以及癫痫、破伤风等症；②窜筋透骨：善于走窜，逐湿除风，蠲痹通络，用治风湿痹痛，亦多奏效；③开瘀解毒：具有开气血凝滞、解毒医疮、内消僵肿之功，古人常用于顽疮恶疽；近人用之治癌肿、结核、血栓闭塞性脉管炎，均据此引申而出。

本品所含的蝎毒，为一种含碳、氢、氧、氮、硫等元素的毒性蛋白，其化学性质和药理作用与蛇毒成分中的神经毒类似，对呼吸中枢有麻痹作用。据药理研究，本品和蜈蚣均能镇静，对于硝酸马钱子碱、纯烟碱、戊四氮所引起的惊厥，有不同程度的对抗作用；而且能抑制血管运动中枢，扩张血管，直接抑制心脏，以及对抗肾上腺素的升压作用，因而能降低血压；此外，还有一定的镇痛作用。这些药理、药化的研究，对前人的实践经验，给予了科学的阐明。

朱老认为，蝎尾较全蝎之功力为胜，粉剂内服又较煎剂为佳。宜先用清水漂去盐质，晒干，或微火焙。应用时宜从小剂量开始，一般蝎尾用1～3条，全蝎可用2～3g，研分2次吞服。长期服用，一般无毒性反应。曾有一骨结核患者，连服2年，病愈而无任何不快之感。但体虚甚者，须配合补益药同用。其主要临床应用如下。

（1）偏头痛：偏头痛之原因甚多，但均与肝阳偏亢、肝风上扰有关，每于气交或辛劳、情志波动之际发作；患者痛眩呕吐，畏光怕烦，疲不能支，久延屡发，不仅发时不能工作，亦且影响脑力及视力。某些病症极为顽固，用一般药物殊无效果，而朱老自组经验方"钩蝎散"，用后每获佳效。因为全蝎长于祛风平肝，解痉定痛，故取为主药；钩藤善于清心热、平肝风以为佐；"久痛多虚"，又伍以补气血、益肝肾的紫河车，以标本兼顾。方用炙全蝎、钩藤、地龙、紫河车各9g，共研细末，分作10包，每服1包，每日2次，一般一两日便以奏效。痛定后，每日或间日1包，以巩固疗效；亦可取全蝎末少许置于"太阳穴"，以胶布封固，每2日一换。此法对肿瘤脑转移患者之头痛，用之亦能缓解。

医案举例

张某，女，40岁，电工。左侧偏头痛4年，作则剧痛呕吐，甚则昏厥。曾经上海华山医院诊断为"血管神经性头痛"，叠服中西药物（包括麦角胺咖啡因等）均无效。苔薄腻，质微红，脉细弦。朱老认为，此乃肝肾不足，风阳上扰，治当平肝熄风，佐以养阴。治以钩蝎散10包，每服1包，日2次，石斛、枸杞子各9g泡茶送服。药后患者头痛渐趋缓解，2日而痛释；以后每日1包，服完后继用杞菊地黄丸巩固疗效。3年后随访，未复发。

（2）破伤风：在外伤名为"金创瘈疭"、"金疮痉"；在新生儿称为

"脐风"；产妇感染则为"产后风"。本病以全蝎为主药的方剂甚多，朱老使用下方，对口噤，角弓反张，痉挛抽搐，甚则不省人事者，有显著缓解乃至治愈之功。处方：蝎尾 4 枚，蜈蚣 1 条，防风 9g，天麻 12g，研细末备用。口噤者，可以药末擦牙或吹鼻内，待口噤稍开后，再取药末 6g 和陈酒灌服。如病情需要，可以连续服用。

医案举例

席某，女，35 岁，农民。就诊前 6 日劳动时，不慎足部被刺破，以泥土涂压伤口止血。今晨微感牙关开合欠利，渐至言语不爽，吞咽困难，项背强直，四肢抽搐。苔薄腻，脉弦紧。朱老认为，此为风毒肆扰、筋脉拘急，当平肝熄风、解毒定惊。予上方先以药末擦牙，口噤稍开，续取药末 6g，黄酒调灌；2 小时后，抽搐、项强略缓，又继进上药，入暮渐趋平复，调理而愈。

（3）急慢惊风：急、慢惊风所包者广，朱老此处所谈的急惊风主要是指暑痉，即"乙脑"，慢惊是指"结脑"而言。历代用虫类药治惊风之方甚多，如《儿科准绳》大青膏之用蝎尾；《沈氏尊生》截风丹均由蝎、蜈；而早在《外台》即用此类药治痉病。

乙脑高热而见风动抽搐者，除辨证用药外，加用"止痉散"，能控制抽搐，且无副作用。处方：炙全蝎、炙蜈蚣、炙僵蚕、明天麻（缺即用广地龙）等份，研细末，每服 1～2g，每日 2～3 次，能熄风定痉，控制抽搐。

乙脑极期，痰浊阻塞气机，蒙蔽心窍，高热昏迷，惊厥频作，痰涎壅盛，声如曳锯而苔厚腻，有内闭外脱趋势者，用"夺痰定惊散"治之。其方为炙全蝎 30 只，巴豆霜 0.5g，犀黄 1g，朱砂 1.5g，雄精 2g，胆南星 6g，川贝、天竺黄各 3g，元寸 0.3g（后入），共研细末，密贮。每服 0.6g，幼儿 0.3g，每日 1～2 次。鼻饲后三四个小时，排除黑色而夹有黄白色黏液的大便，即痰消神苏（未排便者，可继服一次）。此散熄风化痰、通腑泄浊之作用显著，用于肺炎、中毒性菌痢、百日咳脑病、脊髓灰质炎等痰浊交阻、痰鸣如嘶之症，亦可泄化浊痰，防治窒息。

脑病之呈昏迷状态者，用下方对部分病例可促使好转，但辨证用药，中西医结合的综合措施，仍属必要。处方：全蝎 8 只，蜈蚣 2 条，守宫 2

条,飞雄黄、僵蚕、飞朱砂、樟脑各3g,共研细末,蜜调敷囟门及脐部,外以纱布覆盖,每日换药。一般药后三四个小时,可见腹鸣排便。

医案举例

严某,男,6岁。乙脑第6日,高热惊厥,四肢抽搐,深度昏迷,痰鸣如曳锯,时有窒息之虞(吸痰时即气管痉挛,出现紫绀、气窒),苔黄而垢腻,脉滑数。朱老认为,此为热痰入于心包,蒙蔽清窍,肝风内动,肺闭痰壅之危候;除常规治疗外,另予夺痰定惊散0.6g,鼻饲之。药后4小时得黏便甚多,痰鸣顿除,昏厥渐苏。后经调治而愈。

(4)瘰疬:全蝎不仅长于熄风定惊,而且又有化痰开瘀解毒,医治顽疽恶疮之功。无锡已故外科名医章治康,对阴疽流痰症(多为寒性脓疡、骨结核及淋巴结核)应用"虚痰丸",屡起沉疴;该丸即为本品与蜈蚣、斑蝥、炮山甲制成,足证其医疮之功。朱老经考证,认为方书以全蝎为主药治瘰疬之验方、秘方甚多,配合蜈蚣并用,其解毒消坚之功更著。最常用的是下列两方。

消疬散

炙全蝎20只,炙蜈蚣10条,穿山甲20片(壁土炒),火硝1g,核桃10枚(去壳),共研细末。每晚服4.5g(年幼、体弱者酌减),陈酒送下。不论瘰疬已溃、未溃,一般连服半月即可见效,以后可改为间日服1次,直至痊愈。

据《中草药临床方剂选编》介绍,高邮县人民医院治疗颈淋巴结核之处方,即上方去核桃,再加僵蚕、守宫、白附子,研细末,装胶囊,每服2~3粒,每日3次,连服11~15天为一疗程。儿童及体弱者酌减,孕妇忌服。如病灶已溃破者,亦可用此药外敷患处,以促使早日收口。临床治疗颈淋巴结核40余例,治愈率达90%,且未见复发。后试用于两例骨结核,药后见血沉明显下降,病灶缩小(经X线检查证实),可以参用。

朱老介绍另一方

淡全蝎7.5g,元寸0.7g,共研细末。取鸡蛋5枚,于蛋头上开一孔,将药末分装5个蛋内,棉纸或胶布封好,于火灰中煨熟。每晚食后服1枚,陈酒送下。同时以艾绒在每个疬核上灸3壮,间五日1次,连灸3次。此对瘰疬、痰核之初起未溃者,多能获效。

医案举例

郑某,男,25 岁,干部。瘰疬发病之因,总由气郁、痰凝或虚劳而起。患者有肺结核病史,1 年内因劳累过甚,体气亏损,致形体羸弱更甚。左颈侧起一肿核,初乳蚕豆大,继则如鸡卵,坚硬不移,按之疼痛。旋右侧又起 2 枚,曾用链霉素及异烟肼 2 个月,未见效果,遂来南通市中医院诊治。因惧外治法之疼痛,要求服药内消。朱老选用第一方,服药 1 周后,疼痛即渐减;2 周后左侧坚核略见缩小,并能移动,右侧肿核则明显消退。此后改为间日服 1 次,历 45 日,两侧肿核消失。

(5)漏睛疮:朱老认为此即《银海精微》之"漏眼脓血"症。本病是眼科常见的一种疾患,相当于西医学之慢性泪囊炎急性发作者。多由肝热风湿蕴结而成,不即治愈,每致化脓而遗留"窍漏症"(泪囊瘘)。朱老认为,全蝎善于平肝熄风,又能解毒消痈,乃根据单方,选用全蝎治疗,奏效较好。一般服用两三日后,即肿消痛定而愈。药用炙全蝎若干,研极细末,每服 1.5g,儿童酌减,一日 2 次,开水送下。

医案举例

王某,女,49 岁,农民。漏睛疮多系风热壅毒攻冲于上,因而肿痛,甚则溃烂流脓。已起数年,时作时辍,顷又肿痛,苔薄黄,脉弦数。治以平肝熄风,解毒消痈,予全蝎粉治之。每服 1.5g,一日 2 次。药后当晚痛减,次日肿消,调理而安。

(6)流火:朱老认为此即"丹毒"之发于腿部者,多由肝火湿热郁遏肌肤所致,每以辛劳、受寒而引发,殊为顽缠,不易根除。蝎甲散药用:生全蝎30g,炮山甲45g,共研细末。每服 4.5g,每日 1 次,儿童、妇女或体弱患者酌减,孕妇忌服。一般服药第一次后,寒热可趋清解,随后局部肿痛及鼠蹊部之红肿硬核(瘀核)亦渐消退,多于 3 日左右缓解乃至痊愈。

医案举例

薛某,男,51 岁,工人。左足患流火已 10 余年,经常发作,作则恒缠延经旬始瘥,渐至左小腿及踝部之肌肉壅肥如橡皮肿状,每以辛劳或受寒而引发。此次发作,形寒壮热,头痛肢怠,左足红肿疼痛,有灼热感,艰于履地。苔微黄而腻，脉滑数。血检曾找到血丝虫，此病之根株也。朱老给予上药，连服 3 日；第一天寒热顿挫，能安睡；翌日疼痛定，红肿减；第三天趋于痊愈。

（7）烧烫伤：据河北省唐山专区医院中医科介绍，用蝎油敷治烧烫伤，效果甚好；敷后立即止痛，短期结痂而痊愈。制法：香油 500g（可用橄榄油代），投入活蝎子（冷开水洗净，晒干）35～40 只浸泡 12 小时后，即可使用。浸泡时间长，则效力较好。用时将伤面水泡剪破，擦抹此油，每日擦 1～2 次，擦后创面有蚁行感。原作者认为，此方外用收效虽好，但对大面积或 Ⅲ 度烧伤，必须配合其他处理始妥。

（8）肺结核：凡肺结核伴有空洞而久治不愈者，其病灶多僵化，常须采用开瘀消痈、解毒医疮之品以"推陈致新"，方可促使病灶吸收，空洞闭合。抗痨散即为此而设，处方：炙全蝎、白及各 60g，炙蜈蚣、地鳖虫各 30g，胎盘 60g，甘草 15g，研为细末。每服 4g，每日 2 次。

二、蜈蚣

蜈蚣为蜈蚣科少棘巨蜈蚣的干燥全虫，俗称"百脚"。味辛，性微温，有小毒，入肝经。朱老认为，本品主要医疗作用有：①熄风定惊：凡风动抽搐或口眼歪斜，手足麻木，诸药无效者，增用本品，多奏殊功；②开瘀解毒：对于肿瘤及疮疡痈毒，皆有消坚化毒之效。对于癌肿（如胃癌、乳腺癌、食道癌、肝癌、皮肤癌），配合木鳖子、炮山甲等品，有控制发展、改善症状的作用；③疏利关节：对类风湿关节炎关节变形、拘挛不利者，甚有助益；④杀灭孕卵：《别录》曾提到其有"坠胎，去恶血"之功，近人用于宫外孕之孕卵未终绝者甚效，可以互相印证。

本品含有似蜂毒的有毒成分，即组织胺样物质及溶血性蛋白质等，对皮肤真菌及结核杆菌有抑制作用，并能促进人体的新陈代谢。朱老认为，本品大量内服，如一次超过 10 条，每致引起周身红色斑块，停药二三日后，可自行消失。一般煎剂不宜超过 10 条，散剂不超过 4g，且孕妇须慎用。其主要临床应用如下。

1. 口眼歪斜

蜈蚣善祛风和络，对风中经络而致口眼歪斜，即所谓周围型面瘫的初期，用之多收良效。常用的处方是：生蜈蚣粉 2g，以防风、僵蚕各 9g，制白附子 6g 煎汤，分 2 次送服。

医案举例

徐某，男，37 岁，工人。体质素健，就诊前 8 日突然左面部有木钝感，说话时口唇不便，旋即拘急牵掣向右歪斜，左目不能闭合，左侧口角微呈下垂，伸舌时向右侧歪斜，不能吹口哨。某医院诊断为"周围型面神经麻痹"，经电疗及服药未效。来求诊于朱老，给予上方 3 剂后趋向正常。

2. 癫痫、惊搐

以蜈蚣、全蝎各等份，共研细末，每服 1~3g（按年龄、病情增减用量），一日 3 次，开水送下。朱老认为，对小儿乙脑或高热惊搐，于辨证施治的方药中参用此二药，有止搐缓惊之功。又方用蜈蚣、僵蚕、全蝎、朱砂、钩藤各等量，共研细末，每服 1.5~3g，每日 2~3 次，对小儿惊风抽搐亦有效。

医案举例

刁某，男，21 岁，农民。就诊前 7 年发生一次突然昏厥，手足抽搐，历 10 余分钟始苏。以后每隔一二月即发作一次，发则昏仆不省人事，口吐白沫，手足拘挛而抽擎，甚则大小便失禁，经 5~15 分钟苏醒。醒后头昏神疲，一两天后恢复如常，苔薄腻，脉弦滑。朱老认为，此为痫证，俗称"羊痫风"，治宜祛风镇惊，化痰降火，以散剂徐图。处方：炙蜈蚣、炙全蝎各 30g，研细末，每服 2.5g，一日 2 次，以钩藤、菊花、夏枯草各 9g 泡茶送服。药后无任何不适，连服 2 个月，未见发作，遂停药观察，迄未再作。

3. 宫颈癌

宫颈癌延至中晚期而失去手术时机者，用中药泄浊解毒，破坚化瘀，调理冲任，有一定疗效。山西医学院一附院治疗此症的经验，值得学习与试用。宫颈癌汤方用：蜈蚣 2 条，全蝎 3g，昆布、海藻、香附、白术、茯苓各 4.5g，白芍 9g，柴胡 2g，当归 6g，水蒸服，每日服 1~2 剂，并可随证稍作加减。外用药粉：蜈蚣 2 条，轻粉 3g，冰片 0.3g，麝香 0.15g，黄柏 15g，或加雄黄 15g，共研细末。其用法是：以大棉球蘸药粉送入穹窿部，紧贴宫颈，开始每日上药 1 次（经期暂停），以后根据病情逐步减少次数，直到活检转为阴性。

4. 慢性溃疡、疖肿、外伤感染

用活蜈蚣 2 条，浸于 100g 菜油中备用（时间长些为好）。此油功能解毒消肿，拔脓生肌，凡慢性溃疡、疖肿、外伤感染均可用其外擦患部，每日 1 次。

三、僵蚕

僵蚕是家蚕感染白僵菌而致死的干燥虫体，又名"天虫"，味咸而性辛，入心、肺、肝、脾四经。朱老认为，本品对温邪感染最为适用，是杨栗山《寒温条辩》首推本品为时行温病之要药，因其功能散风降火、化痰软坚、解毒疗疮，故用于风热痰火为患之喉痹咽肿、风疹瘙痒、结核瘰疬等症均适用之。一般与大贝母、玄参等同用，对喉风、痄腮、瘰疬等有佳效；配合治疗空洞型肺结核亦有一定效果；与蝉蜕（2∶1）共同研粉，每服 4g，一日 3 次，治疗流感发热及风热型伤风感冒效佳，兼治风疹瘙痒；也可配紫苏子、牛蒡子、朱砂、生姜等能治癫痫；单用僵蚕研末吞服，可治头风作痛；与全蝎相伍，善于熄风定惊，适用于小儿惊搐；配白附子、全蝎，善治口眼歪斜。由于本品具有清宣表散之功，对风热壅遏而痘疹不能透达者，最能表而达之。

僵蚕主要含脂肪及蛋白质，白僵蚕还含甾体 11a 羟基化酶系，用于合成类皮质激素。是否因其能增强机体防御能力和调节功能，而达到愈病之目的，尚待进一步探索。其醇水浸出液对小鼠和兔有催眠作用，煎剂有对抗番木鳖碱所致的小鼠惊厥作用，可以与熄风定惊作用相印证。其主要临床应用如下。

1. 热病初起

朱老经常采用以僵蚕为主药的"表里和解散丹"，治疗多种热病初起而有表里见证者，或病起已三五日而尚有表证存在者，服后常一泄而脉静身凉，或显见顿挫，续服数次可愈。盖其功能疏表泄热，清肠解毒，可表里两解，缩短疗程。不论成人、小儿，除正气亏虚或脾虚便溏，或发热极轻而恶寒较甚者外，均可服之。处方：僵蚕45g，蝉蜕、甘草各30g，大黄135g，皂角、广姜黄、乌梅炭各15g，滑石180g，研极细末，以鲜藿香汁、鲜薄荷汁各30g，鲜萝卜汁240g，泛丸如绿豆大。成人每服4～6g，妇女、体弱者酌减；小儿10岁左右服2g，6～8岁服1～1.5g，2～5岁服0.5～1g，每日1次。连服1～3日，热退即勿再服。

2. 口眼歪斜

朱老对某些顽固病例，采用以僵蚕、全蝎为主的"平肝祛风汤"治疗，奏效尚可。处方：僵蚕12g，炙全蝎1.5g（研分2次吞服），炒荆芥4.5g，黄菊花、嫩钩藤（后下）各15g，生白芍、竹茹各9g，石决明24g，水煎，分2次服。每日1剂。病程长而病情较重者，须于每剂中加入白附子6g，连服20剂以上。

3. 小儿惊风

朱老外治方：僵蚕、全蝎各1条，朱砂0.7g，麝香0.15g。共研细末，用人乳调成膏，摊在如铜钱大的布上，贴于太阳穴，一般可收效。

4. 荨麻疹

即"风疹块"。朱老因僵蚕长于散风泄热，对风热型荨麻疹，用之多奏效。处方：①僵蚕60g，蛇蜕30g，生大黄120g，广姜黄45g，研末，每取6g，以白糖开水送服，服后得微汗即愈；未愈可续服数次，每日1次；②僵蚕、姜黄、蝉蜕、乌梢蛇各等份，研细末，每服4.5g，每日2次。朱老认为，此方功能祛风散热、活血祛瘀，对顽固性风疹块有效。处方①对体质壮实者最合；如脾气偏虚，而风热仍盛者，则以处方②为宜。

5. 慢性咽炎

患者咽部嫩红灼痛，咽壁有颗粒滤泡突起，梗然欠利，讲话较多则感咽喉不适，发音不畅，常有口感咽燥之感。苔薄质红，脉弦细或带数。朱老认为，治宜养阴清热，化痰利咽。处方：炙僵蚕、炙全蝎、黄连各6g，炙蜂房、金银花、代赭石、生牡蛎各12g，共研细末，分作20包。每服1次，每日2次，食后2小时用生地黄、北沙参、麦冬各6g泡茶送服。连服3～5日咽部即感爽适，继服可以巩固。

6. 重型风湿性关节炎

重型风湿性关节炎反复发作，久治未愈而寒湿偏胜者，可用"五虎汤"（炙僵蚕、炙全蝎各 6g，蜈蚣 3 条，制川、草乌各 3g）多收效。朱老认为，阴虚体弱者慎用此方。本方加天麻、白芷、当归身、牛膝，可治小儿麻痹症（剂量酌减）；加蒲公英、地丁、九里明，可治痈疽。

（7）乳腺小叶增生症：朱老认为，本症属于"乳癖"范畴，每因肝气郁结，冲任失调而致，治当疏肝解郁、和血消坚、调和冲任。以"消核汤"（炙僵蚕 12g，蜂房、当归、赤芍、香附、橘核各 9g，陈皮 6g，甘草 3g），连服 5～10 剂，可以获效。如未全消者，可续服之。

（8）哮喘：炙僵蚕粉，每服 3g，每日 2 次。朱老认为，本品对患哮喘且病情较轻者有一定的缓解作用，盖取其解痉定喘、化痰止咳、散风泄热之功。虚喘、寒喘勿用。

四、蝉蜕

蚱蝉为蝉科昆虫黑蚱的全虫，其蜕壳叫蝉蜕。蝉蜕无气味而性微凉，入肺、肝、肾三经。朱老认为，蝉蜕善解外感风热，并有定惊解痉的作用，为温病初起之要药。清代温热学家杨栗山称其"轻清灵透，为治血病圣药"，有"祛风胜湿，涤热解毒"之功。

蝉蜕含有大量甲壳质等成分，能降低横纹肌紧张度，使反射迟钝，并对交感神经节的传导有阻断作用，故镇痉定惊之功显著，破伤风等症多用之。蝉蜕还有疏散风热的作用，其作用机制可能是对体温调节中枢的异常兴奋性有选择性抑制作用；通过皮肤，血管扩张，血流加速，汗腺分泌增加，使散热增加，从而使体温趋向正常。它不仅能祛外风，又能熄内风，从而达到定惊解痉的作用。又善透托隐疹，凡麻疹、水痘等之应发而不发者，用之可促其透发。其主要临床应用如下。

（1）小儿惊搐：小儿惊风退热散：蝉蜕 60g，鸡内金、天竺黄、钩藤各 12g，陈皮 9g。共研细末，瓶贮备用。一般 2 岁左右每服 1g（或每公斤体重 0.1g），每日 3 次。能解热定惊，化痰和中，可治小儿惊风、发热、消化不良。

（2）百日咳：这是一种顽固的痉咳，一般用"顿咳散"疗效较好。处方：蝉蜕、僵蚕、前胡各 6g，生石膏、杏仁、川贝、海浮石各 4.5g，六轴子、北细辛、陈京胆各 1.5g，研极细末。每服 0.3g，一日可服 4~5 次（间隔 3 小时），白糖开水送下。一般连服 2 日后可见缓解，五六日后可渐向愈。

医案举例

尤某，女，6 岁。患百日咳 10 余天，面微浮，咳呛陈作，作则面红气促，涕泪俱出，有时呕吐。经治无好转，求诊于朱老，给服顿咳散，每次 2g，一日 4 次；翌日瘥减，5 日而愈。

（3）哮喘、荨麻疹：朱老认为，某些哮喘与荨麻疹均为过敏性疾病，故在治疗上有其共同之处。单方"祛风定喘丸"：蝉蜕 45g，蔓荆子 15g，共研细末，炼蜜为丸；每服 6g（幼儿酌减），每日 3 次，收效甚好。发作时服量可增至 9~12g，不发时可以小剂量，每日 3 次巩固之。

（4）角膜斑翳：角膜炎多由肝经风热上扰所致，经常反复发作，每致遗留翳膜。宜养阴柔肝、清热散风、和血退翳，可用加减"拨云退翳丸"。处方：川芎 45g，蝉蜕、菊花、密蒙花、蔓荆子、木贼草、楮实子、荆芥穗、地骨皮、黄连、甘草各 15g，生地、枸杞子各 30g，研末，蜜丸如梧子大。每服 6g，每日 2 次。朱老认为，体虚者应兼服"补中益气汤"或"杞菊地黄丸"。

医案举例

张某，女，24 岁，农民。5 岁时患麻疹，愈后右眼遗留角膜白斑；视力很差，仅见眼前手动，苔薄质微红，脉细弦。朱老给予拨云退翳丸一料，药未尽剂，视力即提高到 1.2；嘱其服完后，继服杞菊地黄丸巩固之。

（5）过敏性疾病：王锦云用"麻黄蝉蜕汤"治疗荨麻疹、湿疹、药疹、漆过敏等过敏性疾病，获得了满意疗效。处方：麻黄 4.5g，蝉蜕、浮萍各 6g，槐花 6g，黄连、甘草各 3g。将上药加水 1200ml，煎成 400ml，经纱布滤过后为一煎。将剩的药渣再加水 600ml，煎至 200ml，经纱布滤过为二煎。再将一煎与二煎混合均匀后等份，早晚分服。

医案举例

杨某，男，22 岁，干部。主诉全身出疹子已 7 天余。发病前无明显诱因。疹子首先由前臂开始，继向全身蔓延；呈粟粒般大小红色丘疹，质稍硬而有奇痒，伴有黄豆大的水疱，周围有红晕；部分有黄褐色结痂及金黄色渗出液，周身尚有轻度浮肿。入院后，朱老给予患者加味麻黄蝉蜕汤，连服 5 剂痊愈出院。

五、蜂房

蜂房为胡蜂科昆虫大黄蜂或同属近缘昆虫的巢，东南各省均产。性平，味苦咸微甘，入肝、肾、胃三经。朱老认为，蜂房带子者效佳，本品具有祛风定惊、解毒疗疮、散肿定痛、兴阳起痹等作用，既能内服，又可外敷。其主要功用如下。

1. 痹证

朱老认为，痹证是包括风湿性关节炎、类风湿关节炎及增生性脊柱炎等病而言。此等疾患凡属病情较重、叠治缠绵不愈者，必须益肾壮督以扶正治本，蠲痹通络而祛邪治标，方能受到好的效果。朱老的"益肾蠲痹汤（丸）"就是根据这个原则制定的。处方：熟地黄 15g，当归、蜂房、仙灵脾、鹿衔草、淡苁蓉、炙僵蚕、炙乌梢蛇、炙地鳖虫各 9g，炙蜈蚣、炙全蝎各 1.5g（研末分 2 次吞），甘草 3g。上为一日量，煎服。连服 5 剂后，按上方 10 倍量研细末，另用生地黄、鸡血藤、老鹳草、寻骨风、桑枝、苍耳子各 150g，煎取浓汁泛丸如绿豆大，每早晚食后各服 6g，妇女妊娠或经期勿服用。寒湿甚者加制川草乌各 6g；阳虚者加熟附块、炙黄芪各 12g；阴虚者加石斛、麦冬各 9g；变形甚者加炮山甲 9g。一般服汤剂后即感疼痛减轻，继服丸剂 2~3 个月，可以逐步稳定或治愈。如服后有口干现象者，可用生地、麦冬、北沙参各 9g 泡汤代茶。

2. 带下清稀

蜂房治疗带下清稀为朱老之创获。凡带下清稀如水，绵绵如注，用固涩药乏效者，朱老于辨证方中加入蜂房，屡奏良效。朱老认为："带下清稀，乃肾气不足，累及奇经，带脉失束，任脉不固，湿浊下注所致。利湿泄浊之品，仅能治标，而温煦肾阳，升固奇经，才是治本之图。"遂用蜂房，每伍以鹿角霜、小茴香等通补奇经之品，即是此意。

医案举例

张某，女，53 岁，工人。腰痛如折，带下颇多，质如稀水，面黄形瘦，体倦乏力，脉细、尺弱，舌淡苔薄白。曾服补脾化湿及固涩束带之品，多剂罔效。此肾阳不足，累及奇经之候也。治予通补奇经，固任束带。处方：蜂房、全当归、云茯苓、巴戟天各10g，鹿角霜、绵杜仲、菟丝子各12g，小茴香6g，怀山药15g。连进5剂，带下即止。嘱再服5剂，以巩固疗效。

3. 阳痿不举

朱老认为，阳痿者，多属精血亏损、下元不足而致，创订"蛛蜂丸"（花蜘蛛30只，炙蜂房、紫河车、仙灵脾、淡苁蓉各60g，熟地黄90g，共研细末，蜜丸绿豆大，每服6g，早晚各1次，开水送服）治疗此症，收效甚佳。现花蜘蛛难寻，改用锁阳9g，亦效。

医案举例

岳某，男，34岁，干部。由于工作过度，紧张劳累，体气日见虚弱。近3年来，阳事痿而不举，神疲腰酸。苔薄质淡，脉细尺弱。此肝肾亏损，宗筋失养，故痿而不举，可予蛛蜂丸一料治之。药服1周，即见效机，继服而愈。

4. 慢性支气管炎

朱老认为，蜂房治疗慢性支气管炎久咳不已，不仅高效而且速效，乃一味价廉物美的止咳化痰佳药。每取蜂房末3g（小儿酌减），鸡蛋1枚（去壳），放锅内混合，不用油盐炒熟，于餐后一次服用，每日1~2次，连服5~7日可获得满意效果。

六、水牛角

水牛角味苦，咸寒，有清热、凉血、解毒之效，在急性热病、热入营血证时用之良效。朱老言其功效与犀角相似，亦能清心、肝、胃三经大热，尤善清解血分热毒及心经热邪。可用于邪入心营之高热神昏、痉厥抽搐等气血两燔之证；热毒内陷血分之发斑、发黄；邪热迫血妄行之衄血、吐血、下血。用于流脑、乙脑、猩红热等病，取效亦好。如《名医别录》谓之："疗时气寒热头痛"；《陆川本草》谓："凉血解毒，止衄。治热病昏迷、麻痘斑疹、吐血、衄血、血热、溺赤"；《日华子诸家本草》言其：

"治热毒风壮热"。朱老指出，以前由于烈性传染病、出疹性疾病较多，用之亦多。而现在随着疾病谱的变化，传染病得到控制，发病率明显降低，故常以水牛角治疗病毒性出疹性疾病及血小板减少性紫癜，过敏性紫癜等多见。如病毒性高热，常以之配伍石膏、知母、板兰根、柴胡；热入营血之发斑，配生地、赤芍、丹皮、紫草等；热甚迫血妄行之呕血，常用之配地榆、三七、丹皮炭、焦山栀等；血小板减少性紫癜，常用之配生地黄、紫草、赤白芍、墨旱莲等；过敏性紫癜，常用之配蝉蜕、僵蚕、徐长卿、仙鹤草、牛角䚡、丹皮、赤芍、煅花蕊石等。另外，对于结缔组织病之高热不退、身发斑疹，如系统性红斑狼疮等，朱老也以水牛角、羚羊角粉、人工牛黄配伍使用，效果颇佳。水牛角可内服，亦可入散剂、烧灰使用。《圣济总录》中记载："牛角烧灰，酒服方寸匕，日五服，治石淋，破血。"本品质坚，用量轻剂乏效，以30～50g为宜，并应先煎。

医案举例

陈某，妇，34岁，工人。有过敏性紫癜两年，反复发作，每次持续2～3周方消退。此次因两下肢又见针尖及火柴头大小皮下紫斑而来就诊，无腰痛，口微干，舌质偏红，苔薄黄，脉细弦。查小便常规：PRO（±）。辨属血热郁结肌肤，治宜清热凉血退斑。处方：水牛角30g（先煎），赤芍10g，丹皮15g，紫草15g，墨旱莲30g，女贞子12g，炙牛角䚡30g，仙鹤草30g，小蓟15g，生地黄12g，甘草6g，7剂，水煎服。药后，下肢紫癜显减，未见新的紫斑，膝关节隐痛，上方加补骨脂、桑寄生各20g，7剂，症情缓解。

七、牛角䚡

牛角䚡为黄牛或水牛角中的骨质角髓，其药用记载最早见于《神农本草经》。古人论其功多局限于止下焦出血，用法亦多为烧炭存性。如《药性论》曰："黄牛角䚡灰，能止妇人血脉不止，赤白带下，止冷痢水泻"；《本草拾遗》言其"烧为黑灰，末服，主赤白痢"；《日华子本草》："烧焦，治肠风泻血，水泻"；《纲目》亦曰："牛角䚡……烧之则性涩，止血痢，崩中诸症"。诸方书记载亦无出此范围，如《圣惠方》牛角䚡散以其烧灰治妇人崩中，下血不止；《塞上方》以其灰治鼠痔；《肘后方》用之烧灰疗寒湿痢及蜂虿螫疮;《近效方》用之烧灰治卒下血。

先师祖章次公先生喜用牛角䚡,虽仅用于各类血证,然于用法上已有发展。据《章次公学术经验集》记载,其用于叠进止血重剂而血不止的徐女咯血案,将生牛角䚡同生血余、化龙骨共研细末吞服,取其生用兼有潜润之功,治朱女鼻出血、洪男胃出血症,均煅炭配以仙鹤草、藕节加强固摄止血之效;疗翟女月经先期及周女漏下案中,均以生品入煎,取其兼有化瘀之力,因久漏多瘀也;用于姚女、李女之血崩则用煅炭,取其止血之力宏也;朱女胎漏案用牛角䚡,因其能补肝肾而安胎也;汤女产后恶露不尽不宜祛瘀,则用煅炭。

朱老承章公用牛角䚡经验,于临床尤多发挥,现阐述如下。

1. 软坚散结,止血祛瘀两兼长

牛角䚡用于止血,前文之述备矣,然其祛瘀之功未必尽人皆知,《本经》即言其:"主下闭血,瘀血疼痛,女人带下血",《本草经疏》亦曰:"牛角䚡乃角中嫩骨也,苦能泄,温能通行,故主妇人带下及闭血,瘀血疼痛也"。朱老认为牛角䚡生用砂炙或醋淬用,皆有化瘀之功,对各种有瘀象之出血证,具止血而不留瘀之妙。而砂炙醋淬后有效成分煎出率大为提高,而化瘀止血之功效亦明显提高,故其临床喜用炙品。但又告诫我们,须注意要炙到酥黄而不焦为最佳。今贤曹向平教授制"消风宁络饮"用本品治疗过敏性紫癜,即取其化瘀止血之功。朱老还言:"牛角䚡有类似鳖甲的软坚散结之效用",虽力不及鳖甲,但配合其自拟的复肝丸治疗慢性肝硬化所致出血证,疗效颇佳。牛角䚡本非止痛药,《本经》及《本草经疏》言其"止瘀血疼痛",实际上是瘀血去经络通,而疼痛自止也。

据朱老经验,常用的化瘀止血药如三七、蒲黄、茜草等,生品之化瘀力强于止血,炒制后化瘀与止血之效力大致相等或止血之力更强(视炒制程度而定),而牛角䚡炙后性微涩,止血之力强于化瘀,不可不察也。故其用于瘀血较重之证宜配活血药同用,以增强疗效。

2. 走奇经,善修冲任之损伤

朱老认为:"牛角䚡性温,获牛生发之气,生于阳地与鹿角相类而通督脉;又位于牛角壳内,为阳中之阴。且为血肉有情之品,其气腥,与乌贼骨相类而善走冲任。"《纲目》言其："乃厥阴、少阴之血分药。"不仅如此，且为交通冲、任、督脉之奇品，尤善修补冲任之伤。朱老常用牛角䚡配棕榈炭为对药，治疗更年期叠治不愈的功能性子宫出血。朱老常道："功血久治不愈，补血摄血、固涩收敛之品已早备尝，何以延久不愈，必是虚中夹实，有残瘀逗留，以致瘀血不去，则新血难守，故应以化瘀止血之牛角䚡，配以敛涩止血之棕榈炭为主药，则化瘀不峻，行中有止；收敛不滞，止中有行，瘀去血止矣。此症多见经色紫黯有血块，伴有小腹痛而拒按，舌质紫或有瘀点，乃其特征。"

医案举例

吴某，女，36岁，市轮船公司职员，1999年10月12日初诊。分娩后经量多，夹血块，伴腹部胀痛2年，迭治未效。平素畏寒，腰背酸痛，口干欲饮，并有慢性胃炎史。大便时溏时秘，进油易腹泻。舌质红，苔薄白衬紫，脉细小弦。此脾肾阳虚，冲任受损，治宜益脾肾，补冲任。方用：炙牛角䚡、淮山药、仙鹤草各30g，棕榈炭、煅乌贼骨各20g，枸杞子、炒白术、仙灵脾各15g，茜草炭、鹿角霜、川续断各10g，甘草6g。7剂后，经行血量减少已无块，腹痛亦缓。惟纳差，寐不安，苔少，舌紫红，加炒枣仁30g、木香6g，再服14剂，随访已愈。

3. 养血益气，疗三系减少有佳效

朱老经验：牛角䚡身兼养血与益气之效，能于养血中益气，善从补气中生血。补肝肾之气力似山萸肉而更绵缓，养肝肾之血功同阿胶而不滋腻，效类首乌而有情。《医林纂要》明言其"长筋力"。朱老喜用之为主药，配伍油松节、仙鹤草、鸡血藤、虎杖组成炙牛角䚡汤。方中炙牛角䚡配伍强壮止血的仙鹤草，不仅能升高血小板计数，而且能增强血小板的功能。二者相须为君，一则止血之效大增，二则强壮之功加倍，伍固卫生血之油松节，一润一燥，一补血中之气，一祛血中之风，对于血虚兼风湿侵犯者极为合拍；合鸡血藤增强活血通络之功，并暗寓瘀去新生之意，二药共用为臣。佐苦寒解毒、活血祛瘀之虎杖，因其可制前药之温，且虎杖所含蒽醌可明显升高白细胞及血小板计数。对于热毒存留而致血三系（红细胞、白细胞、血小板）减少者尤为必用之品。诸药合用有化瘀止血、益气补血、通络解毒之功，对各种类型的血三系减少症出现的贫血、出血、神疲乏力、易于感染等症，适当配伍加减，有屡试不爽之佳效。今人亦有试用于再障贫血而获效者。

医案举例

李某，女，54岁，工人。1999年12月1日初诊。患血小板减少性紫癜已5年余，迭经中西药物治疗，终未瘥复。血小板计数常逗留在（25～40）×10^9/L，白细胞计数2.0×10^9/L，红细胞计数2.5×10^{12}/L。牙龈渗血，面色苍白，四肢紫癜，此伏彼起，关节酸痛，头昏肢软，纳谷欠香，祛冷便溏，苔薄质淡，脉细软。新病多属实热，久病则多虚寒，故朱老辨为脾肾阳虚、气不摄血所致，治当培益脾肾，补气摄血。方用：炙牛角鳃、油松节、鸡血藤、仙鹤草各30g，党参、黄芪各20g，仙灵脾、炮姜炭、炒白术各10g。连服10剂，血小板计数升至90×10^9/L，红细胞计数4.2×10^{12}/L，白细胞计数2.65×10^9/L，精神较振，紫癜逐步减少，已不续透发。嘱续服8剂，症情稳定，紫癜全消，乃以复方扶芳藤口服液善后。随访半年，一切正常。

4. 填精生髓，温补虚性水肿宜与利水药同用

牛角鳃乃厥阴、少阴血分药，兼入阳明（《本草经疏》）。故其能补肝肾之气血，肝肾气血足则阳明之气血自旺，任督之精血自充，冲脉自盛也。故大凡补肝肾阴血之药（如熟地、枸杞子、山萸肉、制首乌等）均有填精益髓之功用，且牛角鳃富含蛋白胶质，性状、质地又与龟板相似，能直入任、督而填精益髓，血肉有情之品，较其他填精益髓之品更胜一筹。《本草纲目》言："牛角鳃，筋之粹，骨之余，而鳃又角之精也……"，即说明其可作益肾壮督之品。李时珍言其"治水肿"，盖其富含蛋白胶质，能增加血中总蛋白的含量，调整血浆胶体渗透压，治疗由于贫血或丢失蛋白所致的虚性水肿，此皆得之于其补养精血之功也。然其获效慢，有别于利水消肿之品，故用于水肿者宜与利水药同用，一消其标，一固其本，方能有远功而兼速效。

医案举例

王某，女，43岁，观音山镇农民。1999年6月4日初诊。肢浮伴腰痛1周，入夜身烘、汗多、夜寐不实，口舌生疮，缠绵不愈，溲热，舌偏红，苔薄腻，脉细弦。查尿常规见尿蛋白（＋），白细胞少许。此气血两亏，

阴阳失燮，治宜益气血、和阴阳、消水肿。药用：炙牛角鳃、夜交藤、浮小麦各30g，连皮苓、赤白芍、泽兰泻、生槐角、生地榆、枣柏仁各15g，白槿花、杜仲、白薇各10g，甘草4g，7剂，水煎服，并嘱低盐饮食。随访已愈，1年未复发。

5. 安神定志，心悸、失眠有殊效

朱老指出牛角鳃有温养作用，可入少阴，故能养心血而安神除怔忡；又可祛瘀入厥阴，故能消除心包络之痹阻而定惊心悸；性涩入厥阴、少阴，功类龙牡能敛梦安神志；质重能镇，滋阴善潜，不仅能平肝潜阳而安魂神，对精血亏虚之肝阳上亢，与生白芍相须为用亦常奏佳效。朱老经验：用于心气、心血不足，心失所养而致心悸、怔忡、失眠者，宜配伍归脾汤、酸枣仁汤；用于心肾不交之失眠、多梦，宜配伍交泰丸、桂枝龙牡汤；对于肝火、痰热扰心之魂神不安，烦躁易怒，宜伍栀豉汤、黄连温胆汤等。

医案举例

陈某，女，33岁，工人。1999年3月23日初诊。失眠8年，多梦易醒，形寒祛冷倍于常人，头昏耳鸣，腰酸带多。舌淡红，苔薄白，脉细弦。此心肾两亏，神志不安，治宜益心肾、安神志。方用：炙牛角鳃、柏子仁、酸枣仁、夜交藤各30g，熟地、仙灵脾、露蜂房各15g，炙远志、龙眼肉、茯苓、生白芍、炙甘草各10g，7剂。药后诸症减而未已，带下仍多，舌淡苔薄，能睡惟寐不实，上方加怀山药30g，续服14剂。随访已愈。

朱老从医70载，善于发掘前人用药之精髓，结合临床实践而阐发奥义，时有创新之见。他取牛角鳃烧炭后性涩，善收敛止血、止带、止遗、止痢，敛正气而不敛邪；取其砂炙后善补，养肝肾之血、填肾督之精、补冲任之虚、修管络之损；取其生用性味苦温，化瘀血而不伤新血，出血诸症有残瘀者多用之；入散剂善治水肿诸症，牛角鳃一药可以尽其所用矣。

八、蛇床子

蛇床子味苦性温，既能温肾壮阳，又善祛风、燥湿、杀虫，常用治男子阳痿、阴囊湿痒，女子带下阴痒、子宫寒冷不孕，风湿痹痛，疥癣湿疹

等。朱老认为，蛇床子功用颇奇，内外俱可施治，在一些疑难杂症的治疗中常可出奇制胜。其主要临床应用如下。

1. 治外阴白色病变

外阴白色病变，又称"外阴白斑"，是外阴皮肤黏膜营养障碍所致组织变性及色素减退的疾病。临床以外阴奇痒为主症，伴有外阴糜烂、皲裂、溃疡或粗糙、萎缩，皮肤黏膜变白变薄，失去弹性，患者非常痛苦。因"肾司二阴"、"肝脉绕阴器"，故朱老认为该病应责之于肝肾亏损，外阴失养，复受风邪侵袭，湿浊下注所致。蛇床子是治疗该病的首选药物，因其入肾经，内服能温肾壮阳，外用燥湿杀虫止痒，量可用至30g以上，再配入补肾精的何首乌、菟丝子，养肝血的熟地、当归、白芍，祛风止痒的僵蚕、地肤子，可达滋肾益精、养肝润燥、止痒消斑之效。

医案举例

王某，女，29岁。外阴白斑1年余，外阴干燥瘙痒，局部起泡，干燥结痂，时有皲裂，痒痛难忍。曾用西药内服外搽，效果不佳。舌质黯红，脉涩。治宜滋养肝肾，益精润燥，止痒消斑。处方：蛇床子30g，何首乌30g，菟丝子20g，黑芝麻20g，当归15g，地肤子20g，僵蚕15g，川牛膝15g，补骨脂30g。每日1剂，水煎内服，每日2次，第三煎入盆熏洗坐浴20分钟，每日1次。

上药连用2个月，自觉症状渐趋消失，妇科检查原发白部位色泽已恢复正常。随访半年，未见复发。

2. 治脉管炎

脉管炎属脱疽范畴，因元气不足，脏腑功能失调，痰瘀凝聚，阻滞经脉，肢端失养所致。临床可见下肢麻木、冷痛、漫肿，皮肤呈紫或灰黑色，局部可溃烂如败絮状，见大量渗出物。朱老认为在常规大法乏效时，可重用蛇床子30~40g，每能取得逆转之功。《日华子本草》称蛇床子"治暴冷，暖丈夫阳气，补损瘀血"，《本经》又云其："除痹气，利关节"。朱老重用蛇床子治疗虚寒性脱疽，不仅取其温阳燥湿之性，更在于宣痹，托旧生新，活血祛瘀，使旧血去而新血生。此药实乃治脱疽不可多得的一味良药。

3. 疗咽止咳治喘

（1）咽喉炎：咽喉炎见咽喉部不适，常咽痒即咳，甚者咳声频频，憋得面红耳赤。朱老认为咽喉痒是风邪侵袭咽喉所致，受蛇床子具祛风止痒功效的启示，常在辨证治疗的基础方中加入蛇床子一味，往往取得满意的疗效。故凡见喉痒甚而咳者，无论新病久病，均可加上蛇床子10g。

（2）哮喘：蛇床子具止咳平喘功效，历代医书鲜有记载。朱老根据蛇床子辛温入肾经，具有温肾壮阳作用，用其治疗固肾纳气治哮喘。对哮喘每至秋冬季节即发作加重者，常加蛇床子15～20g，能使哮喘明显减轻，且能减少复发。

此外，根据现代药理研究，蛇床子具有类激素作用，对卵泡发育不良或无排卵性不孕症患者，在辨证方中加入蛇床子10～15g，坚持服用2个月，具明显的促排卵作用，为治不孕症之必用药。因蛇床子既能温肾壮阳，扶正固本，又能燥湿解毒，亦为治疗慢性前列腺炎的佳品。

部分患者服用该药后有恶心、头晕现象，停药后即可消失，未发现其他不良反应。

九、菟丝子

菟丝子性味甘辛，有补肾益精、养肝明目之功。常用治疗腰膝酸痛、遗精、消渴、尿有余沥、目暗等症。朱老认为该药在男性科及妇科病的治疗中有著效。

1. 治不育症

精子数稀少为男性不育症中最常见的原因之一，为肾气不足所致。患者可自感乏力，头晕耳鸣，腰膝酸软，毛发不荣，有的可见阳痿、早泄、遗精等肾气不足的表现。有些医者常滥用温肾壮阳之品，往往欲速而不达。朱老认为，肾藏精，主生长发育、生殖，为先天之本，充盛的肾精是精子数充足的物质基础，故求子必先充实肾精。菟丝子是一味阴阳并补之品，擅长补肾益精，助阴而不腻，温阳而不燥。《本草正义》谓："其味微辛，则阴中有阳，守而能走"。《药性论》谓："治男女虚冷，添精益髓，去腰痛膝冷"。菟丝子为缠绕豆类等出土植物吸其精质而成，故《本经》

列为上品："主续绝伤，补不足，益气力，肥健"。临床实践证明，大剂量单味菟丝子治疗精子稀少效佳，为不育症必用之品。朱老常用菟丝子、仙灵脾、熟地、黄芪、枸杞子、覆盆子、车前子、王不留行等施治。

医案举例

杨某，男，32岁，结婚3年未育。其妻月经正常，经妇科检查和B超检查，性激素水平测定均无异常。精液常规检查：精液量2.5ml，活动度差，精子数极少，液化时间延长，诊断为不育症。患者平素腰膝酸冷，舌质淡红，脉沉细，此属肾阳虚衰之症，曾服壮阳中药半年终未育，求助于朱老。处方：菟丝子30g，仙灵脾、熟地各15g，黄芪30g，枸杞子、五味子、覆盆子、车前子、王不留行子各10g。服此方加减药3个月后，复查精液常规，报告为精子黏稠量约5ml，精子活动能力好，成活率约80%，液化时间约为0.5小时。镜检：精子计数1.1×10^9/ml。继服药1个月后来诊，述其妻已怀孕，足月后产一女婴。

2. 治妇科经带胎产

（1）治闭经：《本草正义》云："菟丝子养阴通络上品……皆有宣通百脉，温运阳和之意"。朱老常重用菟丝子20~30g治疗闭经，取其宣通百脉之功，促使月经来潮。常用方：菟丝子20g，加四物汤、仙灵脾、制香附、川牛膝。

（2）治子宫发育不良：菟丝子能补肝肾，益精气。现代药理研究证实：菟丝子能加强性腺功能，增加子宫重量，具有雌激素样活性，对下丘脑-垂体-性腺（卵巢）轴功能有兴奋作用。朱老在辨证的基础上重用菟丝子治愈多例子宫发育不良而不孕的患者。

（3）治黄带：黄带多因经脉亏虚，带脉失约，湿热之邪乘虚而入所致，"补任脉之虚，兼清肾中之火"乃常规大法，然对缠绵难愈的黄带往往难于取效，朱老则重用菟丝子30g以上，疗效大增，并认为该药善入奇经，能峻补任脉之虚，而达固束带脉之功。

（4）治乳汁缺乏：菟丝子可治乳汁缺乏，文献中鲜于记载，但朱老认为经、乳同源，皆为肾精所化生，对产后缺乳症，除用补气血、通乳汁药外，应加入补肾精药菟丝子，可使乳汁大增。

所以，菟丝子一药对于妇女来说，胎前有利于调经受孕，妊娠期可以安胎，产后可治缺乳，实为妇科不可缺少的圣药。

此外，因菟丝子具补髓填精、强筋健骨之功，朱老常重用菟丝子，配鹿角胶、骨碎补、鸡血藤等壮骨药物，治疗再生障碍性贫血等血液病，使之深入直达，刺激骨髓，外周血可见网织红细胞计数上升，血红蛋白亦随之上升。朱老还用其治疗类风湿关节炎，临床观察，在常规辨证治疗基础上加菟丝子 30~50g，能明显的消肿止痛，对类风湿因子的转阴亦有明显的促进作用。大剂量便用该药还能润肠通便，对老年习惯性便秘有效。

朱老告之菟丝子性味较平，具温而不燥、补而不滞之优势，故能重用、久用。但亦发现，对个别患者有轻微致呕作用，减少用量或辅以和胃止呕之品，如半夏、陈皮等，微呕即可消失。

十、夏枯草

夏枯草味辛苦、性寒，入足厥阴、足少阳经，为清肝火、散郁结之药，常用于治疗肝火上炎的目赤肿痛、头痛、头晕，亦用于治疗瘰疬、痰核等。朱老以为该药下列之临床作用，有其独到之处。

（1）安神宁志：不寐虽病因复杂，但究其发病之关键乃"阴阳违和，二气不交"，脏腑气血失和。根据朱震亨"夏枯草能补养厥阴血脉"之说，提出以夏枯草散郁火之蕴结，安神以定魂。常选其与半夏合用治疗不寐。正如《医学秘旨》云："盖半夏得阴而生，夏枯草得阳而长，是阴阳配合之妙也。"二药合用，使"阴阳已通，其卧立至"。又《重庆堂随笔》云其"散结之中兼有和阳养阴之功，失血后不寐者服之即寐"。故朱老认为夏枯草治疗失血性不寐，尤其对阴虚火旺、肝阴不足者更为适宜。

医案举例

徐某，女，38岁，患不寐症已3年，屡进养心镇静安神中药治疗，疗效甚微，须依赖镇静安眠西药，且治疗量渐增方有效。就诊时精神疲惫，夜难入寐，服安定2片，只能睡一两个小时，心烦易怒。舌质红，脉细小弦。证属郁火内扰、阳不交阴，治宜散郁火、和阴阳。处方：夏枯草15g，制半夏12g，黄连3g，肉桂1.5g，甘草6g。连服7剂，夜寐明显改善；续服7剂，不适感相继消失。巩固治疗1个月，后随访病未再发。

（2）清泄热毒：夏枯草因其苦寒能清热，味辛能散结的作用，被朱老广泛用于治疗热毒郁结等证，如用单味药 10~30g 煎汁代茶饮，治疗慢性咽炎、扁桃体炎；加车前草、凤尾草治疗尿路感染；加败酱草、鸭跖草、赤芍、丹参治疗盆腔炎（浓煎成 150ml，保留灌肠，每晚 1 次，经期停用）；加橘核、荔枝核、川楝子、蒲公英治疗睾丸炎；加谷精草、密蒙花治疗葡萄膜炎；加葶苈子、大枣、鱼腥草治疗渗出性胸膜炎；加芍药汤治疗痢疾。现代药理研究证实，夏枯草煎剂对金黄色葡萄球菌、痢疾杆菌、伤寒杆菌、大肠杆菌、绿脓杆菌、溶血性链球菌、肺炎双球菌、百日咳杆菌皆有较强的抗菌作用，可以说明其清泄热毒之功。

（3）止血宁络："夏枯草有补养厥阴血脉之功"，李时珍《本草纲目》言其治疗血崩。临床实践证明夏枯草对肺结核、支气管扩张之顽固性出血有明显疗效，为肺科一良药。处方：夏枯草 15~30g，百部 20g，黄芩 10g，代赭石 30g，煅花蕊石 30g，煎服。《本草经疏》中云夏枯草治疗鼠瘘，民间还用于治疗痔疮肿大出血属热毒者，用该药加槐花、皂角刺、败酱草、生地榆、苦参、熟大黄、赤芍、丹皮等，往往肿消痛定血止。

（4）清热除痹：《本经》云夏枯草"主寒热……脚肿湿痹"。《滇南本草》有其"祛肝风，行经络……行肝气，开肝郁，止筋骨疼痛，目珠痛，散瘰病周身结核"的记载。该药治痹古有记载，今人用之较少，朱老认为该药不失为治疗热痹的一味佳药，具清火热、散郁结、通经络之功，现代药理研究示夏枯草具有明显的抗炎消肿作用。

夏枯草因其能散结，还可用治冠心病动脉硬化者，动物实验证实该药有延缓主动脉中粥样斑块的形成，具有防止动脉粥样硬化的作用。朱老还认为其尤善通心气，用治胸膈之痞满，每获良效，因其苦能泄降，其辛能疏化，其寒能胜热，故可宣泄胸膈之郁窒，疏利气血之运行，用量宜 15~30g。该药有少数患者服后胃脘有不适感，可减少用量或辅以护胃的玉蝴蝶、凤凰衣等，即可消失。

十一、羌活

羌活性温、味辛苦，通行全身，走肌表，长于搜风通痹、通利关节、祛湿止痛。常用于治疗外感风寒、风湿所致的头痛，身痛，无汗，关节肌肉疼痛，项强筋急，风水浮肿，痈疽疮毒。历代使用羌活的方子很多，早在《千金要方》中就有羌活汤，以羌活、桂枝、白芍、葛根、麻黄、生地黄、甘草、生姜，治疗血虚外感风寒，身体疼痛，四肢缓弱不遂及产后外感风寒。《日华子诸家本草》云羌活："治一切风并气，筋骨拳挛，四肢羸劣，头旋眼目赤痛及伏梁水气，五劳七伤，虚损冷气，骨节酸痛，通利五脏"。朱老研究历代所用羌活良方，分析后认为羌活善走窜、走表，为祛风寒、化湿、通利关节之良药，尤善治疗上肢及头面诸病。他指出，张元素对本药论述尤其周详。《主治秘诀》言其五大作用：手足太阳引经，一也；风湿相兼，二也；去肢节痛，三也；除痈疽败血，四也；治风湿头痛，五也。朱老尤善用于治疗风湿痹证，取《内外伤辨惑论》羌活胜湿汤、《景岳全书》之活络饮意化裁。现将朱老临床应用羌活之经验归纳如下。

1. 治风湿痹证

朱老强调羌活可列属"风药"范畴，能通畅血脉，发散风寒风湿，气清而不浊，味辛而能散，上行于头，下行于足，通达肢体。用治风湿痹证、头痛尤宜，常配独活、防风、当归、川芎、白术、豨莶草、海风藤、薏苡仁、苍术、生姜等。兼有发热加柴胡、葎草；阳虚加制附片、补骨脂；郁热加子芩；湿盛加泽泻、茯苓。

医案举例

张某，女，36岁，农民。近半月来，四肢关节、肌肉酸痛，以肩关节为甚，疼痛游走不定，周身困重，乏力嗜睡，纳呆欠振，大便调。舌质淡红，苔薄白腻，脉濡。查抗链球菌溶血素"O"、类风湿因子（RF）、红细胞沉降率均正常。乃风寒湿痹、经络气血不畅，治宜祛风散寒、化湿通络。处方：羌活10g，独活20g，穿山龙45g，川桂枝10g，生苡仁30g，徐长卿15g，片姜黄10g，蜂房10g，豨莶草30g，炙甘草6g，7剂，水煎服。

药后病情显减，关节肌肉疼痛大为好转，继以前法为主调治半月，再以益肾蠲痹丸巩固半月而愈。

2. 治外感风寒头痛

外感风寒，上犯头部，络脉痹阻，可见头痛。常用羌活配白芷、防风、蔓荆子、杏仁、茯苓、川芎等药；头痛剧烈，加细辛3~5g。

医案举例

夏某，男，45 岁，职员。感冒 2 天，头痛，恶寒，微发热，鼻流清涕，稍咳。舌质微红，苔薄白，脉浮紧。证属风寒袭表，治宜祛风散寒。处方：羌活 12g，藁本 10g，白芷 10g，苏叶 10g，法半夏 10g，徐长卿 15g，前胡 10g，生草 6g，3 剂，水煎服。药后头痛尽释。

朱老指出羌活与独活为一对药，风湿痹证治疗中常用之品，然羌活发散力胜，善走气分治头面上肢风寒湿邪。独活发散力缓，善走血分搜剔肌肉筋骨间之风寒湿邪，治下肢痹证。如内伤头痛，常多不用；血虚之人，应配当归、熟地、白芍养血之品，以防发散耗血；风热之头痛，咽喉肿痛，配大青叶、蒲公英、牛蒡子、薄荷、子芩等多有佳效，因其发散力强，祛邪甚速。而《杂病源流犀烛》之羌麻汤治疗破伤风，可供参用。对于病毒性疹病，朱老常用之配牛蒡子、蝉蜕、僵蚕、荆芥、连翘等，也有良效。

此外，脾虚泄泻，久治不愈，而肠鸣不已者，可与辨治方中加羌活、白芷各 10g，多能于 3 ~ 7 剂收效。因羌活、白芷均为祛风药，久泻多为脾虚湿盛，风药多燥，风能胜湿，湿化阳升，泄泻自已也。

朱老指出：因羌活辛苦温，凡阴虚、血虚、表虚之人，均应慎用。剂量亦应掌握，一般 6 ~ 10g，超过 15g，易引起恶心呕吐，不可轻忽。

十二、肉苁蓉

肉苁蓉味甘、咸，性温，归肾、大肠经，有补肾益精、润肠通便之功效。其功效特点是益肾填精、治虚损、暖下元、利腰膝。故常治年老肾虚腰痛、头昏、发白、耳鸣、记忆力减退及阳痿、遗精、白浊等症。在《本经》中记载其："主五劳七伤，补中，除茎中寒热痛，养五脏，强阴，益精气，妇女癥瘕"；《别录》云其："除膀胱邪气，腰痛，止痢"；《日华子诸家本草》谓其："治男子绝阳不兴，女绝阴不产，润五脏，长肌肉，暖腰膝，男子泄精，尿血遗沥，带下阴痛"。

朱老长于用益肾壮督法治疗顽痹、老年病及疑难杂症。肉苁蓉益精养血助阳，具有阴阳双补之效，温而不热，暖而不燥，补而不峻，滑而不泄，为平补之药。其作用与何首乌相似，但肉苁蓉之性略温一些，何首乌苦涩微温，为滋补良药。朱老常用之与巴戟天相伍，肉苁蓉温补肾阳中兼有润燥的作用，而巴戟天温阳助火之力较强；再配伍熟地黄、补骨脂、怀山药，用于肾阳虚衰之腰膝足冷、酸软乏力、头昏耳鸣、阳痿、遗精等症，并能用于年老体弱、肢寒不温、神疲等症；配伍金狗脊、补骨脂、鹿角霜、鹿衔草、穿山龙等治疗肾虚型强直性脊柱炎；配党参、白术、芡实、金樱子等治慢性肾炎蛋白尿；治痤疮配生山楂、生苡仁、蒲公英等效佳；配威灵仙、骨碎补、地鳖虫、蜂房等治疗腰椎退变、膝关节骨性关节炎等。高血压病、失眠、更年期综合征等病，往往责之机体阴阳失衡，治疗不可一味平肝潜阳、滋阴降火，而应注重燮理阴阳。肉苁蓉用于滋补阴精之方剂中，更能使阳生阴生，阴阳平衡。

朱老还从其润五脏、长肌肉中悟出其道，用于治疗肌营养不良，肌萎缩等症。常用肉苁蓉配仙灵脾、炙黄芪、炒白术、当归、党参等，此乃先、后天互补，精血互生，以使肌肉得以濡养。

肉苁蓉也可用于治疗妇科病证，如经前期综合征，以之配淫羊藿、仙茅、远志、石菖蒲、佛手、夜交藤、生白芍、煅龙牡等药；对于乳腺囊性增生，可用其配锁阳、巴戟天、当归、山萸肉、夏枯草、紫背天葵、枸橘李、鳖甲、地鳖虫、白芥子、桃红、海藻、牡蛎等药。需要注意的是，炮制方法的不同，对其作用亦有影响。如肉苁蓉采收后晒干或埋在沙土中使其干燥，则长于补肾益精，阴阳双补；而盐苁蓉，长于补肾壮阳，主治肾虚腰痛，并有润肠通便作用；酒苁蓉，则长于温通肾阳，强筋健骨，主治下元虚冷，腰膝酸软，阳痿，阴冷，宫寒不孕。

医案举例

赵某，男，66岁，干部。因腰膝疼痛反复3个月前来就诊，患者时感腰膝疼痛，行走稍久尤显，腰膝乏力，头晕，夜寐欠妥。舌质红，苔薄白，脉细弦。有高血压病史3年，时测血压 130/88mmHg，经腰椎 X 线检查示腰椎退行性变。辨属肾虚，关节络脉痹阻，治宜益肾壮腰，蠲痹通络。处方：肉苁蓉10g，补骨脂20g，骨碎补20g，威灵仙30g，独活20g，地鳖虫10g，露蜂房10g，全当归10g，鸡血藤30g，甘草6g，7剂，水煎服。药后，腰膝疼痛减轻，再以前方加减，配合益肾蠲痹丸调治月余，病情消失，行走自如。

朱老指出：本品性温而质润多痰，故阴虚火旺、大便溏薄或实热便秘者忌用。用量一般 8 ~ 15g 为宜。

十三、肿节风

肿节风为金粟兰科植物金粟兰全株，性味辛、苦、平，归肝、大肠经，有祛风除湿、活血散瘀、清热解毒之效，常用治肺炎咳嗽、口腔炎症、菌痢肠炎等。现有成药"肿节风片"、"肿节风注射液"以肿瘤辅助治疗为其适应证，有抑制肿瘤、抗癌增效的作用。朱老在长期临证观察中，发现肿节风因其剂量的不同，功效也有区别。小剂量（15g以下）有扶正的作用，大剂量（30g以上）则以清热解毒、散结化瘀为其所长，而多用于免疫性疾病活动期，如系统性红斑狼疮、皮肌炎、类风湿关节炎、混合性结缔组织病等。肿节风的用量为30～60g，配伍忍冬藤、鬼箭羽、生地、水牛角等，起到免疫抑制作用。

医案举例

葛某，女，26岁，2004年5月就诊。系统性红斑狼疮1年多，长期激素治疗，仍持续发热，血沉增快，关节疼痛。遂上药加味，治疗3个月，体温、血沉恢复正常，关节疼痛明显好转。目前继续中药治疗，小剂量激素维持，病情相对稳定。

朱老曾用肿节风配伍大青叶、桃仁、生石膏、野菊花、蚤休、金荞麦等，治疗1例败血症肺炎高热患者，已用药10多天，多种抗生素治疗乏效，而且病情危重。服用上方3剂后，体温和血常规中白细胞计数呈阶梯式下降，病情转危为安。

肿节风小剂量的使用，有增强免疫功能的作用，单味治疗血小板减少性紫癜有效，常伍以仙鹤草、油松节、甘杞子、仙灵脾、紫草等效果显著。朱老指出，无论是免疫性疾病的活动期，还是感染性疾病的急性期，往往呈现出热毒壅盛之证候，热毒内遏，可以熬血成瘀，瘀血与热毒相互搏结，故瘀热瘀毒是导致疾病的发生发展的主要因素和特异性病机。而肿节风正具有清瘀、解毒、散结的功效，即使阴虚火旺，只要配伍恰当，便可以照常使用。

十四、猫爪草

猫爪草为毛茛科植物小毛茛的块根，性味甘、辛、微温，归肝、肺经，有化痰散结、解毒消肿之效。一般应用于瘰疬痰核、疔疮、蛇虫咬伤。朱老认为，该品味辛以散，能化痰浊、消郁结，凡因痰（痰火、痰气、痰瘀、痰浊）所致的病证，皆可用之。爰举数端，以供参考。

1. 腮腺肿瘤

该病隶属中医学"腮疬"、"流痰"等范畴，多因痰浊凝滞，毒犯腮腺所致。朱老以化痰解毒、软坚消肿为法，以猫爪草与牡蛎、夏枯草、守宫、僵蚕、紫背天葵、赤芍、大贝母、山慈菇、石见穿相伍，肿痛明显加蜈蚣。

医案举例

周某，女，58岁，南通市先锋镇农民，左腮区有一约4cm×4cm大小肿块，固定质硬，左下颌淋巴结约1.5cm×1.5cm，病理切片诊断为左腮腺圆柱形腺癌Ⅱ级。因家境贫困，不愿手术，经用上药治疗而愈，随访3年无复发。

2. 结节性红斑

又称皮肤变应性结节性血管炎，好发于女性，大多损害小腿，也可累及臀部大腿。皮损呈结节状，略高出皮面，由淡红渐变紫红色，伴有烧灼性疼痛，并以病程延绵、反复发病为特征。若治疗不当难以奏效。朱老从痰热瘀滞、阻塞经脉论治，常用猫爪草与山慈菇、连翘、桂枝、桃仁、赤芍、丹皮、茯苓相配，每多应手收效；若热重者加水牛角、生地。但朱老告诫，切不可过用苦寒凉药，以免抑遏阳气，结节难消。方中少佐桂枝，意在通阳走表，化气散结。

3. 急、慢性支气管炎

急、慢性支气管炎由气道炎症、黏膜水肿、分泌物增多导致气道狭窄、平滑肌痉挛，而引起咳嗽、咳痰、哮喘等症状。朱老认为，本病虽不独缘于痰，但又不离乎痰。务求辨证准确，莫把炎症皆当热。在分清寒热虚实的同时，勿忘祛痰。曾拟订猫爪草、金荞麦、苏子、佛耳草、蒸百部、黄荆子为基本方。偏热者加鱼腥草、黄芩；偏寒者加细辛、干姜；阴虚者加百合、沙参；阳虚者加蛤蚧、补骨脂等，随症加减，效果相得益彰。

十五、穿山龙

穿山龙为薯蓣科植物穿龙薯蓣的根茎，性味苦、微寒，归肝、肺经。

具祛风除湿、活血通络、清肺化痰之功，善治风湿痹痛、热痰咳嗽及疮痈等。朱老对本品研究精深，别具匠心，配伍灵活，得心应手。因其为草药，剂量以 30 ～ 60g 为宜，未见不良反应。其临床应用主要归纳于 4 个方面。

1. 顽痹（类风湿关节炎，强直性脊柱炎等）

顽痹一证，多指骨节疾患中病情顽缠、反复不愈的病症，常规治疗不易奏效，关节疼痛、肿胀、变形是治疗的难点。朱老提出的顽痹从肾论治，从临床到实验研究中均得到证实，是切实有效的治疗方法。将其应用于痹证的各期和各种证型中，是朱老用药的一大特色。该品药性微寒，热痹为宜，但经巧妙配伍，寒痹、虚痹皆可用之。朱老认为，穿山龙刚性纯厚，力专功捷，是一味吸收了大自然灵气和精华的祛风湿良药。临证验之，确实用与不用，有所差异。将其应用于辨证的各型中，往往能改善症状，提高疗效。临床实践也证明了穿山龙体内有类似甾体激素样的作用，但无激素的副作用。

2. 慢性肾炎

穿山龙治疗肾炎，《东北药用植物志》未见记载。朱老在反复实践中发掘了药物的潜能，触类旁通应用于临床，证明穿山龙同时也是一味治疗肾病的良药。祛风利湿有利于尿蛋白、水肿的消退，活血通络能改善肾血流量和肾梗阻。实验证实，穿山龙有抑制过敏介质释放的作用和类激素的作用。朱老经验，穿山龙合益气化瘀补肾汤（黄芪、当归、川芎、红花、丹参、仙灵脾、续断、怀牛膝、石韦、益母草）治疗慢性肾炎；穿山龙、大黄、制附子、六月雪、杆杆活、丹参、鬼箭羽、蛇舌草、土茯苓、益母草、徐长卿等温肾解毒，化瘀泄浊之品，治疗慢性肾病、尿毒症疗效历历可稽。

3. 顽固性咳嗽

朱老善于从患者反馈中，抓住信息，得到启迪。不少患者反映，在风湿病治疗缓解的同时，多年的慢性咳嗽竟也好了，或每年必发的老慢支居然未发。实践中证实穿山龙有显著的镇咳、平喘、祛痰作用。

医案举例

2004 年 9 月，曾治张某，女性，间质性肺炎患者，病已 3 年。长期激素治疗，四处求医（中西药、外治方法都用过），阵咳、咳痰、活动气短、肺部炎症病灶均未能改善。朱老处方：穿山龙50g，水蛭8g，僵蚕15g，蝉蜕10g，地龙15g，猫爪草20g，金荞麦30g，桑白皮10g，葶苈子30g，射干10g，蒸百部15g，鬼箭羽30g，佛耳草10g，脐带2条，黛蛤粉10g。以此方稍作调整，治疗4个月，症状基本消失，炎症吸收。春节以后停用激素，至今一切如同常人。

4. 胸痹

朱老取其活血通络之功效，穿山龙配丹参、降香、川芎、合欢皮、功劳叶等治疗冠心病心绞痛；配徐长卿、玉竹、桂枝、茯苓、鬼箭羽等治疗风湿性心脏病。现代实验证实，穿山龙等能增加冠脉血流量，改善心肌代谢，减少心脏负荷，并有消炎镇痛、降脂的作用。

十六、仙鹤草

仙鹤草的止血、治气血虚弱之眩晕、治血小板减少性紫癜及过敏性紫癜、治痢（结肠炎）以及强心等作用已作介绍。此外，朱老还善用仙鹤草治疗某些癌症和其他杂症，如《本草纲目拾遗》引葛祖方，仙鹤草"消宿食，散中满，下气，疗……翻胃噎膈"。又常用仙鹤草100~150g煎汤代水，加入辨证的处方中，临床用于食道癌、胃癌、肺癌、胰腺癌、乳腺癌等的治疗，有消癌抗瘤之效。日本左藤明彦科研证实，仙鹤草对人体的癌细胞有强大的灭杀作用，而对正常细胞秋毫无犯，甚则还能100%促进正常细胞生长发育。赵浦良三在《菓学杂志》报告中指出：仙鹤草含多种抗癌成分，仅从根部就分离出了多达11种具有抗癌作用的成分，具有稳定且显著的抗肿瘤作用，电镜下可见肿瘤细胞核分裂相减少、退化、坏死。

朱老从自拟经验方"仙橘汤"治疗溃疡性结肠炎的临床观察中证实，仙鹤草对慢性浅表性、慢性萎缩性胃炎伴肠化也有非常明显的疗效，表明仙鹤草既能抗菌抗炎、杀灭幽门螺旋菌，又有修复黏膜促进再生的双重作用。此外，用仙鹤草配萆草、红枣治盗汗、自汗；配天浆壳治久咳无痰；配僵蚕治消渴症、糖尿病等，多应手收效。

十七、威灵仙

朱老以威灵仙治疗痛风、湿热黄疸、无精子症、骨刺、血丝虫病感染早期等经验，依此药之功，尚有发挥，兹举数例。

1. 胆囊炎、胆石症

胆道疾患常以右上腹胀痛或绞痛为临床表现，剧者伴有呕恶、寒热、黄疸等，中医多从肝胆郁滞、湿热蕴结论治。朱老从《增补雷公药性赋》载威灵仙有"推腹中新旧之滞"中得到启示，常用威灵仙、金钱草、刺猬皮、柴胡、广玉金、鸡内金、虎杖、酒大黄等治疗慢性胆囊炎、胆石症，有相当的疗效。威灵仙能松弛 Oddi 括约肌，使胆汁分泌增加，以利于胆石的排出，配伍诸药，理气解郁，通下泄热，能抑制胆囊炎症，促进排石和减少新胆石的生成。

医案举例

徐某，女，68岁，退休教师。右上腹疼痛3天，牵及右腰部不适，腹胀，嗳气，大便不畅，因多种西药过敏，遂服中药治疗。B超提示胆囊壁毛糙。血常规检查：白细胞计数9.2×10^9/L，中性粒细胞占76%，舌苔薄腻，质偏红，脉细弦，拟从肝胆郁热，气机阻滞论治。方用：柴胡10g，广玉金15g，金钱草30g，威灵仙20g，刺猬皮10g，赤芍15g，酒大黄10g，炒枳壳10g，徐长卿15g，甘草6g，5剂。2剂药后，腹痛已不明显，服完5剂症状消失。

2. 支气管哮喘

本病发作期以呼吸气促、喉间痰鸣、呛咳有痰、不能平卧等为主要症状。朱老指出，凡咳喘一证，属本虚标实。发作期以标实为主，须识寒热；缓解期以正虚为主，宜分阴阳、辨脏腑。病理因素以痰为主，故急性发作期从痰论治。威灵仙其性可升可降，《增补雷公药性赋》言其能"消胸中痰唾之痞"，利气道以缓胸闷喘促，蠲痰积以除咳喘病根，威灵仙屡建奇功。朱老常在宣肺化痰、降气平喘的方中加用威灵仙一味，往往疗效大增。

医案举例

祁某，女，14岁，学生。患支气管哮喘3年，每秋凉季节，发作不断，经常半夜或鸡鸣时分喉间痰鸣，咳痰清稀，胸闷息促，舌苔薄腻，脉细滑略数。寒痰伏肺，肺失宣降。治宜温肺散寒，化痰平喘。方用：麻黄

6g，细辛 4g，杏仁 8g，苏子 10g，葶苈子 15g，佛耳草 12g，桑白皮 10g，射干 8g，制半夏 10g，茯苓 12g，银杏 10 枚，甘草 5g，3 剂。

二诊：药后痰稀转厚，气逆稍减，仍守原法进治之，上方加威灵仙 12g。

三诊：再进 3 剂，自觉气道顺畅，喉间痰鸣，咳逆气短，霍然而去。改用咳喘胶囊，善后巩固。

3. 肢体麻木症

肢体麻木是疾病中的一个症状，多见于血管神经营养传导障碍引起的疾病。病因虽多，但不外寒、热、虚、实、风、湿、痰、瘀所致。朱老在辨证的基础上习用威灵仙，发挥其通行十二经络，引领诸药，直达病所的作用，每收佳效。

医案举例

顾某，女，50 岁，工人，小腿沉紧、麻木、作胀，昼轻夜重，当地医院诊断为不安腿综合征，曾使用维生素 B_1、通塞脉片、中药益气养血、柔肝和络剂等以及按摩治疗，经治月余不效。症见面色欠华，月经紊乱，夜间小腿感觉异常，不能入寐。舌苔薄，脉虚弦。肝肾不足，血不荣筋。观前医辨证用药并无不当，仍以原方加威灵仙、乌梅调治。方用：黄芪 30g，熟地黄 20g，当归 10，生白芍 30g，炙甘草 8g，鸡血藤 30g，仙灵脾 15g，木瓜 12g，威灵仙 20g，乌梅 8g。服药 5 剂症状大减，再服 5 剂病愈。

4. 呃逆

呃逆多由膈肌痉挛而致，虽属小恙，烦恼无穷。朱老用威灵仙、白及、蜂蜜各 30g，水煎服，用之多验。

医案举例

季某，男，63 岁，退休职员。呃逆 3 天，昼夜不休。中药、针灸、穴位注射哌甲酯等多种方法不效，予威灵仙、白及、蜂蜜，水煎服，半小时后即瘥。

此外，朱老用威灵仙研末，醋调外敷，治疗淋巴结肿大、乳腺炎、腮腺炎均有较好的疗效。

十八、延胡索、徐长卿

延胡索,辛、苦、温,归心、肝、脾经。有活血、行气、止痛等功效,临床上多用于"气血瘀滞痛证",如胃炎、急慢性扭挫伤、痛经、心律失常、冠心病(急性心肌梗死、心绞痛)等疾病。徐长卿性味辛、温,归肝、肾经,有祛风通络、止痒、解毒、消肿之功效。临床上多用于脘腹胀、风湿关节痛、湿疹、顽癣、风疹瘙痒等疾病。朱老常用此两味配伍治疗顽固性失眠,屡获佳效。

医案举例

王某,女,49岁,患者近1年来,因家中琐事,心中懊恼,多虑乱想,倦怠,彻夜难眠。长期服用地西泮,每晚2~3片仍不能入睡,半年来未能工作。舌质偏红,脉细弦。其症情顽缠,气阴两耗,郁热内蕴,扰乱心神,治宜益气阴、泄郁热、宁心神,复方图治。以生地黄15g,珠儿参10g,延胡索30g,徐长卿30g,炒枣仁30g,珍珠母30g,焦山栀10g,淡豆豉15g,炙甘草6g。7剂后,患者每晚能睡三四个小时,地西泮逐渐减量。但自感有胃热,大便干燥,故于上方加全瓜蒌30g,续服7剂,地西泮停用,症情续有好转,已能入睡六七个小时,并恢复工作。随访半年未复发。

按:失眠属中医学"不得眠"、"不得卧"、"目不瞑"的范畴,其病因病机有"思虑劳倦太过,伤及心脾;阳不交阴,心肾不交;阴虚火旺,肝阳扰动;心虚胆怯,心神不安;胃气不和,夜卧不安"等之区分。综上所述,失眠与心、肝、脾、肾及阴血不足有关,病理变化总属阳盛阴衰,阴阳失交。辨证施治,多能收效,但顽固者,则常法恒难奏效,朱老对此等症,常于辨治方中加用延胡索、徐长卿二味,每获佳效。因延胡索含有生物碱20余种,其中延胡索乙素具有显著的镇痛、催眠、镇静作用,甲素和丑素的镇痛作用也较为明显,并有一定的催眠、镇静作用。而经动物实验证明徐长卿具有镇静、镇痛作用。在辨治方中加此二味起协同加强作用而增强疗效。

十九、白及

白及性味苦、甘、涩、微寒,具有收敛止血、消肿生肌之功,主要用于肺胃出血等病症，用治肺结核咯血、支气管扩张咳血、上消化道出血等疗效显著，实为内服外用的止血良药。朱老善用白及，除出血证外，对下列诸种疾患，别有经验体会。

1. 恶心呕吐

食道肿瘤放射治疗和肝癌等介入手术后，恶心呕吐是常见的并发症之一，而恶心呕吐、呃逆咽痛、吞咽困难等难以忍受的痛苦，往往使治疗被迫中断。常用的降逆和胃剂（如旋覆代赭汤、橘皮竹茹汤之类），收效甚微。对放疗介入术，朱老认为系热毒之邪内遏，灼伤胃络，胃气不和，升降失调而致呕恶。《别条》记载，白及"主胃中邪气者，则苦寒之品，能除胃热耳"，《本草经疏》谓其"入血分以清热，散结逐腐"。其性苦降清热，甘缓和中，虽属胶黏之质，但涩中有散，具有吸附、收敛、止血、生肌、清热、护膜、消肿、散瘀等一物数效的作用。正是因为白及能保护食道、胃肠黏膜，减轻其充血水肿，修补受损组织，促进愈合，因此在辨证方中加用，或单用粉，还可广泛地用于胃、十二指肠溃疡、糜烂性胃炎、溃疡结肠炎等病患。

病案举例

何某，男，66岁，工程师。肝癌接受介入治疗术后出现胃部不适，不能进食，稍进食物即恶心呕吐，而被迫停止后续治疗。舌红苔薄，脉虚弱，气阴不足，胃络受损之征。予白及粉15g，蒲公英30g煎汁调成糊状，分次徐徐咽下，每日1剂。3天后症状明显缓解，进食顺利，未再出现恶心呕吐。

2. 咳嗽

白及对咳血有独特的功效，对痨咳、阴虚咳嗽、百日咳的止咳效果显著。朱老指出，白及治咳，缘于其"涩中有散，补中有收"的双向特性，涩则敛肺，散则逐瘀，顽咳久咳尤为适宜。并拟与百部、黄精、葎草等组成基础方和"保肺丸"（朱老经验方）治疗肺结核病，其补肺清热、敛肺止咳、逐瘀生新、消肿生肌之功与诸药相伍，有修复结核病灶，提高西药的抗痨效果的作用。对慢性支气管炎、咳嗽、反复不愈者，随证加入，往往疗效明显。

病案举例

罗某，女，55岁，营业员。有高血压病史，服用非洛地平后咳嗽不止，停药半年多，咳嗽依然。曾使用多种抗生素、镇咳、抗过敏药物及中成药未效。陈咳痰少，咽干而痒，昼轻夜重。舌质红，苔薄微黄，脉小弦。此属肺阴耗损，肃降失司，遂予以百合15g，北沙参10g，蒸百部15g，天冬10g，天竺子15g，桑白皮10g，佛耳草12g，广地龙10g，甘草5g，炙枇杷叶10g。连进5剂，咽干减轻，咳嗽依旧。将上方加白及15g，5剂，咳嗽大减，夜寐安然。

3. 尿浊、带下

临床常见的小便浑浊不清，形如米泔水的乳糜尿，或带下绵绵不断，清稀如水或黏稠如膏的带下病，多因病久由实转虚，脾肾亏损，固涩无权，精微下注所致。辨证属气虚者，配伍山药、白术、莲肉；阴虚者配伍山药、女贞子、旱莲草；夹有郁热者，配伍射干、萆薢，常获殊效。

由于其性黏腻而收敛，凡湿热较盛，而苔黄腻者，暂勿用之。

二十、射干

射干，形为乌羽、乌扇，而为其别名，性味苦、寒，归肺经。《金匮要略》治咳嗽上气用射干麻黄汤，治疟母用鳖甲煎丸或射干。《千金》治喉痹用乌扇膏，治便毒用射干同生姜煎服，皆取其善降之性，降火解毒、祛痰利咽之功。朱老除用之治疗喉痹外，如梅核气、支气管哮喘、乳糜尿等亦多用射干。

1. 梅核气

《金匮要略》论"妇人咽中如有炙脔，半夏厚朴汤主之"之症，于《医宗金鉴·诸气治法》称之为梅核气。痰凝气郁，阻滞胸咽，舌苔白腻，脉弦小滑，是半夏厚朴汤的适应证，多见情志抑郁而病的初始阶段。若情绪波动反复不愈，痰郁化热，苔黄舌红者，用之泄化痰热、清肝挞郁为宜。常用射干与夏枯草、蒲公英、郁金、绿萼梅、海蛤壳等相伍；若咽部黯红，有瘀血征象者加牛角鰓，咽中梗阻往往随之如失。射干清降痰火，不直折其火势，而取其引经报使，引肺热移至大肠，令痰热从大便而外泄。

病案举例

葛某，女，47岁，教师。因家庭不和，情怀素郁不畅。近半年来，自觉咽中如物堵，胸胁不舒，口苦多梦。先后服用消炎利咽西药，半夏厚朴、丹栀逍遥丸等汤药未能取效。诊见形体较瘦，眼眶发青，情志易躁，舌红苔薄黄，脉小弦。显系肝郁化火，痰气互结，治宜清肝火、散郁结、涤痰气。方用：射干10g，夏枯草10g，蒲公英15g，广郁金15g，绿梅花8g，黛蛤粉10g，合欢皮15g，功劳叶15g，生白芍12g，炙甘草6g，决明子5g。服药14剂，大便通畅，诸症消失。

2. 支气管炎

射干对于多种呼吸道急性感染者有良好的疗效，其代表方剂有射干麻黄汤等。支气管哮喘是一种反复发作性的变态反应性疾病，发作期以气促、哮鸣、咳嗽、痰多等症状尤为明显。"风"、"痰"、"气"与其发作密切相关。每于外邪袭肺（包括过敏原吸入、食入、接触），痰壅气道，肺失宣肃而致病。朱老从发时治标着手，用善降苦散的射干，配合祛风化痰的地龙、蜂房、僵蚕等虫类药，以及百部、桃仁、槟榔为基础方，喘促咳嗽能明显改善，病情迅速控制。从现代药理来看，诸药相伍，具有抑制变态反应，活血利水，改善呼吸道通气功能，预防继发感染的功能。

病案举例

朱某，女，23岁，学生。患支气管哮喘10年，发作时经常服用特布他林、酮替芬及抗生素。就诊时胸闷、气短近5天，每夜半喘鸣，喉间疾多不能平卧。常规用药，仅能临床缓解。诊见眼睑虚浮，胸膺不畅，稍咳痰白。肺部听诊：两肺闻及哮鸣音。此乃痰浊壅肺、肺气失降，治宜化痰浊、肃肺气。方用：射干10g，广地龙12g，炙蜂房10g，蒸百部5g，甜葶苈子15g，桃仁10g，槟榔10g，苏子叶各10g，淡干姜5g，五味子8g，甘草5g，5剂。

3剂服完，大便增多，半夜喘鸣渐平。肺与大肠相表里，邪从下泄也。5剂后诸症已瘥。

3. 糜尿

足厥阴经络阴器、司二便，小便混浊，呈乳糜状，病初多属湿滞郁热。射干治厥阴湿气下流，可配萆薢；夹有出血者加仙鹤草。

二十一、女贞子

女贞子为木犀科常绿乔木植物女贞的成熟果实，性味甘、苦、凉，以补肾阴见长。一般用于肝肾阴虚，目暗不明，视力减退，须发早白，腰酸耳鸣及阴虚内热等症。朱老据其特性和长期临证实践经验认为，女贞子是一味长寿之果，天然绿色之品，对改善当今人们膳食结构失衡和环境污染引发的现代病，以及治疗自身免疫紊乱导致的风湿病，均有很好疗效。女贞子的功效应被赋予新的内涵和扩大应用。

1. 降压、减肥

《神农本草经》言女贞子："主补中……久服肥健，轻身不老"。高脂血症、肥胖症、糖尿病、高血压病，同属代谢紊乱所致的疾病，对心脑血管构成严重的威胁，因而与心脑血管疾病的产生密切相关。"女贞子久服肥健，轻身不老"，其中"肥健"指强壮健体，而非增肥增胖；"轻身"即减肥身轻也。因此朱老形容女贞子是清除体内垃圾，延缓衰老的延寿之品。现代药理研究证实，女贞子富含亚油酸、亚麻仁油酸，能降低血脂，改善心肌供血，故拟"泄浊轻身茶方"：女贞子、荷叶、紫丹参、普洱茶、甘杞子、生黄芪各5g，泡饮代茶。坚持长期饮用，对降低血脂、血糖、肥胖，预防关节病有效。

病案举例

赵某，男，57岁，干部。高脂血症病史7年，因服用辛伐他汀、脂必妥等出现肝功能异常，而不敢使用任何降脂药物。一度采取低脂饮食，但不能坚持，血脂始终不降。查胆固醇8.2mmol/L，甘油三酯4.9mmol/L，低密度脂蛋白为5.3mmol/L，形体丰腴，大便偏干。舌苔薄微腻，脉小弦。此乃浊瘀内阻，脾肾失调，即予泄浊轻身方，泡饮代茶。并嘱清淡饮食，适当运动。服用3个月后，血脂基本正常，体重减轻4kg。

2. 清热蠲痹

女贞子用于补阴，然而清热之功必尽人重视。《本草正》言其可："养阴气，平阴火，解烦热骨蒸"。女贞子的补阴，与生地不同的是补而不腻，女贞的清热，与黄连不同的是清中带润。朱老从长期的实践中观察到，女贞子既能除骨蒸劳热，又能清络中之郁热。对热邪炽阴的关节红肿疼痛、皮肤烘热或隐现红斑、口干潮热、大便干燥等症，有清热蠲痹之功，非苦寒之品所能及，常配伍生地、忍冬藤、寒水石、萆草、秦艽等，病情能得到有效的控制。

病案举例

黄某，女，62岁，职员。类风湿关节炎1年多，先后使用泼尼松及中药治疗均未效。手足小关节肿胀，屈伸不利，周身疼痛，活动困难，身烘掌炕，口干咽痛，大便干燥。舌红少苔，脉象细数。类风湿因子145 IU/ml，血沉95mm/h。此乃郁热伤阴、络脉痹闭，治宜清热养阴、宣痹通络。方用：女贞子30g，生地黄30g，忍冬衣30g，秦艽12g，元参12g，青风藤30g，穿山龙40g，赤白芍各15g，甘草6g。连服14剂，身烘掌炕，口干咽痛，明显好转，但关节仍疼痛、僵硬。上方加蜂房10g、地鳖虫10g，女贞子改为45g，再进10剂。

后以上方略作调整，连服2个月后，关节肿痛消失，舌面生苔，脉亦平和，血沉28mm/h，继续巩固治疗。

3. 扶正升白

女贞子对体质虚弱者有明显的扶正功效，女贞子伍用炙黄芪对预防呼吸道感染，增强体质，疗效确切。用于白细胞减少症，常与制首乌、油松节、鸡血藤加入辨证方中，收效满意。现代药理证实女贞子能调节免疫，升高白细胞，促进造血功能。

4. 润肠通便

女贞子30g，生首乌15g，煎汤代茶饮服，是老年性便秘保健方。老年便秘多系虚秘，一般因肝肾亏虚、津液耗伤所致，女贞子甘润而滑，有补肾阴、生津液、润肠道之效。

此外，女贞子还用于抗肿瘤、调整内分泌、降血糖、保肝等方面，值得进一步研究和应用。

二十二、白芷

白芷辛温芳香，入肺、胃、大肠三经。《本草汇言》称"白芷上行头目,下抵肠胃,中达肢体,遍通肌肤以至毛窍,而利泄邪气",说明其功效广泛,具有祛风、散寒、除湿、通窍、消肿、止痛之功,能行能散,长与宣通、止痛消肿之功,尤为卓著,临床广为应用。

1. 善治头痛

对头痛患者,以前额及眉棱骨痛为主者,尤为适合,单用一味(15～20g)或加于辨治方中,均奏佳效;顽固性偏头痛,可取30g单味煎汤,分2次服,或用20g加于辨治方中,多能取得佳效;对于腰椎麻醉后头痛,以及硬膜外麻醉所致之头痛、头晕,用30g煎汤,分2次服,收效亦佳,以其善于祛风,温散,宣通也。

2. 通治诸痛

凡周身疼痛,偏于风寒、风湿、气滞血瘀者均可参用,如寒湿痹痛、胁痛(肋间神经痛、肋软骨炎)等,均可于辨治方中加用20g,奏效满意。

3. 消囊散肿

白芷具有辛香、走窜、温通、利水、消肿之功,对于关节滑囊炎、卵巢囊肿,恒奏显效。《外科证治全生集》曾用白芷内服、外敷治鹤膝风,此证包括膝关节结核、类风湿关节炎及膝关节滑囊炎。前二者较顽固,须综合治疗;后者单用白芷研末,每服5g,一日2次,黄酒送服(开水亦可),并取末用白酒(皮肤过敏者用温水)调成糊状敷贴肿胀处,2日一换,对肘、膝、踝关节滑囊炎之肿痛甚效。《本经》称其"治女子,漏下赤白,血闭阴肿",故对卵巢囊肿及赤白带下,清阳下陷,寒湿伤于中下者,重用白芷30g,加于辨治方中,收效亦好。

病案举例

李某,女,35岁,工人。近年来时感左下腹胀痛不适,掣及左侧腰际酸胀,月经常淋漓多日始净,带下绵绵,神疲乏力,服药无效。经B超检查提示子宫左侧卵巢处可见一4.8cm×3.9cm囊性暗区,诊为卵巢囊肿,要求服用中药。面色少华,舌苔薄腻,脉细滑。此为清阳下陷,水湿潴积于胞脉之咎,治宜升阳散结,泄化水湿。方用:香白芷30g,泽兰泻各20g,生苡仁30g,象贝母12g,败酱草20g,艾叶6g,车前子10g,甘草4g,14剂。

二诊：药后少腹胀痛显减，带下亦少，自觉较适，苔脉无著变。原法继服 14 剂。

三诊：精神显振，无任何不适，B 超复查囊肿已消失，续予调理巩固。

此外，白芷可宣通鼻窍，配辛黄、苍耳子、鹅不食草等治鼻流涕之鼻渊；对疮疡初起，能消肿散结，特别是乳腺炎肿胀结块，配大贝母、蒲公英、青陈皮、天花粉等甚效；对皮肤瘙痒，配地肤子、白鲜皮、蝉蜕、蛇床子有祛风止痒之功。但其味辛性温，凡阴虚、燥热及妊娠者忌用。

二十三、藏红花

藏红花又叫番红花或西红花，原产西班牙，在伊朗、沙特阿拉伯等国家也有栽培，中国仅西藏有移植栽培，故名藏红花，为珍稀名贵中药材，具有活血通络、化瘀止痛、散郁开结、凉血解毒之功。常用治血瘀引起的闭经、胸腹胁肋等疼痛，也可治疗跌扑损伤、忧郁痞闷、温病发斑等。《品汇精要》谓其"主散郁调血，宽胸膈，开胃进饮食，久服滋下元，悦颜色，及治伤寒发狂"。特别是其养血之功能早已闻名于世，早在明代藏红花就传入中国，在《本草纲目》中已将其列入药物之类，藏药中很多传统方剂也以它为主。

朱老在临床上常见肝硬化长期残留黄疸不退，使用一般利胆退黄药物无效者前来就诊。在辨证处方时再给予藏红花 0.5～1.0g/日，晨起泡茶，徐徐饮之，坚持月余，往往能收到良好的效果。经 B 超检查发现此类患者经治疗后，门脉血流速度较治疗前有明显提高。这与藏红花兼有活血利胆双重功效密切相关。

医案举例

李某，男，52 岁，工人。肝炎病史 10 余年，病程迁延，肤、目黄染，面颈部见赤缕、蜘蛛痣，朱砂掌阳性，苔薄、舌红，脉细弦。B 超检查示肝硬化，门脉高压（门静脉直径 14mm），门脉血流速度减慢（14mm/s），肝功检查 ALT、AST 轻度异常，TBi 波动于（35～60）μmol/L 之间。曾使用茵栀黄、苦黄、亮菌甲素注射液等治疗，效均不佳。嘱其用藏红花 1g/日，泡茶徐饮，佐以养阴清热之剂，坚持 1 个月。复查肝功 TBi 下降，因藏红花价格昂贵，改为 0.5g/日继服。TBi 下降至 30μmol/L，B 超门脉血流速度 16.5mm/s。

现代药理研究亦证明，藏红花酸钠盐及藏红花酸酯具有利胆作用，通过改善微循环，促进胆汁的分泌和排泄，从而降低异常增高的球蛋白和总胆红素，可用于肝炎后肝硬化的治疗，并可以提高细胞中还原型谷胱甘肽（TAD）的浓度，有利于肝脏的解毒功能。

第三节　成方心悟

朱老善于应用经方，也重视时方，有很多具体运用的经验。下文介绍一些具有代表性的方药，以见朱老运用、阐述之妙。

一、控涎丹

朱老说，控涎丹出于南宋陈无择《三因极一病证方论》，又名妙应丸，至清代王洪绪则称之为子龙丸。后世方书，多赞其效。它和同出一书的十枣丸，皆由仲景十枣汤演变而来。陈氏一以十枣汤改为丸，一以芫花易白芥子为丸（即本方），各有所主，颇具深意。由于本方是一个药价甚廉而疗效卓著的成方，值得研究和发扬。兹谨整理有关资料，作简要介绍。

1. 方药组成

甘遂（去心制）、大戟（煮透去骨晒干）、白芥子（炒）各等份。

制法：共研细末，面糊，或炼蜜，或滴水为丸，如梧子大，晒干。

服法：每服 5~10 丸，或 15~20 丸，临卧时以生姜汤或热汤送下，以知为度。

2. 方义

李梴曰："控，引也。涎，痰涎也。"王晋三曰："控，引也。涎读作羡，涎涎也，水流貌。引三焦之水，涎涎出于水道也。芥子色白入肺而达上焦，甘遂色黄入脾而行中焦，大戟色黑入肾而走下焦。故曰：白芥子走皮里膜外之水饮，甘遂决经隧之水饮，大戟逐脏腑之水饮，三者引经各异，涎涎于水道则同，故复之为方，而名控涎也。"说明了甘遂、大戟、白芥子三者同用，可以高度发挥排除痰水作用，因此定名为控涎丹，是名实相符的。

3. 主治

一切痰证，如癫疾，胁痛，颈项、腰背、筋骨牵引灼痛，流注不定，手足冷木，气脉不通；或喉中结气，似若梅核，时有时无，冲喉闷绝；偏身或起筋块，如瘤如栗，皮色不变，不疼不痛，但觉发麻；或自溃串烂，流水如涎，经年不愈有若漏管；并治疗瘰疬贴骨，鱼口便毒，一切阴疽。

上述主治范围，虽然相当广泛，但却都是实践经验积累的记载，可以作为临证指导。朱老在临床上多将其用于下列疾患：①慢性淋巴腺炎（包括颈淋巴结结核）；②湿性胸膜炎；③急慢性关节炎；④骨结核；⑤湿性脚气；⑥气管炎或肺炎而痰涎涌盛者；⑦腹水而兼胸水者。

不过控涎丹用于上列病证时，必须依据中医辨证论治，确定系痰水蓄积而致的实证，始能应手奏效。徐大椿说："本方乃下痰之方，人实证实者用之"，是非常确当的垂示。

4. 古人对本方的评价

朱老介绍说，《赤水玄珠》和《东医宝鉴》同引《世医得效方》："凡人忽胸背手脚颈项腰膝隐痛不可忍，连筋骨牵引钓痛，坐卧不宁，时时走易不定，俗医不晓，谓之走注，便用风药及针灸皆无益。又疑风毒结聚，欲为痈疽，乱以药贴，亦非也。此乃痰涎伏在膈上下，变为此疾，或令人头痛不可举，或神思昏倦多睡，或欲食无味，痰唾稠黏，夜间喉中如曳锯声，口流唾涎，手脚冷痹，气脉不通，误认瘫痪，亦非也。凡有此疾，只服控涎丹，其疾若失"。

李时珍于《本草纲目》中言："痰涎之为物，随气升降，无处不到，入于心则迷窍而癫痫，妄见妄言；入于肺则闭窍而成咳唾稠黏，喘急背冷；入于肝则留伏蓄聚而成胁痛干呕，寒热往来；入于经络则麻痹疼痛；入于筋骨则颈项胸背腰膝手足牵引钓痛。陈无择《三因方》并以控涎丹主之，殊有奇功。"

上述记载说明对"痰涎"所造成的各种疾患，控涎丹能收立竿见影之效，古人对本方的辨治是很明确精当的。清代医家在临床应用上亦颇推崇之，张石顽谓其主治胁下痰积作痛，在《医通》痰饮门中说："湿痰积于胁下，隐隐作痛，天阴更甚，轻则二陈汤加白芥子，重则控涎丹缓攻之"，又说："痰夹死血，随气攻注，流走刺痛，有时得热则止，有时得热转剧，此本寒痰阻塞，亦以本方为主"。并介绍了李士材以控涎丹治愈遍身如螯的痰饮沉疴一案，由知张氏对本方亦甚重视。此外最赏用本方的则为王洪绪。王氏是清代有名的外科专家，在他的名著——《外科证治全生集》里，对于本方治疗瘰疬、贴骨疽等疾患，大为推崇，他说："瘰疬生于项间，初起一块，不觉疼痒，在皮里膜外，渐大如桃核，旁增不一，皮色不异者，以子龙丸每服三分，淡姜汤送服，一日三次，至消乃止"。在他的医案中，述及枫镇闵姓瘰疬之疾，溃烂成串，虽以多方治疗，九十日收功，因未服子龙、小金二丸，其毒根未除，后腋生恶核，仍以子龙丸消之杜患。这充分反映了王氏在临床上对本方是具有深刻体会的，并积累了丰富的经验。所以，魏玉璜也认为本方乃治疗瘰疬恶核流注之专药，绝非过誉之辞。从这些介绍就可看出古人对本方评价之高了。

5. 药理作用和临床治验

朱老说，实验研究表明甘遂含有一种无水酸，能刺激肠管，引起肠蠕动亢进，产生峻下作用，兼有利尿之功。大戟根含有刺激性有毒成分大戟素及一种生物碱，与甘遂之作用类似。二者均能泻下及排除水毒，因而对于腹水、湿性脚气、渗出性胸膜炎、慢性胃炎、淋巴腺炎等症，均有泻下利导之作用。白芥子含有脂肪油及白芥子苷、杏仁酶等成分，除作为祛痰平喘咳之剂外，对组织中不正常的渗出物之吸收，尤有殊功。甘遂、大戟伍以白芥子，实为促使控涎丹发挥更广泛疗效的关键。

再从古人对本方三种药物功效的说明来看，就更能体会到本方组织的缜密。《本经》论甘遂曰："主大腹疝瘕，腹满面目浮肿，留饮宿食，破癥瘕积聚，利水谷道"，黄宫绣《本草求真》谓："甘遂能于肾经或隧道水结之处奔涌直决，使之尽从谷道而出，为下水湿之第一要药"。《本经》论大戟曰："主蛊毒十二水，腹满急痛积聚，中风吐逆"，《外科证治全生集》谓："消颈腋痰块症结，下痞堕胎，治臌胀，利二便"。由此推知，甘遂去经隧脉络之水湿力强，大戟去腹膜胃肠间之水力猛，甘遂得大戟而力显，大戟得甘遂而其用著，散布于肌腠关节脏腑之间的水湿，自可排泄净尽。而白芥子一味在本方的作用，根据朱丹溪说："痰在胁下及皮里膜外者，非白芥子不能达"。王洪绪曰："皮里膜外阴寒痰，非此不消"。《本草经疏》谓其"能搜剔内外痰结，及胸膈寒痰冷涎壅塞者殊效"，这和现代药理学研究证明本品能吸收组织中不正常渗出物的结论，是完全一致的。

本方临床应用疗效是卓著的，近人也有不少治验报导。例如，聂云台所著《结核辅生疗法》中举出很多证例，介绍了朱少波用治肋膜积水、推拿医陆泉源施治于鹤膝风及瘰疬，以及聂先生本人治愈足关节炎肿与内痔出血、腹水的治验，都是很生动的事例。江西章菊生治愈痰核流注数例，收效甚捷，已发表于《江西中医药》1952 年 2 月号。朱老在临床上也曾应用多例，均能获得满意的效果。

医案举例

李某，女性，51 岁。1955 年 5 月 11 日初诊，病历号：47416。

病历摘要：1955 年 4 月底始觉恶寒发热，头痛肢楚，继则咳呛痰黏，两肋引痛，延医服药，效果不著。截至 5 月上旬，咳逆增剧，呼吸不利，不能右侧卧，来本院门诊治疗。检查体温 37.8℃，脉搏 104 次/分。脉象沉弦而数，舌苔满布白腻。听诊左肺呼吸音消失，右肺呼吸音粗糙，并有湿啰音。叩诊自第 4 肋下呈浊音。印象为湿性胸膜炎。

治疗经过：第 1 日处方：子龙丸 2.5g，同量 3 包，每晨食后服 1 包，并予祛痰镇咳利湿汤剂。第 3 日来诊，主诉服丸药后，畅泻 6 次，纯为稀水，气促较平，已能右侧卧。听诊左肺呼吸音在上中部已能闻及，叩诊浊音界下移。续予子龙丸 2.5g，给同量 2 包，嘱间日服 1 包。服后并未泻下，咳逆全平，肋痛逐渐轻减。续以肃肺、祛痰、通络、蠲饮之剂，调理 10 余日而愈。

又治陈某，男性，29 岁。1955 年 9 月 22 日初诊，病历号：52844。

病历摘要：发热胸痛，咳逆不平，已经两旬。在苏北医学院附属医院胸部透视检查证明为左侧胸膜炎，已经肌肉注射链霉素共 5g。检查体温 38.2℃，脉搏 100 次/分。脉象弦数，舌苔薄白。听诊左肺中野以下呼吸音减弱。叩诊呈浊音。印象为湿性胸膜炎。

治疗经过：给子龙丸 9g，分为 3 包，每间日服 1 包。服后泄泻数行，热势即渐挫降，咳逆已平，胸痛亦减。至 27 日来诊，体温 37.2℃，脉搏 90 次/分，听诊左肺呼吸音较前清晰，仍有湿性啰音，叩诊已呈清音。但有头昏自汗之虚弱现象，改用肃肺化痰，参以益气培元之剂，调理旬日而安。

6. 结语

朱老对于本方进行了系统阐述，他评价说：

（1）控涎丹对痰水的排除有卓越疗效，而且药价低廉，可以广泛应用。

（2）使用控涎丹在辨证和剂量上要掌握得当，始能获得满意的效果，否则易致偾事，此点必须注意。具体说，在辨证上，体气虚弱者应慎用。在剂量方面，慢性疾患如瘰疬、流注、痰核等证，宜小量持续服之，一般每服0.9g，每日3次；肺炎痰多气促、湿性胸膜炎、腹水等证，宜每次服2.5~3.8g，每日或间日服1次，如服后隔半日仍未泻下者，可续服1次。倘泻剧者，则稍减其量。总之，必须凭脉辨证，相体论治，权衡活变，始获佳效。

（3）本方用量小而奏效快，主要是药物经研为极细后制丸，便于胃肠溶解吸收，充分发挥效能，因而提高疗效。陈无择所以将十枣汤演变而为十枣丸和控涎丹二方，是通过实践体会而获得的经验创造，这在今后剂型改革上值得参考。

（4）考该书脚气门载有趁痛丸，方药与此完全相同。该书成书于公元1118年，较陈氏为早，本方是否由趁痛丸易名而扩大了应用范围，还是陈氏自创，尚有待于进一步的研究和考证。

（此文朱老原作载于《上海中医杂志》1956年8月号）

二、桃花丸

本方来源于《问斋医案》痰饮门，朱老研究之后，认为很有特色。

方药组成

桃花（清明节采下，不拘红白，单叶为妙，晒干）120g，制半夏、制南星、制苍术、人参、云茯苓、陈橘皮、炙甘草、硼砂、大贝母、桔梗、白芥子、白僵蚕、煅蛤粉、煅蚌粉、海浮石、海螵蛸、朱砂各30g，共为末，水叠丸，每服9g（用量系朱老据原书并结合临床实际参订，下同），滚水下。

主治：痰饮。

方解：朱老认为，方中桃花，《本草纲目》称其"利痰饮，敝滞血"，有泻下作用，蠲饮化痰，其功独擅，故重任之；人参、茯苓、苍白术、甘草斡旋中气，健脾助运；半夏、大贝化湿痰；南星、僵蚕祛风痰；蛤粉、蚌粉化痰消积；硼砂能祛胸膈上焦之痰热；白芥子善搜胸胁停痰；海浮石软坚而化老痰；朱砂善坠惊痰；海螵蛸一味，《本经》称其"主女子漏下赤白经汁……寒热癥瘕"，近代用治哮喘及胃痛吐酸甚验，足证其能消融肺胃之停痰积饮；再以桔梗开肺气，陈皮理气机，俾气顺则津液流通，痰饮自化。此方冶扶正、理气、分导诸药于一炉，培土健中以杜痰饮之再生，化痰消饮而祛体内之宿垢，俾风痰、湿痰、老痰、顽痰、惊痰、痰热、胶结在经络之痰悉获蠲除，洵为消补兼施、剿抚互用之良剂。

三、变体十枣汤

方药组成

大枣肉 10 枚，用芫花、甘遂、大戟各 3g，同枣肉炒焦，独取枣肉煎汤，下《问斋医案》桃花丸 9g。（原方见《问斋医案》痰饮门）

主治：悬饮。

方解：朱老认为，悬饮一证，相似于今之渗出性胸膜炎，十枣汤为治悬饮之专方，此方能直达水饮盘踞之处，穿囊破癖，其功甚著。然毕竟为攻逐水饮之峻剂，形体实者，用之为当；体虚者，殊非所宜。而《问斋医案》变体十枣汤，芫、遂、戟仅取其气，不用其味，乃寓攻于补法。

四、变体甘遂半夏汤

方药组成

制半夏 9g，用甘遂 6g 同半夏炒焦，独取半夏煎汤，送《问斋医案》桃花丸 9g。

主治：留饮。

方解：朱老认为，水饮留而不去，聚于胸膈，则气机升降被阻，故短气似喘；津液不得上承，故作渴；痰饮流入肢节，筋脉痹阻，故痛如风痹。痰饮所致关节痛与风痹治法迥异，戴思恭《证治要诀》云：

"痰饮流入四肢，令人肩背酸疼，两手软痹，医误以为风，则非其治，宜导痰汤加木香、姜黄各半钱"。前贤亦有用指迷茯苓丸治痰饮所致臂痛者，临床均可参用。既然喘、渴、痹痛诸症均系留饮之所为，那么祛其癥结，诸症当即自解。甘遂半夏汤乃仲景用治留饮之专方，但甘遂性悍，后人畏而不用，而《问斋医案》之变法，甘遂仅取其气，不用其味，变峻攻为缓攻。

五、二贤散

方药组成

制苍术、福橘红、炙甘草、人参、大熟地、左牡蛎、云茯苓、海螵蛸、五倍子，等份为末，水叠丸。早晚各服6g，淡盐汤下。（见《问斋医案》痰饮门）

主治：痰饮久伏。

方解：朱老认为，肾水上泛，脾液倒行，饮伏于中，久成窠臼，盈科而进，呕吐如倾，屡发不已，许叔微用苍术以填科泊宅，编制二贤散以润下，是皆良法，更益以阴阳双补，异类有情之品。痰饮久伏于中，可成"癖囊"。其说始见于许叔微，他认为："如潦水之有科臼，不盈科不行，水盈科而行也。清者可行，浊者依然停蓄，盖下无路以决之也"。治宜"燥脾以胜湿，崇土以填科臼，则痰当去矣"，主用苍术燥湿行痰，这一认识和治法对后人颇多启发。朱丹溪对"癖囊"的认识进一步深化，指出："痰夹瘀血，遂成窠囊"。因为痰饮久踞，必致血液循环障碍；瘀血阻滞，又易使痰饮滋生；狼狈为奸，病势日进。蒋氏用方之妙，在于行痰消饮、化瘀软坚并施，辅以扶正之品，故全方消补合宜。他治痰饮，常用异类有情之品，前人有五倍子治老痰、顽痰之说，牡蛎能软坚化痰，海螵蛸能化瘀溶痰等，用于此证，均很适合。

六、导引汤

方药组成

白丑末5g，黑山栀10g，云茯苓10g，福泽泻10g，白知母10g，白通草5g，细滑石12g（布包），生甘草梢5g，琥珀末2g（冲），桔梗5g，菊花根 15g。

主治：癃闭。

方解：朱老认为，癃指小便屡出而短少；闭指小便涓滴而难行。临床常将小便不通统称癃闭。《素问·宣明五气论》云："膀胱不利为癃，不约为遗溺。"然而膀胱仅藏溺也，其气的利与不利，又与肾气的运行、肝气的疏泄、肺气的通调、三焦的气化、督脉经气的灌注息息相关。故膀胱常为受病之所，而非生病之源。若肺热气壅，清肃不行，小便不利者，徒予分利无益，必须廓其上游，始克奏功。

癃闭属热属实居多，此热则不通，冷则不禁之故。昔李东垣治癃闭，恒以渴与不渴来辨识其热在上焦气分，抑热在下焦血分，殊为中肯。此证"烦渴"，故蒋氏曰："此肺热之明验也"。肺热则清肃不行，气化不及州都，病从肺而及于膀胱，癃闭以作。《问斋医案》导引汤，顾名思义，导者，导心肺邪热从小肠、膀胱而出；引者，引金令下行，使其直达州都。白丑善泻气分湿热，宣通三焦壅塞，凡湿热壅阻，气闭不通，小便不行，此为要药；山栀既能清泻膈上之邪热，与苓、泽、滑石、通草同用又能泻小肠、膀胱之热结，而奏通利之功，前人所谓"小肠火府，非苦不通"；知母清金化气；桔梗开通上焦。如斯则邪热蠲除，上焦痹闭得开，气能化水，小便自行。蒋氏治癃闭喜用菊花根，据前人经验，凡小便不通，诸药不效者，可用白菊花根捣烂，以生白酒冲和，取酒汁温服，甚验。菊花根有清热、解毒、利尿作用，加酒以行药势，实为热结癃闭之有效验方。

导引汤为肺热气壅之癃闭而设，若阴虚肺燥，金不生水，宣通则伤其气，淡渗则增其燥，即非此方所宜。朱老认为，《外台》百合饮子（百合、桑白皮、通草、白茅根）较当，此方以清润见长，两相对照，颇便临床因证而施。

七、下输煎

方药组成

赤茯苓 10g，猪苓 10g，福泽泻 10g，车前子 12g，白通草 5g，滑石 12g，甘草梢 5g，萹蓄 12g，瞿麦 10g，陈麦秸 30g，西瓜子壳 15g，菊花根汁 3 杯（冲）。（见《问斋医案》癃秘门）

　　主治：癃闭。

　　方解：朱老认为，癃闭一证，病因非止一端，若水液偏渗大肠，小肠因而燥竭；或湿邪阻遏膀胱经府气分，小便不利者，则当因势利导，分利阴阳。从临床症状来看，肺热与湿阻下焦均有口渴见症，但二者病原有高下之异，且一系热盛伤津耗液，一系湿阻气不化津，病机截然不同，当潜心体认。须知癃闭不拘于分利一法，但亦不可无分利之法，全在医者审察病因，对证发药。此即分利之法也，湿郁下焦，气化不行者宜之。方中罗列大队淡渗之品，其中滑石、菊花根等能清湿中之热；陈麦秸，《简便方》载其"煎浓汁频服"，能治"小便不通"；西瓜子壳，《本草撮要》载其"治吐血，肠风下血"，先师章次公先生认为它有平肝降压、利小便的作用。诸药合用，能迅开膀胱之气闭，利尿作用较强。

八、补中益气汤

方药组成

　　人参5g，生黄芪15g，冬白术10g，炙甘草5g，当归身10g，陈橘皮5g，春柴胡5g，绿升麻5g，生姜5g，大枣肉10g。

　　主治：气虚癃闭。

　　方解：朱老认为，癃闭病发于中者，常因中气不足所导致。《素问·玉机真脏论》云："脾病不及，则令人九窍不通。"后世亦有"九窍不和，皆属胃病"之说。若饥饱失时，损伤脾胃，中气不足，清气下陷，则影响膀胱气化，可致斯疾，易发于虚人、老人和孕妇。治疗当宗"塞因塞用"之旨，以补药助其疏通。蒋氏曾治一人，"妊娠胎压膀胱，小便不利"，予大生地、当归身、大白芍、川芎、新会皮、柴胡根、绿升麻、东洋参、枳壳养血安胎、益气升陷而奏功。

　　人之清气不可一刻不升，浊气不可一刻不降，而中焦则为清升浊降之机括，阴阳交泰之枢纽。今脾气受损，清气下陷，浊气上逆，阴阳否隔，气化不行，小便不利，故予补中益气汤以斡旋中气，俾脾能散精，金有所恃，清肃得司，气化得行，而小便自利。此方并非通利，而通利已在其中。复诊予景岳补阴益气煎，更有妙思。盖脾气亏虚，益气升阳可矣；若脾阴不足，又将何以散精？此方乃补中益气汤之变方也，以熟地、山药易黄芪、白术（案中用生地），对脾阴不足、清气不升者尤为熨贴，蒋氏引用其治疗气阴两虚之癃闭，是深得景岳之薪传者。

九、知柏地黄丸

方药组成

大生地 20g，粉丹皮 10g，福泽泻 10g，云茯苓 10g，怀山药 20g，山萸肉 10g，白知母 10g，川黄柏 5g，油肉桂 3g。（见《问斋医案》癃秘门）

主治：下焦湿热癃闭。

方解：朱老认为，肾与膀胱，脏腑相连，气化相关，故癃闭与肾脏的关系尤为密切。若肾阴虚无以化阳，或肾阳虚气化不及，可见小便不利。蒋氏根据"肾司二便"的理论，从大便不通有阳结、阴结之不同，将阴虚燥热之癃闭亦称为阳结，阳虚不化之癃闭亦称为阴结，恰如其分地采取滋阴化阳或温阳化气之法，颇能示人以规矩。一般说来，闭系暴病，癃系久病。此类患者，往往始则小便淋沥，久之则闭而不通。盖高年真阴大虚，膀胱干涸，无阴则阳无以化，是以小便难行，斯时若妄予分利，譬如枯井求泉。方以六味丸滋养真阴，合滋肾丸坚阴化阳，很为合辙。

十、香连顺气汤

方药组成

川黄连 5g，广木香 5g，鸡心槟榔 5g，生大黄 10g，当归身 10g，赤芍药 10g，枳实 5g，黄芩 10g。（见《问斋医案》痢疾门）

主治：湿热痢疾。

方解：朱老认为，痢疾一症，多发于夏秋之交，乃暑湿、食毒郁蒸阳明，夹糟粕积滞，进入大小肠，倾刮脂液，化脓血下注所致。蒋氏认为痢疾："盖痈疖、流注、疮疡之类，即《内经》肠澼之证也"。他用《内经》、《难经》有关条文来论证这一观点，如《素问·脉要精微论》："脉数动一代者，病在阳之脉也，泄及便脓血"，此"脓血二字，明与痈疡相似"。《素问·至真要大论》："少阳在泉，火淫所胜，注下赤白"，此所言"风湿相火，伤于阴络，血液化为赤白，即痈疽化脓之意"。《难经》："溲而便脓血"，系"以痢之赤白名脓血，即是痈疡之类"。在《医略》中，蒋氏还考证了张仲景、巢元方、孙思邈、刘河间、朱丹溪、张景岳、吴又可诸贤对痢疾的论治，认为诸家"论痢疾证治之理正与痈疡机宜暗合，但未有直言痈疖、流注、疮疡之属，生于膜原，连络肠胃之间，脓血内溃，渗入肠中，漂澼而下，为痢之赤白者"，特表而出之。今知痢疾脓血便的产生，是由于细菌毒素作用于结肠黏膜，使结肠黏膜发生过敏性炎症，病原菌及其他肠道菌在此基础上产生破坏作用，扩大局部病变，使肠黏膜产生糜烂和溃疡，分泌大量脓性物质，以及由于肠黏膜血管扩张使血液渗出，混合而成脓血便。痢疾杆菌主要侵犯结肠，愈近肛门端，病变愈严重。由此可知蒋氏所持痢疾为广肠生痈、溃疡的观点，是很有见地的。

十一、参连顺气汤

方药组成

人参5g，川黄连5g，生大黄10g，川厚朴5g，枳实5g，元明粉6g（冲），陈仓米15g，荷蒂3枚。（见《问斋医案》痢疾门）

主治：禁口痢疾。

方解：朱老认为，噤口痢乃肠腑毒热，逆冲胃口所致。因毒热炽盛于内，火性炎上，胃土受戕，于是噤口不食，乃痢中之大证也。施治要领，宜大补胃气，兼行津液；泻火解毒，以降冲逆。但得胃开思食，方有转机。此病一般慎用攻逐，患者噤口不食，"舌苔黄厚，胸腹胀满"，显系正虚邪胜；胃虚固宜滋养，而邪热、痰滞之蕴结尤属当务之急。故用参、连开噤，大承气攻下邪结，陈仓米养胃气，荷蒂升清，扶正祛邪，并行不悖。

十二、赤松丸

方药组成

赤松皮60g，赤石脂30g，禹余粮30g，椿根皮40g，罂粟壳20g，五倍子30g，海桐皮30g，五味子30g，鸦胆子20g（去壳）。上药研细末，水叠丸，早晚各服9g，开水送下。（见《问斋医案》痢疾门）

主治：久痢、休息痢。

方解：朱老认为，大凡痢疾失治，或兜涩过早，易酿成休息痢，以致缠绵难愈。此证脓血下注，经年累月不瘥，足见肠黏膜溃疡久未愈合，故脓血漏下不止。此案所描述之症状，与巢元方论休息痢之乍发乍止，肠蛊痢之先赤后白，颇为相近，当亦包括阿米巴痢疾在内。余曩年用此丸治疗久痢不瘥，或阿米巴痢疾，颇为应手，值得深入研讨。赤松皮一味，能治痈疽疮口不合，有生肌止血之功。《杨氏家藏方》用其治"肠风下血"，《太平圣惠方》用其治"三十年痢（赤松上苍皮一斗，为末，面粥和服一升，日三，不过一斗，救人）"。故赤松皮为治血痢经久不愈之佳品，此药今人罕用，未免有弃材之叹。椿根白皮可清热燥湿，凉血止痢。此二味旨在凉血止血，生肌医疡。海桐皮除长于祛风通络、化湿泄热外，并可治痢。《海药本草》载其治"赤白泻痢"，《本草纲目》称其"又入血分及去风杀虫"。鸦胆子一味，为凉血解毒之要药，善治热性赤痢，单味治阿米巴痢疾有效。此二味旨在杀虫止痢。五倍子、五味子、赤石脂、禹余粮为收敛止涩、止血生肌之要药，此四味旨在固摄下焦气化，保护肠黏膜，加速溃疡面之愈合。罂粟壳取其收敛止涩、解痉镇痛之功。此方在凉血医疡中寓有杀虫之功，对热性久痢及阿米巴痢疾，可以应用。

十三、苦参丸

方药组成

白苦参60g，胡黄连30g，地榆60g，鸦胆子30g，三七30g，刘寄奴40g，蒲黄40g，乌梅肉40g，牛角炭30g，羊角炭30g。上药研细末，水叠丸，明雄黄为衣，早晚各服9g，滚水下。（见《问斋医案》痢疾门）

主治： 便血、血性痢疾。

方解： 朱老认为，血痢、肠风、脏毒相类，即《内经》肠澼之属，由于暑毒、湿热、相火互伤连络交经之处，化为脓血，流注肠中，漂澼而下，极难调治，非《问斋医案》苦参丸，乌能奏效。此言夏令溽暑炎蒸，湿热蕴结，伤其脏腑之脂膏，动其肠胃之脉络，化为脓血，一如痈疽内溃，血痢以作。但血痢久延，往往留有瘀血、死血，用一般凉血治痢之药无效，所以"极难调治"。死血作痢，《丹溪心法》曰："其或下坠异常，积中有紫黑血，而又痛甚，此为死血证，法当用桃仁、滑石行之"。喻嘉言亦有类似论述。

此案症状未详，但从其用刘寄奴、三七等活血化瘀药来看，为夹有瘀血，殆无疑义。方用苦参、胡黄连、鸦胆子坚肠治痢，抗菌消炎。刘寄奴为破血通经药，用治痢疾，诸家本草罕见记载。考《如宜方》有用刘寄奴、乌梅、白姜等份治"赤白下痢"者，今系赤痢，故去白姜，取刘寄奴、乌梅一通一涩，为血痢久延，内夹瘀血而设。又用三七配合刘寄奴增强活血化瘀之功；血余炭、牛角炭、羊角炭、地榆配合乌梅以收涩止血、护膜医疡；蒲黄生用有凉血活血作用，并可消肿止痛；雄黄以解毒整肠。如斯新血可止，宿瘀可散，血痢自瘥。凡血痢夹瘀，必参用化瘀之品，始克奏功。今知活血化瘀对于改善微循环，促进组织的修复与新生、抗菌消炎、代谢及免疫等方面均有很大的作用，这可视为治疗痢疾的一个途径。

十四、十全大补汤

方药组成

大熟地 25g，当归身 10g，白茯苓 10g，冬白术 10g，炙甘草 5g，上肉桂 5g，生黄芪 15g，制附子 10g，炮姜 5g。（见《问斋医案》痢疾门）

主治：久痢体虚。

方解：朱老认为，下痢脓血，多属于热，但亦有夏日恣食瓜果冷物，脾阳大伤，或痢久不愈，阴伤及阳，而呈虚寒之象者。其见症或下痢血水，或如屋漏水，或血色紫黯稀淡，或痢下腥秽，或完谷不化而色不变，小便清白等。前人尝以先水泻，后脓血，为脾传肾，谓之"贼邪"；先脓血，后水泻，为肾传脾，谓之"微邪"。前者难治，后者易愈，说明痢疾多关脾肾。大抵久痢未有不亡阴者，亦未有阴亡而肾不虚者。夫肾为胃关，开窍于二阴，肾气不充，势必滑脱难禁。久痢之补益脾肾，调燮阴阳，当随证有所侧重。十全大补汤补益气血，大补命门，以复肾中真阳，而固门户。此证虽以阳虚为主，然阴液已亏耗于前，阳气复耗伤于后，故温阳必与育阴并行，附桂与地归同用，方能于阴中求阳，阳中求阴，立方自不失于偏颇。

十五、九汁饮

方药组成

秋梨汁、鲜藕汁、甘蔗汁、芦根汁、西瓜汁、淡竹沥、生姜汁、生地汁、银花汁，九汁和匀，重汤温服，代茶解渴。

主治：消渴、上消。

方解：朱老认为，张子和《儒门事亲·三消之说当从火断》提出消渴属于火热病机，蒋宝素也说："五行之内，火独能消，燔木为炭，焚石为灰，煅锡为粉，煮海为盐，消为火证明矣！"这就是《素问·气厥论》所谓"心移热于肺，传为膈消"者是也，当用白虎汤出入，加用生津滋燥之品，实为上消施治之正法。九汁饮用梨汁、蔗汁、芦根汁、西瓜汁等大队甘寒以生津润燥；藕汁、生地汁以润血枯；燥热内蕴，易生痰浊，故用竹沥以涤之，姜汁以开之；银花汁以清热解毒，预防痈疽之外发，配伍精当，自臻良效。

十六、芫花散

方药组成

芫花、朴硝、明雄黄、五灵脂、鸡肫皮、苦楝根、制大黄、制附子、乌梅肉等份为末，每服 3g，清茶调下，虫从大便下尽为度。

主治：虫证消渴。

方解：朱老认为，虫消一证，前人颇多记载。乃蛔虫内扰，消灼津液所致。洪迈《夷坚志》云："消渴有虫，人所不知。"其治虫消，用"苦楝根皮一握切焙，入麝香少许，水二碗，空心服之，虽困顿不妨。下虫如蛔而红色，其渴自止"。苦楝根皮，历代医家视为虫消之要药；芫花除长于下水饮、祛痰癖外，并可驱虫，《乾坤生意》治"心痛有虫"，即用"芫花一两（醋炒）、雄黄一钱为末，每服一字，温醋汤下"。蛔虫内伏，湿热滋生，脾运失职，所以腹大如鼓，于是用五灵脂、鸡肫皮泄浊消胀；附子、大黄、朴硝温下积滞，实为虫消的对之方。

十七、玄珠散

方药组成

川黄连、川黄柏、黄芩、山栀、地榆、干姜、绿升麻、柿饼，俱用酒炒黑，加血余炭、百草霜、陈金墨等份为末，红花、苏木煎汤，调服 10g。

主治：便血。

方解：朱老认为，便血成因不出"脾虚失统"和"火犯阳明，阴络内损"两途。治疗时，"不必拘便前便后远血近血之说，皆宜先服《问斋医案》玄珠散"。推其大意，殆取其苦味坚肠、收涩止血的作用，故凡便血均可先予此散以控制症状。蒋宝素同时精心辨证，如遇脾不统血，便血屡发者，用归脾汤化裁。

十八、表里和解丹

方药组成

生大黄135g，炙僵蚕45g，蝉蜕、甘草各30g，皂角、广姜黄、乌梅炭各15g，滑石180g，上研极细末，以鲜藿香汁、鲜薄荷汁各30g，鲜萝卜汁240g，泛丸如绿豆大。成人每服4~6g，妇女或体弱者酌减；小儿10岁左右者服2.0~2.3g，6~8岁者服1.2~1.5g，2~5岁者服0.5~0.75g，每日1次，未更衣者可续服1次，连服1~3日，热退即勿再服。

主治：流感、伤寒等温热病初起而见有表里证者。

方解：本方与下面的葛苦三黄丹，都是20世纪30年代聂云台先生传授给朱老的，在治疗登革热等传染病的过程之中，发挥了重要作用。故此两个方剂很受朱老重视，方解见后。

十九、葛苦三黄丹

方药组成

飞滑石600g，生大黄90g，蝉蜕15g。以上三味研末，另用苦参150g，葛根、黄芩各90g，天花粉、茵陈、青蒿各60g，黄连、甘草、白蔻仁各30g，蝉蜕、姜黄、川郁金、苍术各15g。煎取浓汁。再以鲜荷叶、鲜藿香各150g，鲜苏叶180g，鲜茅根240g，生萝卜子60g，以上五味研磨，加上药汤绞汁2次，并加鲜萝卜汁90g，将药汤汁拌入三味药末泛丸，湿重6g（无鲜药时用干药半量，研细，用药汤放凉泡透榨汁，榨后须加凉开水再榨一次，以免药汤损失）。每服2粒，每日1次，体弱或儿童酌减，虽有溏泄，尽可服之。服后一般每日微泻一二次，热势逐步递减而愈。

主治：湿温等温热病，服上方3日，热势未挫者。

方解：朱老认为，吴鞠通有"湿温……下之则洞泄"之说，后亦有人认为用下剂有促使肠出血之弊。因此，伤寒能否运用下法，引起了争鸣。通过复习文献和临床实践，朱老完全同意"正、副伤寒不仅能下，而且应以下法为主"的见解。《温疫论》："凡表里分传之证，务宜承气，先通其里，里气通，不待发散，多有自能汗解者。"叶天士："三焦不得从外解，必致成里结，里结于何？在阳明胃与肠也，亦须用下法。"《温证指归》："温邪如火，人身如釜，津液如油，煎熬脏腑，势不焦枯不已，若不急抽其薪，徒事扬汤止沸，实与养痈无异。"吴又可还明确指出："得大黄促之而下，实为开门祛贼之法"，"承气本为逐邪而设"。事实证明，伤寒的发病，虽然主要是感受温邪而起，但大多夹食、夹湿，所以在伤寒早期，及时予以疏通积滞、清泄解毒，温邪就不致内传阳明，蕴蒸化火，下逼肠络，就可能防止或减少肠出血，缩短疗程。因此，下法是直达邪热巢穴，追逐邪热外泄的积极疗法，而且要"急早凉下"，不要等待舌苔转黄，才敢议下。《温证指归》言："若泥伤寒之说，必俟邪入腑、苔转黄者方可攻下，恐病温者，肠胃腐烂，早赴九泉矣"，这是很明确的。因此可以通过表里双解治疗各种传染病。

二十、痢泻散

方药组成

生、熟大黄（炒）各30g，苍术（米泔水浸）90g，杏仁（去皮尖与油）、羌活（炒）各60g，川乌（去皮，面包煨透）、甘草（炒）各45g。上药共研极细末，瓶贮备用。（此为《镜花缘》验方）

主治：赤白痢疾。

用法：成人，赤白痢疾每服3～4g，但赤痢宜用灯芯草33cm煎汤调服；白痢宜用生姜3片煎汤调服；赤白兼见者，并用灯芯草、生姜煎汤调服；泄泻每服2g，以米汤调服。小儿剂量减半，4岁以下者用1/4，幼儿再减，每日2次。

方解：朱老过去常用以生、熟大黄为主药的"痢泻散"治疗痢疾及泄泻，服用方便，价格低廉，奏效显著，可以推广应用。

朱老认为，本方有泻热通滞、健脾燥湿、温里散寒、止痛安中之功，对菌痢及急、慢性泄泻，均有显效。痢疾与泄泻，新起多属热、属实，久病则为寒、为虚。热实者宜清泄导滞，虚寒者则应温中培调。本方主要用于热实型泻痢，但虚寒型体质不太虚弱者，亦可应用。大黄生用苦寒，专于下行，能入血分，泻热通肠，荡涤积垢；熟则性缓，能导湿热从前阴而出，并有收敛止涩的功用。川乌辛温，温养脏腑，破除积滞，散寒止痛，与大黄配合，一温一寒，相须相使，不但可治热实之证，并可用于寒实之证，是本方中的主药。此外，杏仁降气润燥，有利消积；羌活搜风祛湿解表，协同川乌，增强止痛作用。至于甘草，则功在协调诸药，解毒缓急。所以各型痢、泻均可使用。惟疫毒痢必须配合清肠解毒之品，或中西医结合始妥；久痢下稀淡血水者忌用。

二十一、六神丸

方药组成

犀牛黄4.5g，麝香3g，雄黄3g，珍珠4.5g，蟾酥3g，冰片3g。上药分别研成细末，以烧酒化蟾酥，和匀为丸，如芥子大，百草霜为薄衣。

用量： 成人每次10～15粒（100粒约重0.3g），不可超过20粒，一日3～4次，过量须防中毒。但天津市中医院用此治白血病，每日用量达90～120粒，分4次服。每日90粒以下，效果不明显，但每日如超过150粒，每出现腹痛、腹泻、恶心、呕吐等副作用，可供参考。

方义： 朱老认为，牛黄一味，《神农本草经》早有记载，一直作为名贵的芳香开窍、清热解毒、利痰镇惊药。它含有胆固醇、麦角固醇，并含丙氨酸等7种氨基酸，不仅有镇静、抗惊和强心之功，且有促使红细胞新生的作用，所以日本医家用作"强壮药"。蟾酥有很强的攻毒消肿、辟恶通窍、强心定痛之功。《本草纲目》称其治"一切恶肿"。近年来发现它在组织培养的癌细胞、动物肿瘤模型及临床应用均有不同程度的抗瘤作用，值得重视。其辟恶通窍作用，可用于和其他药物相伍，治疗痧疫昏厥、霍乱吐泻等证。据药理分析，它含有蟾酥苷和蟾酥灵等，能强心升压及兴奋呼吸，其兴奋呼吸之作用比尼可刹米、戊四氮、洛贝林还强。十分有意义的是，蟾酥的强心作用，与它能显著增加心肌蛋白激酶活性有关，而对其他内脏蛋白激酶活性几乎没有影响，没有类似普萘洛尔一类的副作用。最近由有关单位研制成功的"蟾力苏注射液"，是用从蟾酥中进一步提取出来的有效成分之一的"脂蟾毒配基"制成的新型急救药，兼有兴奋呼吸、强心、升压的效应。由于其升压作用迅速，持续时间较长，并无血压过度升高的现象，对于新生儿窒息，对于麻醉、镇痛、镇静等药物引起的中枢性呼吸抑制，都有较好的治疗效果；对于肺心病、肺炎等引起的呼吸、循环衰竭，也有治疗效果。麝香有香窜透络、开窍化瘀之功，它已被分离出香味成分——麝香酮，是一种挥发油，能使呼吸和心跳增加。本品少量可增进大脑功能，多量反而有麻痹作用；又能促进各腺体的分泌，有发汗和利尿作用。世俗皆知麝香为散气通窍之药，而忽略其强心健脑作用，诚为憾事。陶节庵以参、附、桂等品与麝香组成"回阳救急汤"，实有卓见。冰片一味，《本草纲目》称其"通诸窍，散郁火"，并能消肿止痛，其开窍回苏功类麝香，但作用稍逊，主要用于温热病的神昏痉厥以及中风痰厥、中恶、卒然昏倒等内闭证候。珍珠能镇惊坠痰，含有大量钙素及多种氨基酸，与牛黄合用具抗霉菌之效。雄黄能解毒辟秽，含有三硫化二砷，可以抑制巯基酶系统以影响细胞代谢。诸药配合，共奏清热解毒、消肿止痛、强心安神、镇痉回苏之功。还应当提及的是，六神丸的药物配伍是很精当的，药物之间相辅相成的协同作用，使它能以很小的剂量获得很高的疗效。例如，麝香配冰片，其开窍回苏作用增强；牛黄配麝香，其强心作用增强；牛黄配蟾酥，抑制作用不仅不相互抵消，反而大大增强；麝香、牛黄合用，或更加蟾素合用，在抑制大鼠肉芽肿形成的作用上，均呈相乘效果，三者合用，似以原方比例（2∶3∶2）作用最好。足见此方是经过千锤百炼而确定的，古人的实践经验与今之科学实验遥相符合，真令人惊叹不已。

二十二、四神煎

方药组成

黄芪120g，远志90g，怀牛膝、川石斛各10g。（本方出于陈士铎《石室秘录》）

主治：鹤膝风。

方解：朱老说："本方屡试不爽，堪称奇效，近贤岳美中先生亦盛赞之，这是专病专方的例子。"

二十三、夺痰定惊散

方药组成

炙全蝎 30 只，巴豆霜 0.5g，犀黄 1g，朱砂 1.5g，雄精 2g，胆南星 6g，川贝、天竺黄各 3g，元寸 0.3g（后入），共研细末，密贮。每服 0.6g，幼儿 0.3g，每日 1~2 次。鼻饲后三四个小时，排除黑色而杂有黄白色黏液的大便，即痰消神苏。

主治：痰蒙清窍，惊厥抽搐。

方解：朱老认为，此散熄风化痰、通腑泄浊之作用显著，用于肺炎、中毒性菌痢、百日咳脑病、脊髓灰质炎等痰浊交阻，痰鸣如嘶之证，亦可泄化浊痰，防治窒息。对于儿童乙脑、脑病之呈昏迷状态者，用下方对部分病例可促进好转，但辨证用药、中西医结合的综合措施仍属必要。处方：全蝎 8 只，蜈蚣 2 条，守宫 2 条，飞雄黄、僵蚕、飞朱砂、樟脑各 3g，共研细末，蜜调敷囟门及脐部，外以纱布覆盖。每日换药。一般药后三四个小时，可见腹鸣排便，病证好转。

第四节　经方传真

一、金匮肾气丸

方药组成

大熟地 20g，粉丹皮 10g，福泽泻 10g，怀山药 20g，山萸肉 10g，云茯苓 10g，制附子 10g，油肉桂 5g，车前子 12g，白通草 5g，琥珀末 2g（冲）。

主治：肾阳虚衰癃闭。（见《问斋医案》癃秘门）

方解：朱老认为，便有阴阳二结，溲亦宜然。脉细、皮寒、食少、小便不通为阴秘，宜金匮肾气丸加减主之。肾阳不足，周身功能衰减；寒凝不化，膀胱窍闭不通，故予金匮肾气丸加减，温肾化气为主。车前子其性滑利，滑可去着，直走膀胱而行水道。凡癃闭不通，下焦多有瘀滞，琥珀能化瘀滞，行水气，故选用之。又《济生方》琥珀散，"治小便不通"，取琥珀末6g，用萱草根或灯心草煎汤调服。方中琥珀、通草并用，即取琥珀散之意。综观全方，补肾气之不足，化膀胱之水邪，标本兼顾，立意周匝。

二、理中丸

方药组成

人参5g，冬白术12g，炙甘草5g，炮干姜5g。

主治：伤胃吐血。（见《问斋医案》）

方解：朱老认为，阳明为多气血之经，冲为血海，隶属于此，故吐血每与阳明、冲脉息息相关。《内经》首揭"阳明厥逆，喘咳身热，善惊衄、呕血"之旨，张仲景立"泻心汤治心气不足，吐血衄血"之法，后人无不奉为圭臬。王肯堂得仲景之旨趣，治吐血等症，"其始也，率以桃仁、大黄行血破瘀之剂，折其锐气，而后区别治之"；陈无择则倡用理中汤治伤胃吐血，以其能分理阴阳、温中摄血之故。

理中丸与桃仁承气都可以治疗吐血，但二法一寒一热，一通一补，适成对照。蒋宝素的验案之中，有时将二法合用，盖因症情急切，不得不标本兼顾。血出如涌泉，既有气随血脱，阴阳离决之虞；又有瘀热内结，血不归经之虑。从蒋氏记载二诊"血止神清"句，可测知初诊必有神昏，殆瘀热扰乱心神使然。两方合用，以理中汤温理中焦而扶正气，以桃仁、大黄逐瘀泻火，折逆降冲，俾能拨乱反正，帅血归经。更取童便引血下行，泄火止血。寒热并用，通补兼施，终获效机。血去阴伤，三诊以生脉散合六味地黄汤（去山萸肉）益气阴、调金水而善后。

三、小建中汤

方药组成

桂枝15g，白芍30g，炙甘草10g，生姜10g，大枣6枚，饴糖10g。

主治：虚寒萎黄。

方解：朱老认为，《金匮要略·黄疸病》篇载："男子黄，小便自利，当与虚劳小建中汤"。此条所指之"黄"，是"黄疸"抑为"萎黄"，曾引起历代医家的纷争。从仲景原著来推敲，黄疸的成因，大致有"瘀热在里"和"寒湿在里"之不同。盖瘀热或寒湿之邪郁遏在里，以致胆汁失于疏泄则外溢，而黄疸作矣。故泄化瘀热或温化寒湿，以利胆退黄，实为治疗之基本大法。所以治黄疸用小建中汤，则颇为难解，纷争之由，殆于斯也。综合历代注家之见，大多认为此条所指之"黄"，当是贫血之"萎黄"，而非黄疸。如《医宗金鉴》云："妇人产后血崩，发黄色者，乃脱血之黄色，非黄疸也。今男子黄而小便自利，则知非湿热发黄也。询知其人必有失血亡血之故，以致虚黄之色外现。斯时汗、下、渗、利之法，俱不可施，惟当与虚劳失血同治，故以小建中汤调养营卫，黄自愈矣"，目前的教科书亦多附会其说。然而颇堪商榷的是，如果此条所指之"黄"，确如一些书籍所称，是"属于虚劳范围的萎黄证"（语出湖北中医学院主编之《金匮要略讲义》），为何仲景不将此条列入虚劳篇？是错简？抑有它故？

朱老为此曾经留心黄疸患者，结果发现部分患者在黄疸的同时，出现心动过缓，以西医学的认识来分析，当是胆红素刺激心脏迷走神经之故。进一步观察，就发现这样一个症候群：黄疸病已入后期，周身黄染退而未净，目黄消退不明显，困惫乏力，心悸怔忡，脉细缓或细数，甚至结代。心电图出现心律失常（窦性心动过缓或过速、室性早搏或房性早搏、或窦性心律不齐）；肝功能常见轻度损害，每每缠绵难愈。揣其病机，当是肝病传脾，胆邪及心。因思其对证方药，确以小建中汤较为恰当。此方建立中气是矣，而和营卫，即兼可治心（《难经》云"损其心者，和其营卫"）；桂能达肝，芍能利胆，即寓有调肝之用。随证出入，多能收效。朱老因此联想到西医学所称之"胆-心综合征"，觉得《金匮》此条，别有一番悟境。

朱老认为，首先值得研究的是胆病及心的问题，《素问·生气通天论》所谓"一阳发病……其传为心掣"，就已经指出了胆病可以引起心掣不宁。从经络学说的角度来看，足少阳胆经的支脉，"以下胸中，贯膈"，与手厥阴心包经交会于天池穴，经脉相通，胆汁溢于络脉，循经内扰心脏，以致心脉瘀阻，可以出现心悸怔忡，这是"邪实"的缘故。另一方面，胆为少阳春升之气，李东垣曰："春气升则万物化"，所以《内经》云："凡十一脏，取决于胆也"。胆病则生气索然，使其他脏器相互影响，出现一连串的病理反映。再者肝胆互为表里，胆病常由肝病影响而来，肝胆有病，疏泄不利，势必导致消化功能障碍，后天化源不足，气血亏虚，心失所养，于是悸动不宁，这是"正虚"的因素。所以黄疸引起的心律失常，其证候特征是本虚标实，气虚血瘀。因此，出现结代或缓或数之脉，也是意料中事。结脉可由气血凝滞而发生，代脉则表示脏气虚衰，完全符合上述病机。至于西医学所称之"胆－心综合征"，可以出现腹痛，但在心脏的主要病理变化是心律失常。它的成因，是胆道感染后引起心脏功能改变或诱发心脏功能改变，而胆道感染的程度往往与心脏功能改变有着密切的联系；随着胆道感染得到控制，心脏功能也可相应地改善，乃至恢复正常；当胆道感染再次发作，心脏功能可再次出现异常，提示了胆心之间的病因关系。《金匮》此条质朴无华，点出"小便自利"一症，尤堪玩味。诚然，湿热发黄小便恒不利，萎黄则小便自利，但若黄疸已至后期，邪少虚多，小便未尝不自利也，其状颇类虚劳，故曰："当予虚劳小建中汤"。至于条文中"男子黄"三字当活看，女子亦可发生。这一方证虽语焉未详，但细细推敲，与胆－心综合征的病理不无暗合之处。

朱老曾治一男性患者，32岁，患黄疸型肝炎已近3个月，迭经中西药物治疗，周身黄染大多消退，但目黄仍较明显。惟感心悸不宁，胸膺偶有刺痛感，小便时黄，大便尚调。舌苔花剥，脉细缓而结代。心电图示窦性心动过缓和室性早搏。肝功能轻度损害。脉证合参，乃肝邪犯脾，气血亏虚，心脉瘀阻之候。遂予益气化瘀、建中和营之剂。处方：生黄芪30g，当归10g，桂枝6g，生白芍15g，丹参12g，红花5g，生地黄15g，天花粉10g，淮小麦30g。连服20余剂，脉转调匀，目黄渐退，精神趋振，后复查肝功已正常。

基于以上论述，朱老认为《金匮》此条所指之黄，是黄疸。至于小建中汤可治萎黄，则是异病同治，未可等量齐观。病有常必有变，用小建中汤治黄疸亦属变法，当是肝胆之病，伤及脾气，进一步损及心气者，可以出现心悸、怔忡一类症候。这就启示我们认识胆病及心的病理变化，它与胆－心综合征的病理有吻合之处，值得作更深入地研讨。仲景在"黄疸病篇"列入此条，当可补其治黄疸用"汗"（如麻黄连轺赤小豆汤）、"消"（如硝石矾石散）、"下"（如茵陈蒿汤）、"清（如栀子柏皮汤）、"利"（如茵陈五苓散）诸法之未备也。

　　（朱老原文载于《江苏中医杂志》1982 年 5 期，此处引用稍有删节）

四、桂枝去芍药加麻黄附子细辛汤

方药组成

桂枝 15g，麻黄 10g，细辛 6g，制附子 10g，炙甘草 10g，生姜 10g，大枣 6 枚。

主治：心阳虚水肿。

方解：朱老说，《金匮要略·水气病》篇载："气分，心下坚，大如盘，边如旋杯，水饮所作，桂枝去芍药加麻黄附子细辛汤主之"。何谓"气分"？尤在泾云："曰气分者，谓寒气乘阳之虚，而病于气也。"水饮之得以停聚，乃气运失职使然。楼英指出了气分病水的机制，并将其与"血分"作出了鉴别："气分谓气不通利而胀，血分谓血不通利而胀，非胀病之外，又别有气分、血分之病。盖气血不通利，则水亦不通利而尿少，尿少则腹中水渐积而为胀。但气分心下坚大而病发于上，血分血结胞门而病发于下；气分先病水胀，后经断；血分先经断，后病水胀也"。此条值得研索的是：既然病属气分，水饮聚于心下（胃脘部），此方为何不用一味理气之品？此条与本篇所载："心下坚，大如盘，边如旋盘，水饮所作，枳实白术汤主之"之证似乎相仿，为何方药迥异？这一气分证的产生，是哪些脏器的病理反映？

　　水饮聚于心下，最多见的有两种情况，一为脾失健运，一为心阳失旷。前者为《素问·至真要大论》所谓"太阴之复，饮发于中"也。盖脾病则不能制水，中枢失运，升降失司，津液不归正化，以至饮聚于胃。后者则因心阳不足，心气内结，寒水内停而发生，与肺肾的功能失常，尤为密切。从心肺关系来看，两者同居膈上，一主血，一主气，相互为用，病变相因。例如，心阳不足就可导致肺之宣发、肃降功能减弱，使停聚的水液无以下输膀胱，排出体外。从心肾关系来看，心阳根于肾阳，肾阳不足，则心阳为之衰弱，以致水湿潴留，如肾阳亏虚不能化水，还可出现寒水凌心的病机。这两种情况，病因各别，症情上有轻重之殊。朱老以为仲景在《水气病篇》所主的"枳术汤"与"桂枝去芍药加麻黄附子细辛汤"两方，就是为这两种症情示人以用药大法的。仲景称枳术汤证为"边如旋盘"，而称桂枝去芍药加麻黄附子细辛汤证为"边如旋杯"，虽系一字之差，但其中极有分寸。诚如程云来所云，如盘不如杯，"是水饮散漫之状"；而如盘复如杯，"是水饮凝聚之状"。前者健脾强胃，消痞祛水可矣；后者则健胃药不能缓其苦，非振奋心阳，温运大气不为功。

朱老认为，从临床实际来看，一些风湿性、肺源性等心脏病的患者，在病情发作期，恒可见心下坚大如杯，因此朱老益信此条"气分"证乃心气内结使然。考诸家之注，唐容川见病颇真："此证是心肾交病，上不能降，下不能升，日积月累，如铁石之难破"，提示非大剂温阳散结不为功。除心下坚满外，这类患者常伴有下肢浮肿，进一步可出现腹水，其腹水的征象类石水，但与石水似同而实异，盖一则病源于心，一则病源于肾。当然，在治则上有某些可通之处。

心气内结造成的病理产物除水饮以外，必有瘀血的存在。然而行水消瘀之剂，不过治标而已，且伤正气。仲景则着重温运大气，以助气化，真正抓住了疾病的本质。盖大气运转，则宿瘀自消，停饮自散。唐容川对此方的解释较为精当："方中用麻黄、桂枝、生姜以攻其上；附子、细辛以攻其下；甘草、大枣补中焦以运其气，庶上下之气交通，而病可愈。所谓大气一转，其结乃散也"，但犹有剩义，尚待发挥。例如，麻黄一味，就取其散寒邪、通心气、破坚积、利小便等多种作用。邹润安认为："麻黄气味轻清，能彻上彻下，彻内彻外，故在里使精血津液流通，在表则使骨节肌肉毛窍不闭，在上则咳逆头痛皆除，在下则癥瘕积聚悉破也。"现代药理研究认为，麻黄中所含的麻黄碱，其作用与肾上腺素相似，但较和缓而持久，主要作用为松弛支气管平滑肌以及兴奋心脏、收缩血管、升高血压等。近几年来，不少报道表明，一些含有麻黄配伍的方剂，如麻黄附子细辛汤、阳和汤等，对病态窦房结综合征有较好的疗效，可以证明其确有通心气和发舒心阳等作用。余如桂枝能通心阳，行水气；附子能温阳强心；细辛既是心经引经药，又有散寒透窍作用，故朱老认为本方是一个良好的强心行水剂。至于本方可以广泛用于治疗各种阴水，如陈修园于此方中加一味知母而创订"消水圣愈汤"（见《时方妙用》），治水肿有效。不过是对经方的活用罢了，不能与此方所适应的"气分"证混为一谈。

朱老曾治一妪，61岁，夙患肺源性心脏病。3个月前，因咳喘、心悸、腹水而住院治疗月余，诸恙均已平复。近因受寒、劳累，诸恙复作，咳喘较剧，夜难平卧，心下坚满，按之如盘如杯，腹大如鼓，下肢浮肿，小便不多，面色灰滞。舌质衬紫，苔薄，脉沉细。此乃心阳不振，大气不运，水邪停聚不化，予桂枝去芍药加麻黄附子细辛汤原方。连进5剂，咳喘遂平，心下坚满已软，腹水渐退，但下肢依然浮肿。续予原方加黄芪、防己、椒目，连进8剂，腹水退净，下肢浮肿亦消十之七八，再以温阳益气、调补心肾之剂以善其后。

综上所述，此条所述之"气分"证，并非一般寒邪凝聚，气滞不通之候，实基于心阳式微，心气内结，在肺源性、风湿性等心脏病发作期最易发生。凡心阳不振引起的饮停心下（胃脘部），用一般健胃消痞剂无效，必须强心利水，始克奏功，而桂枝去芍药加麻黄附子细辛汤的主要作用即在于此。这种审因论治的方法，乃是仲景学说的特色之一。

（朱老原文载于《江苏中医杂志》1982年5期，此处引用稍有删节）

五、四乌贼骨一芦茹丸

方药组成

四乌贼骨一芦茹，二物并合之，丸以雀卵，大如小豆，以五丸为后饭，饮以鲍鱼汁。（方见《素问·腹中论》）

主治：利肠中及伤肝。

方解：这是《内经》所收载的很少几个方剂之一。朱老认为，此为《内经》关于血枯经闭之论治。其血枯之由，一是由于"年少时，有所大脱血"；二是因醉后入房，伤精耗气之故，夫精伤血去，肝肾亏矣，故经文将"肝伤"特意点出。月经之生理，在于任脉通和太冲脉盛，而奇经八脉隶于肝肾，冲任二脉又起于胞中，肝肾精血亏耗，则冲任虚衰，安望其经行？治疗经闭，大法有二：血滞者通之，血虚者补之。今肝伤血虚，故当填精补虚，润枯泽竭。四乌贼骨一芦茹丸旨意深矣！乌贼骨咸温下行，主女子赤白漏下及经闭血枯，又能涩精秘气；茜草既能止血治崩，又能补益精气；雀卵气味甘温，为补益精血之妙晶；鲍鱼能通血脉，益阴气。于是精血得以滋填，化源不绝，冲任脉盛，经事自潮矣。

朱老说，《内经》此方，实际上是一张通补奇经之祖方。一般说来，奇经病变都是大病、久病所累及；冲任二脉的病变，除因直接损伤（如手术）所导致外，大多起于慢性久病之后，所谓肝肾损伤，累及奇经。《内经》此证，亦由肝伤所致，这一认识，先圣后贤，都是一致的。需要着重说明的，此方之组成有两大特点：其一，选用了雀卵、鲍鱼等动物药来填补精血，既是养肝肾，又是益冲任。后世医家所谓"味腥气秒，善走奇经"，即是受其启示。其二，以补涩为主，涩中寓通。乌贼骨、茜草不仅能固涩下焦，而且能通利血脉，所以说二味能行能止。为何要通？盖非通经气不能行，非通不能入脉，这是调理奇经的一个重大法则，足以启迪后人。

朱老认为，《内经》此方之应用十分广泛，除用于伤肝经闭外，还适用于崩漏，特别是暴崩。盖暴崩冲任失守，下焦不固，症情最急。尽管在辨证上可以分为肝不藏血、脾不统血等多种类型，但治肝、治脾总有鞭长莫及之虞，莫若固摄冲任为先，待崩止后，再调肝脾，以治其本。雀卵不易得，鲍鱼价昂，可取其意，代之以鹌鹑蛋、鹿角胶、龟板胶、紫河车、淡菜、阿胶之类，但须根据证候阴阳之偏颇，随证选药。用茜草、乌贼骨固摄下焦，加入紫石英、龙骨、牡蛎等以补其不逮，可以收效。此方还适用于带下病，近代名医张锡纯善用之。张氏谓："带下为冲任之证，而名为带者，盖以奇经带脉，原主约束诸脉，冲任有滑脱之疾，责在带脉不能约束，故名为带也。"立"清带汤"方（生山药、生龙骨、生牡蛎、海螵蛸、茜草）治"妇女赤白带下"。单赤带，加白芍、苦参；单白带，加鹿角霜、白术。张氏此方，即从四乌贼骨一芦茹丸引申而来。假使既有下元不足之见症，又有湿热瘀浊逗留之带下，张氏此方即欠熨贴。沪上名医朱小南先生对久病秒带用清润法，即以《内经》本方为主，除鲍鱼、乌贼骨、茜草炭外，加入味浊之品，如鱼腥草、墓头回、败酱草等，直达病所，殊堪效法。

朱老对此方亦有深入研究，他说："就单味药而言，后人也不断扩大其应用范围。例如，乌贼骨不仅能收涩止血，而且能潜消宿瘀，是一味具有'通'与'涩'双重作用的良药。今人还用治咳喘，如姜春华教授用此药就有很多宝贵的经验。朱老认为，乌贼骨治咳喘不仅取其能敛肺，同时还有溶痰之作用。但须注意，咳喘初期，表证较重者须慎用，否则应配合宣肺开表之品，方能无弊"。

六、抵当汤（丸）

方药组成

抵当汤：虻虫 30 只（足翅），水蛭 30 只，大黄 30g（酒洗），桃仁 30 个。

抵当丸：虻虫 20 只，水蛭 20 只，桃仁 35 个，大黄 30g。

主治：血瘀重证。

方解：朱老认为，《伤寒论》从小便利与不利，作为蓄水与蓄血辨证之重要标志。盖蓄水者，病在气分，气化不行，故小便不利；而蓄血则病在血分，并不影响气化功能，所以小便自利。朱老认为，这仅仅是言其常，而未能尽其变。假使瘀血阻滞，影响气化功能，不仅可见小便不利，还可见肿满之疾。从临床实际来看，风湿性心脏病、肝硬化腹水、肾功能衰竭等，均可见小便不利、或腹水、或肿满等证候。而此等疾患，均有不同程度之瘀血表现，假如仅就小便不利这一症状，从气分来处理，就难收到预期之效果，而有时采用破瘀药后，则可获得明显的功效，这是发人深省的。朱老尝用水蛭粉治疗"风心"病，症见心下痞坚、腹水、小便不利者，及"肺心"而面浮、喘促、足肿、小便短少者，其效较佳，可以佐证。

瘀血证可见"发狂"之神志症状，后世医家积累了不少用逐瘀活血法治疗癫狂、狂犬病之治验，就是受了仲景之启示。瘀血可致"身黄"，这是一个非常深刻的认识。《伤寒论》既阐明了"瘀热在里"、"寒湿在里"可致发黄，又指明了"瘀血"致黄，三者鼎足，成为黄疸辨证的重要纲领。所谓瘀血发黄，是指瘀血内阻，致使胆失通降而言。经验证明，凡瘀血发黄，用茵陈则无效，非活血化瘀不能奏功。当然，在药物的选用上，并不拘于抵当汤、丸。《千金方》治身寒热发黄，用大黄、芒硝、归尾、桃仁、人参、桂心为末，酒服二方寸匕，就很有特色：其一，治黄不用茵陈；其二，攻下化瘀，辅以益气扶正，庶几攻不伤正。凡瘀血发黄，此方可作借鉴。如瘀热较重，可去桂心加丹皮，余如三棱、莪术、刘寄奴等，均可因证而施。

水蛭是一味具有逐恶血瘀血、破血癥积聚之良药。现代药理研究证明，水蛭主要含有蛋白质，其新鲜唾液中含有水蛭素，水蛭素能阻止凝血酶作用于纤维蛋白原，阻碍血液凝固，每20mg水蛭素可阻止100ml人血之凝固。水蛭分泌的一种组织胺样物质，能扩张毛细血管，缓解小动脉痉挛，降低血液黏着力。其活血化瘀作用，殆与此药理机制有关。可用于消癥瘕积聚，如张锡纯之"理冲丸"（水蛭、生黄芪、生三棱、生莪术、当归、知母、生桃仁），对于一切脏腑积聚及妇人血瘀经闭不行，或产后恶露不尽而结为癥瘕者，有比较显著之疗效，还可用于冠心病心绞痛。朱老体会，凡证属气滞血瘀、经脉挛急、血运不畅之心绞痛，甚则心肌梗死，而舌与口唇有明显瘀斑时，在一般活血化瘀、理气通阳之剂中，加用水蛭粉1g（胶囊装，分2次吞服），每获佳效。此外，对门静脉高压脾切除后血小板增多症、食道癌等，也有不同程度的效果。虻虫破瘀之力尤著，对癥瘕积聚、血瘀经闭、跌扑瘀结有效。但服后易引起暴泻，停药即止，虚人宜慎用之。

七、大黄䗪虫丸

方药组成

熟大黄、黄芩、干地黄、䗪虫、水蛭、蟅虫、蛴螬、杏仁、桃仁、芍药、干漆、甘草。

主治：体虚血瘀。

方解：朱老认为，仲景用虫类药治瘀血，《伤寒论》有抵当汤丸，《金匮》有下瘀血汤，二者均系内有瘀血，身体未虚，故纯用攻逐，取其急治；此系五劳虚极，内有干血，故宜攻补兼施，徐图效机。䗪虫具有活血散瘀、消癥攻坚、疗伤定痛等多种功效，其特点是破而不峻，能行能和。《长沙药解》说它"善化瘀血，最补损伤"，故虚人亦可用之。如仲景治疗产后腹痛之"下瘀血汤"，以及治疗疟母痞块之"鳖甲煎丸"，均用之，可资佐证。大黄䗪虫丸以破瘀药为主，养血之润剂为辅，虽云"缓中补虚",但毕竟是以祛瘀药为主之方剂,此方之应用,关键在于审证要明确,虚劳羸瘦确属瘀血为患者方可应用,否则每致偾事。故前人谓此方是治疗干血劳之良剂,当三复斯言。应用大黄䗪虫丸之标准,必具备肌肤甲错、两目黯黑、腹满不能食这三症,方不致误。许州陈大夫之"百劳丸"(当归、乳香、没药、虻虫、人参、大黄、水蛭、桃仁),治一切劳瘵积滞,立意与此方仿佛,均为祛瘀生新,治虚劳因干血为患之良剂。

先师章次公先生对仲景之学有精深之造诣,善用虫类药治疗沉疴痼疾。如对慢性肝炎和肝硬化的肝脾肿大、腹胀,善用攻补兼施之法,尝取䗪虫、蜣螂虫、蝼蛄、将军干等,配合补气养血、补益肝肾之品,多能迅速控制症状。姜春华教授亦喜用下瘀血汤治疗肝硬化,屡奏殊功。朱老曾根据章师之经验,制订"复肝散"(红参须、鸡内金、紫河车、广郁金、广姜黄、参三七、地鳖虫、炮山甲)治疗慢性肝炎及早期肝硬化,大能消癥破积,缩小肝脾,改善肝质,恢复肝功,增加食欲,并有提高血浆蛋白、纠正白蛋白/球蛋白比例倒置之功。

以上仅就《内经》、《伤寒杂病论》中运用动物药的部分方剂作了粗略的探讨,不尽全面,如治疗疟母之鳖甲煎丸,治疗阴狐疝气之蜘蛛散,即未道及。但从上述举例,我们仍然可以从古人那里学到不少宝贵经验,对提高我们的辨证论治水平、丰富我们的治疗手段,有着重大的现实意义。

第五节　朱老自拟方剂

朱老在长达70多年的临床实践之中,积累了大量的经验,也创制了很多良方,仓促之间难以收录完整,仅就朱老著作之中所收载的少数自创方药加以介绍,以窥一斑。

一、益肾蠲痹丸

方药组成

地黄、熟地黄、当归、淫羊藿、全蝎、蜈蚣、蜂房、骨碎补、地龙、乌梢蛇、延胡索等20味药材。

主治：温补肾阳，益肾壮督，搜风剔邪，蠲痹通络。用于症见恶寒，关节疼痛、肿大，屈伸不利，肌肉疼痛、瘦削或僵硬、畸形的顽痹（类风湿关节炎）。

方解：朱老认为，类风湿关节炎相似于《金匮》之历节病、宋代《太平圣惠方》之顽痹，以其症情顽缠，久治难愈，绝非一般祛风、燥湿、散寒、通络之品所能奏效。并认为顽痹具有久痛多瘀、久痛入络、多痛多虚及久必及肾的特点。同时患者有阳气先虚的因素，病邪遂乘虚袭踞经隧，气血为邪所阻，壅滞经脉，留滞于内，深入骨骱，胶着不去，痰瘀交阻，凝涩不通，邪正混淆，如油入面，肿痛以作。故治颇棘手，不易速效。通过长期实践，明确认识到：此证久治不愈者，既有正虚的一面，又有邪实的一面，且其病变在骨质，骨为肾所主，故确定益肾壮督以治其本，蠲痹通络以治其标。组方用药时，又根据虫类药"搜剔钻透驱邪"的特性，集中使用之，有协同加强之功。故益肾蠲痹丸的立方，除选草木之品以补肾培本之外，又藉虫类血肉有情之品搜风逐邪，散瘀涤痰，标本并顾。经近20年临床系统观察，认为对于顽痹，确有较好的疗效。

二、清肺定咳汤

方药组成

金荞麦、鱼腥草、白花蛇舌草各24g，苍耳子、天浆壳各15g，炙枇杷叶、化橘红各10g，甘草6g。

主治：痰热壅肺之咳嗽。

方解：朱老认为，此方对痰热壅肺之咳嗽最为适宜，症见咳嗽，痰稠不易咯出，苔微黄腻，脉滑数。法当清肺泄热，化痰定咳。随症加减：兼风热者加荆芥、薄荷、连翘；肺热甚者去橘红加大青叶或生石膏；兼湿热者去甘草，加清化湿热之生苡仁、竹沥半夏；夜咳甚者加当归；咽痒加僵蚕；燥咳加北沙参、麦冬。"清肺定咳汤"对上呼吸道感染、流感、支气管炎、肺炎等热型咳嗽有较佳疗效。进修医师苏广来同志曾以此方观察90例，撰文发表于《湖北中医杂志》，治愈86例，其中服药1剂即愈者4例，2剂愈者18例，3剂愈者53例，4剂愈者11例；无效（超过4剂或改用其他方药治疗者）4 例。

三、钩蝎散

方药组成

炙全蝎、钩藤、地龙、紫河车各 9g，共研细末，分作 10 包，每服 1 包，一日 2 次。

主治： 偏头痛。

方解： 朱老认为，偏头痛之原因甚多，但均与肝阳偏亢，肝风上扰攸关，每于气交换季，或辛劳、情志波动之际发作；患者痛眩呕吐，畏光怕烦，疲不能支，不仅发作时不能工作，久延屡发，亦且影响脑力及视力。某些病证极为顽固，用一般药物殊无效果，而朱老自组经验方"钩蝎散"，用后每获佳效。因为全蝎长于祛风平肝，解痉定痛，故取为主药；钩藤善于清心热、平肝风以为佐；"久痛多虚"，又配伍以补气血、益肝肾的紫河车，以标本兼顾。

四、消疬散

方药组成

炙全蝎 20 只，炙蜈蚣 10 条，穿山甲 20 片（壁土炒），火硝 1g，核桃 10 枚（去壳），共研细末。每晚服 4.5g（年幼、体弱者酌减），陈酒送下。

主治： 瘰疬。

方解： 朱老认为，不论瘰疬已溃、未溃，一般连服半月即可见效，以后可改为间日服 1 次，直至痊愈。全蝎不仅长于熄风定惊，而且又有化痰开瘀、解毒，医治顽疽恶疮之功。无锡已故外科名医章治康，对阴疽流痰症（多为寒性脓疡、骨结核及淋巴结结核）应用"虚痰丸"，屡起沉疴；该丸即为本品与蜈蚣、斑蝥、炮山甲制成，足证其医疮之功。另据《中草药临床方剂选编》介绍高邮县人民医院治疗颈淋巴结结核之处方，即上方去核桃，再加僵蚕、守宫、白附子，研细末，装胶囊。每服 2~3 粒，每日 3 次，连服 11~15 天为一疗程。儿童及体弱者酌减，孕妇忌服。如病灶已溃破者，亦可用此药外敷患处，以促使早日收口。临床治疗颈淋巴结核 40 余例，治愈率达 90%，且未见复发。后试用于两例骨结核，药后见血沉明显下降，病灶缩小（经 X 线检查证实），可以参用。

五、消核汤

方药组成

炙僵蚕 12g，蜂房、当归、赤芍、香附、橘核各 9g，陈皮 6g，甘草
3g），连服 5～10 剂，可以获效。如未全消者，可续服之。

主治： 乳癖。

方解： 朱老认为，乳腺小叶增生症，属于中医学"乳癖"范畴，每因
肝气郁结、冲任失调而致，治当疏肝解郁，和血消坚，调协冲任。以"消
核汤"治之，连服 5～10 剂，一般可以获效。如未全消者，可续服之。

六、复肝丸

方药组成

紫河车、红参须各 20g，炙地鳖虫、炮甲片、广郁金各 24g，参三七
12g，生鸡内金、广姜黄各 18g，共研极细粉末。虎杖、石见穿、蒲公英、
糯稻根各 120g，煎取浓汁泛为丸。每服 3g，一日 3 次，食后开水送下，或
以汤药送服，1 个月为一疗程。

主治： 早期肝硬化，肝功能损害，肝脾肿大，或仅肝肿大。

方解： 朱老认为，肝硬化是一种各种慢性肝病延续发展而来的，具有
广泛肝细胞损害及结缔组织增生的慢性进行性疾病。根据临床症状和体
征，早期肝硬化属癥积、痞块范畴，晚期肝硬化，则在臌胀门中辨证施
治。如喻嘉言在《医门法律》中说："凡有癥瘕、积块、痞块，即是胀病
之根，日积月累，腹大如箕，腹大如瓮，是名单腹胀"。

肝硬化的病理改变，是肝实质的损害，以气血郁滞、瘀凝脉络为主要
矛盾。由于瘀结日久，肝脾损伤，其临床表现多呈本虚标实，治疗较为棘
手。朱老曾于 1959～1962 年拟订"复肝散"，治疗早期肝硬化肝功损害的
患者 60 余例，对于改善症状和体征，促使肝功能好转，取得一定的疗效。
以后更在原方的基础上加以修改，制成丸剂，定名为"复肝丸"。结合辨
证用药，疗效有所提高。

七、清淋合剂

方药组成

生地榆、生槐角、半枝莲、白花蛇舌草、大青叶各 30g，白槿花、飞滑石各 15g，生甘草 6g，上药为一日剂量，煎制成合剂 100ml，一日口服 2 次，每次 50ml。重症剂量加倍，高热者，加服软柴胡 20g、炒子芩 15g。急性者疗程为 1 周，慢性急发者疗程为 2 周。

主治：淋证（泌尿系统感染）。

方解：朱老认为，《景岳全书·淋浊》载"淋之初病，则无不由于热剧……"。淋证之始（急性期或慢性急发期），其来势骤急，多属邪实，常常热多于湿。热结膀胱，气化不利，则出现小便频急，灼热涩痛。热毒炽盛，入于血分，动血伤络，血溢脉外，与溲俱下，可见尿中带血。因此本病初起的治疗，朱老主张清热利湿的同时，须加用凉血之品，如生地榆、生槐角、大青叶等。凉血有助于泄热，遣用苦寒剂，多能挫邪于病始，可迅速复旧如初。自拟"清淋合剂"，具有清热泻火、凉血止血、渗利湿毒之功，用于治疗急性泌尿系统感染或慢性泌尿系统感染急性发作，屡收捷效。生地榆、生槐角，尤为治淋之要品。地榆生用凉血清热力专，直入下焦凉血泄热而除疾；生槐角能入肝经血分，泻血分湿热为其特长。淋乃前阴之疾，足厥阴肝经循阴器，绕腹里，肝经湿热循经下行，导致小便滴沥涩痛，槐角泻肝凉血而利湿，每建奇功。二药配伍治淋，有明显的解毒、抗菌、消炎作用，能迅速改善和消除尿频、急、痛等尿路刺激症状。

八、肾衰灌肠方

方药组成

生大黄 10～20g，白花蛇舌草、六月雪各 30g，丹参 20g。有阴凝征象者加熟附子 15g，苍术 20g；血压较高或有出血倾向者，加生槐米 45g，广地龙 15g；湿热明显者加生黄柏 20g；阴虚者加生地黄、川石斛各 20g。合方煎成 200ml，每日 1～2 次，保留灌肠。

主治：慢性肾衰、尿毒症。

方解：朱老认为，慢性肾功能衰竭，肾虚为本，湿热、水毒、浊瘀为标。尤其在尿毒症阶段，更不能只治本，不治标。因此时血尿素氮和肌酐指标明显升高，这是观察尿毒症轻重的重要标志，所以降低血尿素氮和肌酐为治疗本病的关键。在温肾、补肾的同时，必须配合化湿热、利水毒、泄浊瘀之品，才能降低血尿素氮和肌酐，而有利于危机的逆转。清热解毒、活血化瘀法有抑菌抗感染、改善微循环、解除肾小动脉痉挛、增加肾血流量、抑制或减轻变态反应性损害等作用。

在肾功能衰竭的尿毒症阶段，由于血尿素氮和肌酐持续升高，浊阴上干，出现频繁呕吐，症情危笃，服药困难。采取中药保留灌肠，是一种有效的措施，也可以说是"中药肠道透析法"。部分药液可在结肠内吸收，部分则直接发挥作用，它对呕吐、厌食、乏力、血压升高及防止感染与出血，有明显作用；并可降低血尿素氮和肌酐，使此等毒性物质从肠道排出；还可降低血钾，减轻肾周围水肿，改善肾血流量，有利于肾功能之恢复，促使症情好转。灌肠方由清泻、解毒、化瘀之品组成。与此同时，还可以肌肉注射"醒脑静"注射液，每次 2～4 支，加 10% 葡萄糖 40ml，缓缓推注，每 6 小时 1 次。一般次日神识即清，呕吐亦止，即改为每日 2 次，继用 3 日。并予温肾解毒、化瘀利水之品，如熟附子 10～20g，生白术 20g，姜半夏 10g，紫丹参、六月雪、扦扦活各 30g，党参 15g，绿豆、白花蛇舌草、半枝莲各 30g，黄连 2g，另用益母草 120g 煎汤代水煎药，每日 1 剂。加减法：肌酐和血尿素氮不下降者，加白金丸 6g（包煎）；皮肤瘙痒者加白鲜皮、地肤子各 30g；血压较高或有出血倾向者加生槐米 45g，广地龙 15g。症情稍见稳定后，即重用黄芪 90g，仙灵脾 30g，以温肾助阳，益气利水；若尿量少者，另用蟋蟀 10g，人工牛黄 1g，琥珀 4g，共研细末，胶囊装，每服 4 粒，每日 2 次，有解毒、化瘀、利水之功。

朱老说，慢性肾炎由于病程较长，体气亏虚，在治疗好转情况下，必须继续治疗，以期巩固，切不可停药过早。在病情稳定后，应长期服用丸剂以巩固疗效，偏阴虚者可选六味地黄丸，偏阳虚者则用金匮肾气丸。而冬虫夏草不仅可以巩固疗效，而且有改善肾功能及提高细胞免疫功能的作用，对血尿素氮和肌酐均有降低作用，同时对其以外的中分子代谢产物可起到某种调节作用，是治疗重度慢性肾炎和巩固疗效之佳品。每日用 1g 煎汤，连渣服用，或研末胶囊装盛，每日服 4 粒。其缺点是价格昂贵，货源又紧，难以推广。现在人工培养者，亦可代用。

同时，慢性肾炎患者在康复期间要注意生活多样化、节律化，静中寓动，在体力许可的情况下，做些户外活动，以适应时令变化，避免呼吸道感染，以免诱发宿疾；在饮食方面要以清补为主，不宜食用辛辣刺激以及含盐分过高的饮食，这对配合药物治疗的作用是不可低估的。

（朱老原文刊载于《江苏中医杂志》）1986 年 10 期）

九、温经蠲痛汤

方药组成

当归 10g，熟地黄 15g，仙灵脾 15g，川桂枝 10g，乌梢蛇 10g，鹿衔草 30g，制川乌 10g，甘草 5g。风胜者加钻地风 30g；湿胜者加苍白术各 10g，生熟苡仁各 15g；关节肿胀明显者加白芥子 10g，穿山甲 10g，泽泻 30g，泽兰 30g；寒胜者制川、草乌各 10～20g，并加制附片 10～15g；痛剧加炙全蝎 3g（研粉吞服），或炙蜈蚣 1～2 条；刺痛者加地鳖虫 10g，三七粉 3g，延胡索 30g；体虚者仙灵脾加至 20～30g，并加菟丝子 30g；气血两亏者，黄芪、党参也可以用。

主治：虚痹。

方解：朱老认为，痹证的治疗原则，不外寒者温之，热者清之，留者去之，虚者补之。如初起或病程不长，患者全面状况尚好者，风寒湿痹，自以温散、温通为正治，湿热痹则以清热利湿为主。久病则邪未去而正已伤，故其证多错综复杂。久病多虚，而久病亦多痰瘀、寒湿、湿热互结，且古人还有"久痛入络"之说，如此则邪正混淆，胶着难解，不易取效。对此，朱老认为应当通盘考虑，总之以攻不伤正、补不碍邪为基本指导思想。张介宾说："痹证大抵因虚者多，因寒者多，惟气不足，故风寒得以入之；惟阴邪留滞，故筋脉为之不利，此痹之大端也。"痹证之形成，与正气亏虚密切相关，即其初起，也要充分顾护正气。一般不用防风汤、羌活胜湿汤之类，自拟温经蠲痛汤。若病久失治，阴阳气血亏损，病邪深入经隧骨骱，正气既已不足，诸邪混杂，更难剔除，致筋骨损害，疼痛持续，正如金代以攻逐著称于世的张子和所说"虽遇良医，亦不能善图"了。此际应当扶正与逐邪并重，扶正不仅着眼于气血，更要考虑督脉与肾，盖肾主骨，而督脉总督一身之阳也。常用黄芪、当归补气血；仙灵脾、鹿角片、地黄、蜂房补肾督；逐邪则多用全蝎、蜈蚣、水蛭、地鳖虫之类虫蚁搜剔之品，配合川乌、桂枝之温经散寒；苍术、苡仁、草薢之健脾除湿。俾正气充足，邪无容身之所，则阳得以运，气得以煦，血得以行，而顽疾斯愈矣。

十、 通淋化石汤

方药组成

金钱草 60g，鸡内金 10g，海金沙 12g，石见穿 30g，石韦 15g，冬葵子 12g，两头尖 9g，芒硝 6g（分冲），六一散 10g。

加减法：尿血者去两头尖，加琥珀末 3g（分吞），小蓟 18g，苎麻根 60g；腰腹剧痛加延胡索 20g，地龙 12g；发热加柴胡、黄芩各 12g；尿检中有脓细胞者加败酱草 18g，土茯苓 24g。

主治：石淋（尿石症）。

方解：朱老认为，尿石症的治疗方法虽多，但总不能离开整体治疗的原则，"治病必求于本"，因此既要抓住石淋为下焦湿热、气滞瘀阻，又要注意到湿热久留，每致耗损肾阴或肾阳，故新病均应清利湿热，通淋化石，久病则须侧重补肾或攻补兼施。肾绞痛突然发作，伴有明显的血尿或发热，小腹痛，以及尿频、尿急、涩痛或尿中断等急性泌尿系统刺激征，苔黄或厚腻，质红，边有瘀斑，脉弦数或滑数，可用通淋化石汤。

十一、 培补肾阳汤

方药组成

仙灵脾 15g，仙茅 10g，淮山药 15g，枸杞子 10g，紫河车 6g，甘草 5g。

主治：肾阳虚证。对亚健康患者，颇为适用。

随证加减：（1）肾阴不足较严重者，加生、熟地黄各 15g，女贞子 10g，川百合 12g。

（2）肝肾阴虚者，加生白芍、生地、熟地各 12g，女贞子、潼沙苑各 10g。

（3）脾肾阳虚而大便溏泄或久利不止者，加补骨脂、益智仁、鹿角霜、炒白术各 10g。

（4）肝脾肾俱虚而见慢性泄泻者，加炒白术 15g，乌梅炭 3g。

（5）肾阴阳俱虚而带下绵注或经行量多者，加乌贼骨 15g，茜草炭 8g，炙龟板 24g。

（6）腰痛剧者，加炙蜂房、炙地鳖虫、炙乌梢蛇各 10g。

（7）浮肿者，加熟附片、炒白术、茯苓各 10g。

（8）哮喘者，加核桃肉 4 枚，补骨脂 10g，蔓荆子 15g，五味子 5g；严重者加人参 6g，蛤蚧 1.5g，二味共研，分 2 次冲。

（9）遗精或小便频数者，加山萸肉、菟丝子各 10g。

（10）阳痿早泄者，加巴戟天、露蜂房、淡苁蓉各 10g。

（11）心脾两虚，心悸怔忡、失眠者，加潞党参、炒白术各 10g，炒枣仁 20g，龙眼肉、当归身各 10g。

（12）虚阳上扰，血压升高者，加生牡蛎 30g，紫贝齿 15g，玄龟板 20g。

（13）更年期综合征，加知母、黄柏、当归、巴戟天各 10g。

以上是辨证用药的一般常法，在具体处理时，仍须细加审察，辨证定方，始能收到预期的效果。

方解：朱老认为，张景岳所言："善补阳者，必于阴中求阳，则阳得阴助而生化无穷；善补阴者，当于阳中求阴，则阴得阳升而源泉不竭"，"善治精者，能使精中生气；善治气者，能使气中生精"，讲得十分精辟。并很同意他的左归、右归二方之设，正如王旭高评注此二方时所说："左归是育阴以涵阳，不是壮水以制火；右归是扶阳以配阴，不是益火以消水。与古方知柏八味、附桂八味，盖有间矣。虽壮水益火所用相同，而绾照阴阳，尤为熨贴"（《王旭高医书六种》）。因此，朱老拟订了一张基本处方，定名为"培补肾阳汤"。

十二、心痹汤

方药组成

生黄芪、党参、炒白术、茯苓各 15g，当归尾、丹参、桃仁、红花各 9g，水蛭粉 1.5g（胶囊装，分吞），虻虫 1.5g，炙甘草 10g。

主治：风湿性心脏病之水肿。

方解：朱老认为，风湿性心脏病之水肿，大致有下述两个因素：一是因为心阳不足，不能温煦脾土，或下焦寒水之气上逆，郁于心下，或土不制水而泛溢肌肤；一是因为心血瘀阻，气化不行，上焦壅塞，肺失宣降，不能通调水道，下输膀胱，因而外溢为肿，所谓"血不利则为水"。这两种因素常相因为患。所以对风湿性心脏病水肿之治疗，以温阳益气、活血利水为大法，凡水肿甚者，可选用陈修园消水圣愈汤。此方系桂甘姜枣麻辛附子汤加知母而成。方中麻黄能通心气，发舒心阳，破坚积，并有利尿作用；桂枝通阳利水；附子强心；细辛散陈寒；加知母育阴化气，遂成阴阳既济之功。若心气不足，心脉瘀阻，心下痞坚，唇绀足肿者，可选用心痹汤。方中水蛭粉治此证效著，盖化瘀即所以利水也，配合益气扶正之品，遂无耗伤气血之弊。若心肾阳虚，下肢浮肿，久久不退者，乃心力衰竭严重之征象，宜选用济生肾气丸出入，并加用万年青根30g以强心利尿，对心力衰竭有较好疗效，但有一定毒性，少数患者服后出现恶心、呕吐、腹泻等反应。剂量过大可出现期外收缩及完全性束支传导阻滞。朱老曾用治一例风心病心衰患者，服后15分钟左右，即房颤加剧。隔日继续观察一次，仍然如前。因此应慎重使用，控制剂量，或做保留灌肠，以减少上消化道之反应；或用茶树根（服后风湿性、高血压性及肺源性心脏病之心悸、气短、失眠等症象可以明显改善，尿量增多，浮肿消退，部分心脏阴影亦有明显缩小或改善，每次用30~60g）亦可。

十三、银翘白虎汤

方药组成

连翘20g，银花、防己、木瓜、知母、粳米各25g，白花蛇舌草30g，生石膏60g，甘草10g。

主治：风湿热、风湿性心肌炎。

随证加减：湿重者加苍术20g，薏苡仁40g，厚朴10g；热重者加栀子、黄柏各15g，黄连5g；心前区闷痛者加丹参20g，参三七（研末）2g，分吞；心悸者加枣柏仁各30g，琥珀末3g，分吞。

方解：朱老认为，在风湿热、风湿性心肌炎阶段，尚未形成风心病时，如及早采用"银翘白虎汤"，以清热解毒，利痹通络，多可控制其风湿活动而获得病愈，免除风心病之产生。

十四、藻蛭散

方药组成

海藻30g，水蛭8g，共研细末，每服6g，每日2次，黄酒冲服（或温水亦可）。四五日后如自觉咽部松适，逐渐咽物困难减轻，可以继续服用，如无效，即改用他法。

主治：食道癌。

方解：朱老认为，食道癌在病理上有鳞癌、腺癌之不同，在辨证上有虚实之区分：早中期多表现为气滞、痰聚、血瘀、毒踞的实证，在治疗上必须审证求因，从因论治。此方用于食道癌痰瘀互结而苔腻，舌质紫，边有瘀斑，脉细涩或细滑者为宜。如合并溃疡，而吐出黏涎中夹有血液者，即须慎用，或加参三七粉为妥。其他为肝郁气滞、热毒伤阴及气阴两虚者，均不宜用。

另外，将守宫与米同炒至黄，去米，将其研细粉，每服1~2条，以少量黄酒或温水送下，一日2次，各型均可用。如服后有口干、便秘现象，可用麦冬、决明子各10g，泡茶饮之。

十五、抗癌单刃剑方

方药组成

仙鹤草50~90g，白毛藤30g，龙葵25g，槟榔片15g，制半夏10g，甘草5g。

主治：各种癌症。如胃癌、食管癌、肺癌、肝癌、乳腺癌均可使用。

制备方法：仙鹤草要单独煎煮，煎取汁备用；其他药物一同煎取汁，和仙鹤草煎汁混和，一次顿服，每日1次即可。若饮药有困难，可分次服，一日饮完。

抗癌药理：有明显的镇静、镇痛和抗癌的作用。动物实验证明，给药组其癌细胞核分裂相减少，退变坏死严重，无任何毒副作用。

加减原则：胃癌加党参15g，白术10g，茯苓15g；食管癌加急性子

30g，六神丸每次 10 粒含化，一日 2～3 次；肺癌加白茅根 30g，黄芪 25g，瓜蒌 20g；肝癌加莪术 15g，三棱 15g；乳腺癌加蒲公英 30g，紫花地丁 30g；鼻咽癌加金银花 30g，细辛 3g，大枣 5 枚；肠癌加皂角刺 25g，地榆 30g，酒军 10g；胰腺癌加郁金 15g，锁阳 10g。

方解：朱老说："这是友人常敏毅研究员创订的一则治癌效方，我应用后，证实效果不错，有应用价值。"不用加味，使用本方也有效。须连服 15 剂，若 15 剂后无任何改善，则药不对证，可改用其他方药。若 15 剂后自我感觉有效果，可长期服用，不必更方。服至 1 年后可每两日 1 剂，2 年后可每周 1 剂。

一般服 15 天后有一定的自我感觉，30～90 天可明显出现疗效，所以预计存活 1 个月的极晚期患者就不必服用本方。对预计可存活半年左右的患者，可使病情好转，并抑制癌细胞的增殖，延长生命；早期患者常常有灭除肿瘤的效果，使患者完全康复。此外服药一定时间，疼痛几乎完全消失。

十六、胃癌散

方药组成

蜣螂虫、硇砂、西月石、火硝、地鳖虫各 30g，蜈蚣、守宫各 30 条，冰片、绿萼梅各 15g，共研细末，每服 2g，一日 3 次。

主治：胃癌。

方解：朱老认为，有出血倾向者，慎用；体虚甚者，亦勿用。

另有，胃癌汤：

方药组成：九香虫 9g，藤梨根 90g（先煎 2 小时），龙葵、铁刺铃各 60g，石见穿、鸟不宿、鬼箭羽、无花果各 30g。

加减：便秘加全瓜蒌 30g；呕吐加姜半夏 15g；疼痛加苏啰子 15g。

一般患者服药后，可改善症状，控制病情进展。

朱老说，胃癌并发幽门梗阻，不能进食者，可用蜂房、全蝎、蜣螂虫各 8g，代赭石 20g，陈皮 3g，甘草 2g。共研细末，分作 10 包，每服 1 包，一日 2 次，温开水送下，有缓解梗阻作用。然后再接服上述散剂方或汤药方。

十七、肝癌膏

方药组成

蟾蜍 30g，丹参 30g，大黄 60g，石膏 80g，明矾 40g，青黛 40g，黄丹 30g，冰片 60g，马钱子 30g，黑矾 20g，全蝎 30g，蜈蚣 30g，二丑 100g，甘遂 100g，水蛭 20g，乳香 50g，没药 20g。

制法：用食醋 1000ml 文火熬至 1/4 为度，或将上药研极细末，用醋调匀为厚糊状，涂敷于肝区或疼痛部位，以胶布固定，每三日换一次。

主治：肝癌疼痛。

方解：朱老说："此方为道友高允旺主任医师在民间征集之验方。对肝癌疼痛有较好疗效，并能消除腹胀、腹憋，疲乏无力，增加食欲，缩小瘤体，增加免疫功能，改善肝功能，延长生存时间。"

朱老说，将冰片 10g 浸于 50% 酒精 200ml 中，以药棉蘸擦疼痛部，也有一定止痛作用。

十八、化瘤丸

方药组成

人参 18g，桂枝 6g，姜黄 6g，丁香 18g，虻虫 6g，苏木 18g，桃仁 18g，苏子 6g，五灵脂 6g，降香 6g，当归 12g，香附 6g，吴茱萸 2g，延胡索 6g，水蛭 6g，阿魏 6g，艾叶 6g，川芎 6g。

制法：上述诸药共为细末，加米醋 250ml 浓煎，晒干，再加醋熬，如此 3 次，晒干。另用麝香 6g（可用人工麝香代），大黄 24g，益母草 24g，鳖甲 50g 研细末，与之调匀，无菌环境下装 0.3g 胶囊。

用法：每日服 4 次，每次 5 粒，黄酒一小杯为引，开水送服。

主治：肝癌。

方解：朱老说："此方是高允旺院长 1971 年跟随休县祖传三代名医孔二交老中医学习时传授所得。亲眼看到孔老治疗的效果，名不虚传。孔老认为本方具有行气活血，消癥散结，补益扶正作用，治疗癥结久不消散、血瘀，右胁痛，或痛经、外伤跌仆。经临床观察，对肝硬化、肝脾肿大、肝癌均有一定效果。特别是对子宫肌瘤、卵巢囊肿有确切疗效。"

十九、顿咳散

方药组成

蝉蜕、僵蚕、前胡各 6g，生石膏、杏仁、川贝、海浮石各 4.5g，六轴子、北细辛、陈京胆各 1.5g，研极细末。每次服 0.3g，一日可服四五次（间隔 3 小时），白糖开水送下。

主治：百日咳。

方解：朱老认为，百日咳是一种顽固的痉咳，用"顿咳散"疗效较好。一般连服两日后可见缓解，五六日后可渐向愈。

二十、祛风定喘丸

方药组成

蝉蜕 45g，黄荆子 15g，共研细末，炼蜜为丸。每服 6g（幼儿酌减），每日 3 次。发作时服量可增至 9~12g，不发时可以小剂量，每日 3 次巩固之。

主治：哮喘、荨麻疹。

方解：朱老认为，某些哮喘与荨麻疹均为过敏性疾病，故在治疗上有其共同之处。临床以单方"祛风定喘丸"治疗，收效甚好。

二十一、五子镇咳汤

方药组成

天竹子、白苏子、车前子各 6g，甜葶苈子 4g，六轴子 1g，百部 8g，甘草 3g。

主治：百日咳，又名顿咳。

方解：朱老认为，百日咳又名顿咳，较为顽缠，可以用他拟定的"五子镇咳汤"治之。一般连服 4~7 剂可愈。本方具有镇咳、降逆之功。疗程较短，药价亦廉。

二十二、定喘散

方药组成

红人参 15g，蛤蚧一对，北沙参、五味子各 15g，麦冬、化橘红各 9g，紫河车20g，共研极细末，每服1.5g，一日2~3次。

主治：虚性咳喘。

方解：朱老认为，虚性咳喘（包括心脏性喘息、支气管哮喘、肺气肿及支气管扩张的咳喘），可以制止喘逆，减少痰量。方用如服后效不显者，可酌增其量。如合并感染发热者，宜先服汤药以挫之，待热退后始可服用。在不发作时，可每日或间日服1次，以增强体质，控制复发，巩固疗效。

二十三、止咳化矽糖浆

方药组成

党参、北沙参、百合、夜交藤、金荞麦、白花蛇舌草、金钱草、合欢皮、石韦、甘草等11味药物组成，熬制为糖浆，每服30~50ml，每日2次。配合抗矽14，每周0.5g，连服4个月为一疗程。

主治：矽肺。

方解：朱老认为，"矽肺"是由于长期吸入含有二氧化硅的粉尘而引起的，以肺部弥漫性纤维化为主要特征的一种职业病，严重地影响有关工人健康和妨碍劳动生产。为此，积极探索矽肺的防治措施是一个重要的课题。

早在3000多年前，中国就有石器、陶器、铜、铁、锡的生产，所以在那时必然就有矽肺的发生。它的主要症状是胸痛、胸闷、咳嗽、咯痰和进行性气急，历代文献虽无"矽肺"之名，但在咳、喘、胸痛、虚劳等门中是可以找到线索的。

《内经·大奇论》有："肺之壅，喘而两胠满"，《内经·痿论》有："肺热叶焦，而成肺痿"，《金匮》有《肺痿肺痈咳嗽上气病脉证治》及《胸痹心痛短气病脉证治》等专篇，从描述的症状来看，是包括矽肺在内的。

由于矽肺患者正气亏虚，抵抗力较低，据统计约有1/3~1/2的矽肺患者可能会合并肺结核，所以在唐代就有"石瘿"、"石工肺瘿"之病名，到了宋代孔平仲《孔氏谈苑》更有"贾谷山采石人，末石伤肺，肺焦多死"的记载，明确指出矽肺的发生与职业和粉尘有关，这是十分精细的观察，非常可贵的总结。

在病机方面，由于病灶在肺，主要可从肺的脏象学说来阐述。肺主气，司呼吸，倘粉尘沉积肺络，必将阻滞气机，而影响肺之肃降功能，呼吸为之不利，从而出现咳呛、胸闷、气短的症状。矽尘属于金石之类，《内经》说："石药之气悍"，张子和径指为"金石燥剂"，所以《孔氏谈苑》作出"末石伤肺，肺焦多死"的结论。粉尘久郁肺内，既易于化热伤阴，又能灼津为痰，甚则痰中带血。而痰壅气滞，必将引起血瘀，痰瘀交凝，痹阻肺络，胸部刺痛随之出现。

从上所述，可见矽肺的病机，一是正虚，肺之气阴亏虚；二是邪实，矽尘沉积于肺，痰瘀凝结，阻滞肺脉。所以在治疗上就要攻补兼施，扶正以固本，祛邪而攻病。市卫生防疫站职防科马玉兰医师邀朱老参与矽肺中西医结合的临床科研工作，朱老从辨证与辨病相结合的角度着眼，提出补益气阴，调理肺脾以扶正固本、化痰散瘀、软坚消结而祛邪攻病的原则，拟订了止咳化矽糖浆，配合抗矽14治疗矽肺，进行观察。从马玉兰医师写的《从生化指标观察止咳化矽糖浆结合抗矽14治疗各期矽肺患者的疗效》一文结果来看，疗效是比较满意的。

二十四、拨云退翳丸

方药组成

川芎45g，蝉蜕、菊花、密蒙花、蔓荆子、木贼草、楮实子、荆芥穗、地骨皮、黄连、甘草各15g，生地、枸杞子各30g，研末，蜜丸如梧子大。每服6g，每日2次。

主治：角膜斑翳。

方解：朱老认为，角膜斑翳常由角膜炎引发，中医辨证多属肝经风热上扰所致，经常反复发作，每致遗留翳膜。治疗宜养阴柔肝，清热散风，和血退翳，可用加减"拨云退翳丸"。体虚者应兼服"补中益气汤"或"杞菊地黄丸"。

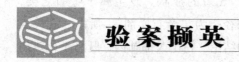

验案撷英

朱老行医治病 70 余年，活人无数，验案数不胜数，仅就其文章之中介绍的部分病例，按照中医学所定范围，稍加展示。

一、咳血

马某，女，30 岁，工人，1989 年 11 月 15 日就诊。

主诉：经常咳血，其量或多或少，已历 12 年之久。

病史：1977 年秋，因高热引起咳呛痰多，经治热退，而咳呛未已，痰多而稠，并带有血液，甚至咯血 10 余口，时作时辍，叠经治疗，迄今未好转。乃于 1985 年 1 月 9 日在南通医学院附院做支气管碘油造影，确诊为：左肺下叶及右肺中下叶支气管扩张症（柱状扩张）。因两肺均有病变，不宜手术，缠延至今未见好转。平时胸闷，咳呛痰多，常伴血液，其量或多或少，约三四日而趋缓，恒一两周即作一次，颇以为苦。经病友介绍，前来求治。

初诊：形瘦神疲，胸闷不畅，咳甚则气促，口唇干燥，苔薄质红，脉细弦。

诊断：痰瘀壅肺，肺阴耗伤，阳络为损之咳血（支气管扩张）。

治疗：泄化痰瘀，润肺固络。

处方：川百合 20g，白及 15g，甜葶苈 12g，鱼腥草 30g，蒸百部 12g，海浮石 15g，黛蛤散 15g，花蕊石 20g，三七末 3g（分吞），炙紫菀 10g，北沙参 10g，甘草 4g。（10 剂）

12 月 6 日二诊：药后胸闷较舒，痰量减少，痰红亦少，口唇已不干燥，此佳象也。苔薄质微红，脉细弦。前法继进之，上方再服 10 剂。

12 月 18 日三诊：痰量已少，咳血亦止，苔薄脉细，再予散剂巩固之。

处方：川百合 90g，白及 90g，蒸百部 90g，北沙参 60g，川贝母 30g，海浮石 90g，钟乳石 90g，化橘红 30g，花蕊石 90g，参三七 20g，炙紫菀 90g，淮山药 120g，甜杏仁 60g，制黄精 90g，甘草 20g。

上研极细末，每服 5g，一日 3 次，开水送服。

1990 年 4 月 15 日随访：服药粉以来，咳血未作，精神振爽，已恢复工作，临床基本治愈。

朱老认为，本病属于中医学之"咳嗽"、"痰饮"、"肺痿"、"肺痈"等范畴，多由感受风热之邪，蕴遏肺络，加之体质偏虚，痰热浊瘀互结，上壅于肺，缠绵不已，久则益致耗伤肺之气阴，损伤肺络，则咳痰频仍，时时咳血矣。此病反复发作，时轻时剧，一般疗法恒不易奏效。必须全面考虑，标本并顾，始克臻功。此病阴虚偏热者为多，故药宜养阴清肺，常选百合、北沙参、麦冬、生地黄等以滋耗损之肺阴；痰热蕴遏者，宜选用川贝母、海浮石、紫菀、杏仁、金荞麦、鱼腥草、甜葶苈等以清肺热、肃肺气、定咳逆；瘀血停滞肺络而致胸痛者，宜伍三七、花蕊石以化血中之瘀，通络中之滞，始可血止而不留瘀；白及不仅善补肺络之损伤，而且长于消肿、生肌、治疮，以其苦能泄热，辛可散结，涩中有散，补中有破，故能去腐、逐瘀、生新，是针对病灶，推陈致新之佳品；口干而苦，苔黄脉数者，宜用百部、桑皮、黄芩，清泻肺经之郁热；木火刑金者，宜用黛蛤散、焦栀子等以泻热平肝；久咳阴损及阳，肺气耗损，又宜佐钟乳石以温肺纳气；久病体虚，反复发作者，更加山药、黄精等以扶正培本。汇诸药于一炉冶，冀其效著也。

此方经朱老历年来使用，均甚应手，他认为可进一步验证总结，予以推广。

二、乳癖（乳腺增生症）

岳某，女，29 岁，教师。1988 年 9 月 5 日就诊。

主诉：两侧乳房出现硬核，逐步增大，已一年余。

病史：一年前两侧乳房出现硬核，逐步增大，并随喜怒而消长，在月经前一周左右，胀痛增剧，经行后则显减。服药未瘥，颇虑恶变，曾做活检：乳腺间质良性增生，未发现异常细胞。要求服用中药治疗。

检查：面色少华，头眩胸闷，心烦易怒，夜寐多梦，月事紊乱；左侧乳房有硬核3枚，右侧有硬核2枚，大者如核桃，小者若银杏，质韧实，推之可移，微有压痛。苔薄质紫，脉细弦。

诊断：乳癖（乳腺增生症）。

治疗：疏肝解郁，和血消坚，调理冲任。

处方：柴胡10g，当归10g，赤白芍各10g，炙僵蚕12g，炙蜂房10g，香附10g，橘荔核各10g，青陈皮各4g，夜交藤30g，甘草4g。（7剂）

9月24日二诊：药服3剂，乳核按之即有缩小之感，尽剂小者已消失，大者逐渐缩小，苔脉无著变，前法继进之。以上方加生牡蛎20g，再服7剂。

10月6日三诊：乳核已悉消失，精神亦爽，自觉甚适，续予逍遥丸，归脾丸善后之。

朱老认为，本病多由情志内伤，肝气郁结，冲任失调，痰瘀交凝，积于乳络而致，故治疗上既要疏肝解郁，调理冲任，又须化痰消瘀，而解坚凝。方中柴胡、白芍、香附、橘荔核、青陈皮疏肝解郁；当归、赤芍和血消瘀；僵蚕、蜂房软坚消核，是方中之要药，因为僵蚕既善化痰消坚，又有活络解毒之功；蜂房既可解毒疗疮，散肿定痛，又能调理冲任，如此既治标，又治本；夜交藤功能养肝肾、通经络、定心神、消痈疮。合之为方，收效较为满意，一般服7~14剂，可以获救，顽固者可续服之。其阴虚较甚者，可加女贞子、旱莲草各10g；肝火偏炽者，加焦山栀10g，龙胆草4g；胸闷胁痛较著者，加金铃子、合欢皮各12g。

三、乙脑

例1 陈某，男，8岁。

患乙脑入院已旬日，高热昏迷，项强痉厥，谵妄搐搦，近4日来加剧，腑垢1周未行，腹硬满，蒸蒸但头汗出，苔微黄而厚腻，脉沉实而数。暑邪夹湿与食滞互结，蕴蒸阳明胃腑，熏灼心包而神昏窍闭。诚当通泄邪热积滞，佐以化湿辟秽、平肝熄风，以冀腑通滞泄，热挫窍开。

处方：生大黄9g（后下），芒硝6g（另冲），炙全蝎1.5g（研吞），

钩藤（后下）、青蒿各 15g，葛根、僵蚕、佩兰、石菖蒲各 9g，甘草 3g。（2 剂一日分 4 次鼻饲）

翌晨腑通，排臭秽焦黄宿垢 4 次，神志渐清，诸症悉减。原方减硝黄续进，以靖余氛。3 日后症情稳定，自动出院。

朱老说，此为外地会诊病例。原已服大剂白虎汤及注射抗痉厥、解热等药，症情日剧，嗣后予以通利为主之剂。一剂而腑通神清，三日渐复，此通利排毒，使邪有出路之捷效也。此例神昏系阳明热盛所致，盖胃络通心故也。病在气而不在营，应予鉴别。

在乙脑极期，往往出现痰浊阻塞气机，蒙蔽心窍，高热稽缠，神昏惊厥，痰鸣如嘶，舌苔厚腻，便秘或便通而不泄泻者，均可使用夺痰定惊散，药后往往一泄而解，痰消神清，热亦下挫。

例2 王某，女，6 岁。

乙脑第 5 日，高热神糊，抽搐痰壅，吸痰时易引起气管痉挛而窒息，颇感棘手。嗣后予夺痰定惊散 0.7g，鼻饲后约 4 小时许，泄出黑色粪便，杂有黄白色黏液甚多，痰消神醒，热挫痉解，调理而愈。

按：此散化痰、泄热、定痉之功甚著，4 岁以上者用 0.7g，1～3 岁者，只用 0.3g 即可，得效即勿再服。并可用于肺炎、流脑、中毒性菌痢、百日咳脑病等疾患之痰热交阻，而痰涎壅盛如曳锯者，收效亦佳。

朱老认为，乙脑属于中医学温病范畴，与"暑温"、"暑痉"、"暑厥"类似，起病急骤，传变迅速，卫分症状殊难觉察。就诊时多呈气营相兼，或气血两燔之候，只要没有明显的表证，而温邪已渐入里，出现高热神昏、躁狂风动，或有腹满便结者，均宜通利。"急下存阴"，使邪有出路，秽滞既去，邪热可以迅速挫降，这是直接关系到预后好坏的关键问题。

温热病是多种热性病的总称，许多急性、传染性、热性病都概括在内，也包括了具有卫、气、营、血证，而又不属于急性传染病的感染性疾病，如败血症等。早在《内经》中，对热性病的治疗总则即已提得很明白。迨至汉代张仲景，对传染性热性病，不仅用六经来归纳分析证候，辨识其性质与转归，而且具体提出汗、清、吐、下四种排泄毒素的疗法，从理论和实践上发展了热病治则，对后世的启迪很大。金元四大家中刘河间对热病初起，打破了"先表后里"的治疗常规，主张采用辛凉法以表里双解，这是温病学发展过程中的一个重大转折点；张子和继承了仲景大法，特别强调下法的医疗作用，均有新的发展。张氏认为下药用之得当，可以起到补药的作用："大积大聚，大病大秘，大涸大坚，下药乃补药也"。明代吴又可认为温病与温疫相同，是感受天地之厉气，邪自口鼻而入，并在《温疫论》中提出了一整套治疗温疫的理、法、方、药，指出："温疫以祛邪为急，逐邪不拘结粪"。戴北山说："时疫不论表邪罢与不罢，但见里症即下。"所谓"温病下不嫌早"之说，即由此而来，对后世医家治疗温疫病具有重要的指导意义。

温热病之应用下法，主要目的是逐邪热，下燥屎、除积滞还在其次。吴又可又说："应下之证，见下无结粪，以为下之早，或以为不应下而误投下药，殊不知承气本为逐邪，而非为结粪设也。如必俟其粪结，血液为热所搏，变证迭起，是犹养虎遗患，医之过也。况多有结粪失下，但蒸作极臭如败酱，或如藕泥，临死不结者，但得秽恶一去，邪毒从此而消，证脉从此而退，岂徒孜孜粪结而后行哉?! 要知因邪热致燥结，非燥结而致邪热也……总之，邪为本，热为标，结粪为标中之标。能早去其邪，结患燥缩乎?"这对温热病用下法的重要性和必要性说得如何晓畅！但是，也不能妄用、滥用下法，不仅要下得其时，还要下得其法，根据缓急、虚实斟酌适度，才能发挥下法特有的作用。

上海市传染病院中医科报道治疗 70 例乙脑，44 例用过下法，未见不良后果，认为不仅预后较佳，后遗症亦少。湖北中医学院附院也认为，使用下法的目的在于驱逐热邪、保存阴液，故并非必用于便秘者，但有热极似火，或热盛动风证候，即可应用下法。下后往往体温渐退，抽搐减轻，神志转清。这进一步明确了通利疗法的使用范围，颇堪参证。朱老在治疗乙脑过程中，也屡以通利疗法而获效。这种防微杜渐、先发制病的治法，可以缩短疗程，防止脑水肿、脑疝的形成。

温病治疗学的治未病思想，除了防患于未然外，尤重视已病防变，即掌握疾病的传变规律，采取积极措施，以防止其发展和深入。例如脑水肿未形成前，早期即可见到球结膜轻度水肿，舌体有时胀大，立即服用"降利汤"，就可防止其出现。这种已病防变，并预为之图的观点与做法，是富有积极性，且有指导意义的。姜春华教授提出"截断、扭转"的论点，已故名医严苍山认为："善治温病者，必须见微防渐，护于未然"，从而提出治温三护法（护脑、护津、护肠），并主张"在卫兼清气，在气须顾凉血，以杜传变为上工"。这是他们治疗温病的高见。这种截断、扭转和"护于未然"的观点，无疑是颇有积极意义的。张仲景从六经辨治、叶天士从卫气营血辨治、吴鞠通从三焦辨治施治，其目的都是为了使病变得到截断或扭转。证之临床实践，大部分温病是可以杜绝其传变，终止发展而转向痊愈的。

朱老认为吴又可所说的"大凡客邪贵乎早逐，乘人气血未乱，肌肉未消，津液未耗，患者不致匮殆，投剂不致掣肘，愈后亦易平复。欲为万全之策者，不过知邪之所在，早拔病根为要。但要量人虚实，度邪轻重，察病情缓急，揣邪气多寡，然后药不空投，投药无太过不及之弊，勿拘于下不嫌迟之说"，确是可贵的经验之谈。因为温邪在气分不从外解，必致里结阳明，邪热蕴结，最易化燥伤阴，所以及早应用下法，最为合拍。通下岂止夺实，更重在存阴保津。柳宝诒对此作了中肯的评述，他说："胃为五脏六腑之海，位居中土，最善容纳，邪热入胃，则不复他传，故温热病热结胃腑，得攻下而解者，十居六七"，充分说明通利疗法在温热病治疗上占有重要的位置。

通利疗法是在于迅速排泄邪热毒素，促使机体早日康复，可以缩短疗程，提高疗效。这是清热祛邪的一个重要途径，无论邪之在气、在营、或表里之间，只要体气壮实，或无脾虚溏泄之象，或有可下之症，或热极生风、躁狂痉厥者，均可通下逐秽，泄热解毒，选用承气、升降散之类，或于辨证论治方中加用硝、黄，这就不是扬汤止沸，而是釜底抽薪。既能泄无形之邪热，又能除有形之秽滞，一举数得，诚治本之道。但纯属卫分表证，恶寒较著而热势不甚，或年老体弱、孕妇或妇女经期，则宜慎用。兹举数例，藉为印证。

（本案朱老原载于《江苏医药》中医分册1978年1期，引用时有所删节）

四、正、副伤寒

例1 赵某，男，28岁，工人。

就诊前4日以头痛体痹，形寒发热开始，曾服复方乙酰水杨酸片得汗而热不挫解，入暮为甚，体温 39.2℃，口微渴而黏腻不爽，两日未更衣。苔白，中后微腻，脉浮数。此风热外袭，湿滞内蕴之候，治宜两解，予表里和解丹 12g，分作 2 包，每日 1 包，开水送下。药后 5 小时即得畅便 1 次，入暮热势挫降至 37.6℃。次日续服，发热已退至常温，诸苦若失，惟觉神疲乏力，饮食调理，休息 2 日即愈。

例2 孙某，女，43 岁，工人。

违和旬余，初起头痛肢楚，恶寒发热，胸痞困顿，服药得汗，恶寒已解，热势稽留，朝轻暮重（38℃～39.8℃），口苦而黏，午夜有时烦躁不宁，间见谵语，颈胸白㾦遍布，大便溏黏如酱，臭秽异常，苔黄糙腻，脉濡数。白细胞计数偏低。肥达反应：H 1:240，O 1:100，诊为伤寒。即予葛苦三黄丹，每日 2 粒，开水化服。服后 7 小时许，大便畅泄两行，自觉较适，入暮烦热略平，次日续服，热度下降至 37.5℃～38℃左右，连服 4 日，热已趋平，改予汤剂善后。

朱老认为，正、副伤寒隶于湿温范畴。由于吴鞠通有"湿温……下之则洞泄"之说，后亦有人认为用下剂有促使肠出血之弊。因此，伤寒能否运用下法，引起了争鸣。通过复习文献和临床实践，朱老完全同意"正、副伤寒不仅能下，而且应以下法为主"的见解。《温疫论》："凡表里分传之证，务宜承气，先通其里，里气通，不待发散，多有自能汗解者"。叶天士："三焦不得从外解，必致成里结，里结于何？在阳明胃与肠也，亦须用下法"。《温证指归》："温邪如火，人身如釜，津液如油，煎熬脏腑，势不焦枯不已，若不急抽其薪，徒事扬汤止沸，实与养痈无异"。吴又可还明确指出："得大黄促之而下，实为开门祛贼之法"，"承气本为逐邪而设"。事实证明，伤寒的发病，虽然主要是感受温邪而起，但大多夹食、夹湿，所以在伤寒早期，及时予以疏通积滞、清泄解毒，温邪就不致内传阳明，蕴蒸化火，下逼肠络，就可能防止或减少肠出血，缩短疗程。因此，下法是直达邪热巢穴，追逐邪热外泄的积极疗法，而且要"急早凉下"，不要等待舌苔转黄才敢议下。"若泥伤寒之说，必俟邪入腑、苔转黄者方可攻下，恐病温者，肠胃腐烂，早赴九泉矣"（《温证指归》），说得如何恳切明确。当然，伤寒之用下法，要"轻法频下"

（章虚谷语），不可过于猛峻，汤剂用大黄一般在 6～15g 之间，芒硝在 6～12g 之间，用凉膈散在 30～45g 之间。一般连用 3 天，以后视体质强弱，邪热盛衰，连日或间日应用下法。杨寿元用下法治疗 44 例伤寒，用下法 3 次以下者仅 5 例，用下法 20 次以上者有 3 例，平均应用 8.8 次（大部分通利与清凉药同用，疗程更加缩短），无 1 例并发肠出血者，值得我们学习参考。

朱老采用聂云台以杨栗山《寒温条辨》之"升降散"（生大黄、僵蚕、蝉蜕、姜黄）为主而制订的"表里和解丹"和"葛苦三黄丹"治疗伤寒、流感等温热病，收效较著，疗程多在 3～10 天之间，剂量小，服用便，无任何副作用。

表里和解丹与葛苦三黄丹两个方剂，已经见于前面"成方妙用"之中，于此不再重复。

（本案朱老原载于《江苏医药》中医分册 1978 年 1 期，引用时有所删节）

五、肺炎

倪某，女，59 岁，退休。

1977 年 1 月 27 日初诊：违和 3 日，头痛肢楚，形寒发热，微汗不畅，鼻塞咳呛，口干欲饮，呼吸较促，便难，苔薄黄，脉浮数。体温 39.6℃，听诊右上肺有少许细啰音。白细胞计数 11.2×10^9/L，中性粒细胞占 95%，淋巴细胞占 5%。胸透：右上肺野中外见絮状阴影，边缘欠清，两肺纹理增多。诊为右上肺炎。此风寒外束，痰热内蕴之风温重证。治宜宣肺通泄，清热解毒，予麻杏石甘汤加味：生麻黄 6g，生石膏、白花蛇舌草各 30g，鱼腥草 24g，生锦纹、生黄芩、杏仁泥各 10g，天花粉 12g，甘草 5g，2 剂，水煎服。

1 月 29 日二诊：药后汗出较畅，便难已爽，热退咳减，体温 37℃，苔薄微黄，脉平。表里两解，邪热趋戢，再为善后。方用：生石膏 15g，杏仁、桔梗、前胡各 10g，鱼腥草、忍冬藤各 30g，陈皮、甘草各 5g，2 剂，水煎服。

1 月 31 日：症情平稳，胸透炎症已吸收，可以勿药。

　　朱老认为，肺炎之运用下法，主要是在辨证论治的方药中加用大黄，古人有"病在脏，治其腑"之说，肠腑疏通，上焦壅遏之邪热、痰浊自有出路，且大黄本身有良好的抗菌作用。

　　朱老认为，大黄具有清热化湿及泻血分实热功用。现代药理学实验研究证明大黄不但用以缓下、健胃、利胆，而且具有较强的抗菌作用，如对甲乙型溶血性链球菌、肺炎球菌、金葡菌及伤寒、副伤寒、痢疾、白喉、炭疽杆菌等有较强的抑菌作用，对流感病毒亦有抑制作用。故以大黄治疗麻疹肺炎是值得重视和研究的。另外还有以大黄为主药试用于尿路感染、胆道感染、菌痢、伤寒、金葡败血症、口腔炎、疖肿等少数病例，亦均获治愈；对病毒性肺炎亦有一定的疗效。这都充分证明了通利疗法的卓越效能。通过实践朱老也有同样的体会：大黄的清热泻火、解毒抗菌的作用，殊为显著，只要用之得当，没有任何副作用。但如此大剂量的使用，是突破老框框的创新，值得学习。

　　（本案朱老原载于《江苏医药》中医分册 1978 年 1 期，引用时有所删节）

六、菌痢

　　沈某，男，36 岁，农民。

　　恶寒发热 3 日，体温 38.8℃，头痛肢楚，泛泛欲呕，腹痛阵作，下利不爽，里急后重，杂有红白黏冻，每日 10 余行。经大便常规检查见红、白细胞、脓细胞及黏液。苔微黄腻，脉数。此乃暑湿热毒之邪内侵，食滞壅阻肠间，蕴蒸胃肠，气血凝滞，痢疾以作。治予"痢泻散"，每服 4g，每日 2 次。服后 2 小时腹痛稍缓，痢下较畅，入暮热势渐挫，翌日续服之，即趋瘥解。

　　以上仅是略举四种温热病应用"通利疗法"的疗效作为例证，来说明通利疗法在温热病的治疗中占有重要的位置，具有卓越的作用。当然，通利疗法也不是万灵丹，我们还要掌握辨证论治的原则，不能认为通利疗法就是万能疗法，而否定其他治疗方法。

　　朱老认为温热病是急性热性传染病，其来势既猛，传变也速，必须根据疾病的发展规律，有预见性地防微杜渐，采取果断的、有力的、相应的措施，先发制病，不可因循等待。只要不是"表寒"、"表虚"之证，或年老体衰之躯，均可早用通利疗法。因为这是清热祛邪的一个重要途径，是保存阴津、防止恶化的具体措施，从而达到缩短疗程，提高疗效的目的，发挥中医中药治疗急性热性病的应有作用。

朱老认为，中医学之"赤白痢"类似于"急性菌痢"，"疫痢"、"疫毒痢"似属"暴发型痢疾"。本病致病因素，一为外感暑湿疫毒之气，蓄积肠胃而致；一为饮食不洁，或过食生冷停积于中宫，使脾胃运化之功能受阻，大肠传导失常，气血凝滞，湿热郁蒸，损伤肠道血络，而痢下脓血。凡痢疾初起，因宿有积滞，里热较甚，前人早有"痢无止法"、"痢疾当头泻"之说，通利疗法对痢疾初起最为适用，可缩短疗程，提高疗效。

（本案朱老原载于《江苏医药》中医分册1978年1期，引用时有所删节）

七、流行性出血热

朱老认为，流行性出血热属于温热病范畴，其早期相似于温毒发斑、疫疹、疫斑等。温邪为病，传变迅速，气血两燔，深入营血，热盛动风，气阴俱伤，热毒内传，蕴结下焦，终则邪热告退，气阴渐复而愈，或气阴耗伤，正不胜邪，脱变而亡。

据统计，本病60%的患者有便秘症状，35%的患者在病程中出现少尿现象，5%的患者甚至出现时间长短不一的尿闭，并有腹痛、呕吐、呃逆等气机不畅的见症。即所谓"腹腔综合征"，表现为腹微循环障碍，此时邪热夹滞、气滞血瘀的症象加重，耗损真阴，变端蜂起，危在顷刻，必须中西医结合，加以抢救，而"通利疗法"尤为必要。因为：①不急下即不能存阴；②不急下即无以疏通气机；③不急下其郁热难获出路，所以通利疗法对流行性出血热是一个十分重要的措施。实践证明，在本病的治疗过程中，如果能尽早地采取通利疗法，就能有效地阻断其恶化传变，缩短疗程；倘若通利剂用之太迟，或用量太轻，就容易导致留邪生变，产生不良后果。因为瘀热阻滞下焦，而致小便不利。欲利小便，必下瘀热；欲下瘀热，必先通利。《伤寒论》所谓"凡蓄血，小便自利"之说不可拘。

本病最危险的阶段是少尿期。由于热毒内传，温热蕴结下焦，膀胱气化不利而少尿；热邪销灼肾阴，津液枯涸，化源欲竭，小便涩少，甚则尿闭；热结于下，上壅于肺，肺失通调水道之职，不能下输膀胱，水津不布，气不化津，上凌心肺，可见面浮肿胀、咳呛带血、胸闷气短、喘促心悸等险象。此时最宜滋肾解毒，通腑泄热，泻肺利水，而通利法是最重要的一环，《温病条辨》导赤承气汤（生地、赤芍、大黄、芒硝、黄连、黄柏）可资借鉴。

如治赵某，男，36岁，瓦工，住院号：1121。

12月22日入院：恶寒发热，头痛无汗，眼眶痛，腰痛，肢困乏力。在当地以感冒治疗，恶寒虽除，惟发热未挫，三痛明显，已历5日。

诊见：高热39.8℃；血常规检查：白细胞计数9.0×10^9/L，中性粒细胞65%，淋巴细胞35%；肾功能检查：肾功能<5%，Npn 77.9mmol/L，CO_2CP 18.66mmol/L；尿常规检查：蛋白（＋＋＋），白细胞（＋），红细胞（少许），颗粒（＋＋）；肥达反应（－）；肝功能检查：sGPT 56U/L。经对症治疗，热势有下挫之势，但纳呆泛呕、怯冷仍在，尿量逐渐减少，肾区有叩击痛，左侧尤甚，右腋下及胸前少数出血点。苔薄腻，舌光红，脉细数。诊为流行性出血热少尿期，急性肾功能衰竭。乃温热疫毒之邪，传入下焦，结于膀胱，州都气化失司，水道不利，浊邪上逆，胃失和降。治宜养阴解毒，攻下分利。

处方：鲜生地120g，鲜茅根60g，玄参、丹皮、赤芍各15g，生大黄18g（后下），玄明粉12g（冲），丹参、车前子、泽兰、麦冬各30g。

每日1剂，并配合西药利尿脱水之品，症情稍有稳定，尿量显增，腰痛亦有轻减，乃守前法继进，尿量续增。5日后渡过少尿期，而进入多尿期，舌光少津，脉细濡。阴损阳衰，续当养阴温肾。

处方：生地黄15g，北沙参12g，麦冬12g，淮山药15g，太子参18g，菟丝子12g，肉桂3g，3剂，每日1剂。3天后肾功能有所好转。1周后Npn 30.36mmol/L，尿常规基本正常，转入恢复期，调理善后而愈。

八、老年性痴呆

由于人类社会物质文明日益发达，福利保健工作日趋完善，人类的寿命不断延长，不少国家成为长寿国，中国也是其中之一，这是可喜的。但老龄化也带来一些老年性疾病，特别是老年性痴呆的发病率成倍地增长。据联合国世界卫生组织报告，65 岁以上老年人中就有 10% 智力障碍，其中 50% 发生痴呆。有关资料表明，预计到 2000 年中国 60 岁以上的老人将增加到 1.3 亿，占总人数的 11%。为此，有学者指出：如此发展下去，21 世纪老年性痴呆将成为社会灾难，这不是危言耸听，而是须引起重视，积极采取相应措施，以控制其发病率。这是全民性的工作，须多方面跨学科的协作，开展防治工作，才能收效。

朱老采用益肾化瘀法治疗老年性痴呆，并介绍了诊治经验。

老年性痴呆临床上主要有两类：一为老年性痴呆，一为脑血管性痴呆，而以后者居多数。两者之病理进程虽有所不同，但其结局为脑细胞萎缩则相同。"脑为髓之海"，而"肾主骨生髓"，其病变之症结中，则为"肾虚"。根据姚培发等对 20 岁以上的 235 例人群进行的调查结果显示：两性从 30 岁起已有一定的肾虚百分率，40 岁以上组可达 70% 以上，老年龄组肾虚百分率随年龄增加呈递增现象。还发现，70 岁以上常人肾虚率占 95%。陈庆生对 94 例 90 岁以上健康老人五脏功能作了初步分析，发现全部对象均有不同程度的肾虚表现，肾虚率占 100%。由此可见，老年人均有肾虚的存在。肾既虚，则气化无源，无力温煦、激发、振动脏气，"脑髓渐空"，使脏腑、四肢百骸失其濡养，从而出现三焦气化不利，气机升降出入失常，血失流畅，脉道涩滞，而致血瘀。所以，老年性痴呆的主要病因是年老肾气渐衰。肾虚则髓海不足，脏腑功能失调，气滞血瘀于脑，或痰瘀交阻于脑窍，脑失所养，导致智能活动障碍，脑力心思为之扰乱，而成痴呆。

中医学中所说的肾是对下丘脑-垂体-靶腺之神经、内分泌、免疫、生化、代谢等生理病理的概括。肾虚是以神经、内分泌紊乱为主的机体内环境综合调控功能的障碍。这些障碍既导致衰老的出现，也是血瘀的根源。肾虚可促进血瘀的发生发展，血瘀又加重肾虚的病情，二者相互影响，互为因果。因此，老年性痴呆的病因病机是肾虚为本，血瘀为标，虚实夹杂，本虚标实。所以"益肾化瘀法"是治疗老年性痴呆的主要法则，朱老据此治疗本病，颇为应手。

如治张某，男，66 岁，离休干部。

1993年5月4日初诊：原有高血压病史，经常头眩，肢麻。近年来记忆力显著减退，头目昏眩，情绪不稳，易于急躁冲动，有时又疑虑、消沉，言语欠利，四肢困乏，腰酸，行走不爽，经常失眠。血脂、血压偏高。CT检查示脑萎缩、灶性梗死，诊为"脑血管性痴呆"。苔薄腻，舌衬紫，舌尖红，脉细弦尺弱。此属肾虚肝旺，痰瘀阻窍之"呆病"也。治宜益肝肾，化痰瘀，慧脑窍。

方用：杞、菊各10g，天麻10g，地龙15g，生、熟地各15g，丹参15g，赤、白芍各10g，桃、红各10g，枣、柏仁各20g，制胆星8g，仙灵脾15g，炙远志8g，桑寄生20g，生牡蛎20g，甘草4g。（10剂）

5月15日二诊：药后头眩、肢麻、失眠均见轻减，自觉言语、行走较前爽利，情绪有所稳定，记忆力略有增强，甚感愉快，并能积极配合体育锻炼，苔薄，脉细弦。前法继进之。

上方加益智仁10g，继进10剂。

5月24日三诊：诸象均趋好转，遂以上方10倍量制为丸剂，每服6g，每日3次，持续服用以巩固之。半年后随访，一切正常。

朱老说：本例系"脑血管性痴呆"之轻者，故收效迅速，如重证须耐心坚持服药，并适量运动，如太极拳、散步等，言语疏导，改善生活环境，使之心情舒畅，消除孤独和疑虑，适当增加高蛋白、低脂肪之饮食，并多吃蔬菜、水果，是有利于康复的。肾虚血瘀证是老年病的病理基础，所以益肾化瘀法是本病的主要治疗法则。因为补肾药是通过调节"脑－髓体轴"而发挥作用的，能使脑功能改善和恢复。据宫斌实验证实，补肾中药可通过调整神经递质含量、神经递质受体数量、促性腺及性激素含量、单胺氧化酶（MAO）、超氧歧化酶（SOD）等含量而产生明显的延缓脑组织衰老的作用。梁晓春等实验证明，补肾方既能增强自由基清除剂，如SOD活性，也能降低过氧化脂质代谢水平，以减少自由基堆积对细胞、组织的损害。所以，补肾是老年性痴呆的主要法则之一。本例处方中枸杞子、地黄、白芍、桑寄生、仙灵脾、益智仁等均有补肾作用，其他如人参、山萸肉、何首乌、山药、菟丝子等，亦可选用。

活血化瘀药物能改善血液循环，防止血栓形成，调节细胞代谢和免疫功能，促进组织修复和抗炎。具体地说，它能降低血液黏稠度，改善血液成分和微循环，增加全身组织、器官血流量，特别是增加脑组织血流和营养，从而改善和延缓脑的衰老，提高其功能。本例处方中之地龙、丹参、赤芍、桃仁、红花都有很好的活血化瘀作用。胆南星熄风化痰；远志补心肾、宁神志、化痰滞；菊花清肝明目，止头痛眩晕；龙牡镇摄肝阳，宁心安神；枣柏仁宁心安眠，这些药物均有助于症状之改善，利于痴呆之恢复。天麻长于熄风镇痉，善治头痛眩晕，《本经》谓其"久服益气力，长阴肥健"，《甄权》称其能治"瘫痪不随，语多恍惚，善惊失志"，《开宝》更指出它能"利腰膝，强筋力，久服益神"，对老年性痴呆是既治标、又治本的一味佳药。据日本丰桥市野依福村医院院长山本孝之等临床研究证实，天麻治本病有显效，可以改善脑部血液流通，有恢复"缄默症"的说话和"假面具症"的展露笑颜的功能，连服 3 个月，获得殊效，可以相互印证。

当然，临床还须因证制宜，气虚者可重用黄芪、党参；阴虚者加石斛、麦冬、龟板；躁狂风动者加羚羊角粉、灵磁石；火旺者加生大黄、黄连；脾虚纳呆者加白术、山药、木香等。随证损益，始奏佳效。

此外，朱老在 20 世纪 70 年代初曾制订"健脑散"，原为脑震荡后遗症而设，因其有健脑补肾、益气化瘀之功，后来移治老年性痴呆，亦奏佳效。

处方：红人参 15g，地鳖虫、当归、枸杞子各 20g，制马钱子、川芎各 15g，地龙、制乳香、制没药、炙全蝎各 12g，紫河车、鸡内金各 24g，血竭、甘草各 9g。上研极细末，每早晚各服 4.5g，开水送服，可连续服 2～3 个月。

其中马钱子，又名番木鳖，有剧毒，其炮制恰当与否，对疗效很有影响。一般以水浸去毛，晒干，放在麻油中炸，但是油炸时间太短，则呈白色，服后易引起呕吐等中毒反应；油炸时间过长，则发黑炭化，以致失效；因此在炮制中，可取一枚用刀切开，以里面呈紫红色，最为合度。附此，以供参用。

（本文是朱老在 1996 年首届国际中医脑髓学会大会发言稿，引用时稍有删节）

九、痰注（结节病）

朱老认为，结节病是一种原因不明的、可累及全身多种器官的非干酪性上皮样慢性肉芽肿病变，可发生在淋巴结、肺、皮肤、眼、肝、脾、指骨等处，多见于30~40岁的女性。本病发展缓慢，虽属良性，少数可后遗呼吸功能不全或其他器官的不可逆病变。目前对结节病的治疗，成熟的经验较少。朱老在临证过程中，曾诊治数例结节病患者，收效尚可，简介如下。

例1 李某，女，46岁，友谊服装厂工人。

1978年2月25日初诊：近年来，周身出现皮下结节，有时呈对称、串珠状，逐步增多，已达100多枚，推之可移，按之坚硬，皮色不变，无特殊疼痛。病理切片证实病变属于肉芽肿性质的病损，诊断为"结节病"（1977年10月19日病理切片，南通医学院附院病理科，片号：765044）。已服中药百余剂罔效。苔薄，脉缓。综合症情，属痰注无疑，予化痰软坚之品以消之。

处方：炒白芥子10g，生半夏6g，炙僵蚕12g，制海藻、昆布各12g，生姜三片，紫背天葵12g，生牡蛎30g（先煎），夏枯草12g，红枣5枚。（6剂）

3月6日二诊：药后自觉乏力，有时口干，苔薄白少津，脉象细软，有气阴两伤之征。上方加入益气养阴之品，上方加炙黄芪15g、潞党参10g、麦冬10g。（10剂）

3月16日三诊：痰核稍有缩小，仍感神疲乏力，口微干。苔薄质微红，脉象细软。效不更方，继进之。

上方加炙蜂房10g、炙地鳖虫10g、川石斛10g。（5剂）

4月24日四诊：腿上结节缩小，其质已软，余未续见增多。右肩关节酸痛，动则欠利，曾诊为"冻结肩"。舌质衬紫，脉细弦带滑。此乃痰瘀凝聚，而成结节，导致经脉痹阻，关节不利。仍宗前法，以丸剂继进之。

①汤方同上，加赤芍、片姜黄、黄精各10g，10剂；②丸方：生半夏60g，炒白芥子120g，紫背天葵120g，炙僵蚕120g，炙蜂房120g，炙地鳖虫120g，京三棱60g，仙灵脾100g，全当归100g，川石斛100g，陈皮60g，

炮山甲100g，鹿角霜80g，生黄芪120g，甘草30g。上药共研极细末，另用制海藻、昆布各240g，煎取浓汁，加蜂蜜为丸，如梧桐子大。每日早晚各服8g，食后服。

5月3日五诊：服药未停。两腿结节消失，腰部结节逐步缩小。苔薄舌微红，脉象细弦。因丸药配制尚需时日，继予汤剂进服，俟丸剂制成，即连续服用。处以3月16日方，10剂。

8月12日随访：全身结节消失，病已获愈。

例2 周某，34岁，市图书馆干部。

1962年5月25日初诊：周身关节疼痛，肢困乏力，继而发现自髂嵴连线向下沿大腿后侧散在分布皮下结节60余枚，手背部亦见3枚，每枚约弹子大小，推之可移，质地较硬，并无触痛。其症已起半年，曾用肾上腺皮质激素治疗无效。类风湿因子试验（＋），血沉30mm/h，胸部X线检查示肺门淋巴结肿大。苔薄腻，舌质衬紫，脉小弦。辨为痰瘀交凝，脉络痹阻，拟予化痰软坚，散瘀消结。

处方：生半夏10g（先煎），白芥子10g，青、陈皮各6g，生牡蛎30g，生苡仁15g，制海藻、昆布各10g，紫背天葵12g，炙僵蚕10g，生姜3片，炙地鳖虫10g，炮山甲8g。（7剂）

6月2日二诊：药后痰核已消其半，所余结节亦趋缩小。苔脉同前。药既奏效，无庸更张。处以原方7剂。

6月8日三诊：结节已基本消失，惟手背部尚留有半粒弹子大小1枚结节，质软。原方续服4剂，以巩固之。

1980年6月10日随访：至今已历18年，一直未复发。

例3 余某，46岁，市公安局干部。

1973年2月5日初诊：因工作繁忙，自觉疲惫乏力，体重下降，时有低热盗汗，胸痛干咳，周身淋巴结肿大，且出现皮下结节达70多枚，边缘清楚，并无触痛。做结核菌素试验（－），血沉25mm/h，胸部X线检查提示两侧肺门淋巴结肿大，诊断为"结节病"。苔薄腻，脉细滑。此乃痰核之证，拟方化痰消核，兼益气阴。

处方：太子参12g，川百合12g，功劳叶12g，葎草20g，生半夏10g（先煎），炒白芥子10g，生牡蛎（先煎）20g，紫背天葵12g，炙僵蚕10g，

甘草5g。（10剂）

2月15日二诊：痰核绝大部分已消弥于无形，仅余数枚尚可触及，惟气阴两虚，尚未悉复，苔脉如前。前法既效，率由旧章。上方加制黄精15g。（20剂）

1980年6月9日随访：向其爱人了解，自1973年至今无任何不适，仅在劳累后尚可扪及结节数枚。因此未再服药。

以上三例确诊为"结节病"（限于当时条件，结节病皮试未做）。根据其临床症状表现，虽有夹瘀或气阴两亏之兼证，但其共同点都有"痰"证，而见周身皮下结节数十枚，乃至百余枚，故应属于中医学中"痰注"、"痰核"之范畴。《丹溪心法》："百病多有夹痰者，世所不知。人身中有结核，不痛不红，不作脓，痰注也"，与临床所见符合。前人认为百病多由痰作祟，患者皮下坚核，推之可移，按之质硬，皮色不变，又无疼痛，故可确诊为"痰注"或"痰核"，而以化痰软坚为主。在使用药物方面，除选用海藻、昆布、夏枯草、生牡蛎取其消核软坚之功外，临床屡用白芥子、生半夏、紫背天葵、炙僵蚕而获效。因为白芥子、生半夏祛有形之痰核效果最佳。《本草正》曾曰："白芥子，消痰癖疟痞，除胀满极速，因其味厚气轻，故开导虽速，而不甚耗气，既能除胁肋皮膜之痰，则其近处者不言可知。"半夏长于燥湿化痰，降逆散结，其生者，用治痰核，其效甚著。《药性论》谓其"消痰涎……能除瘿瘤"。《主治秘要》亦赞其"消肿散结"之功。配合白芥子善治痰核，朱老临床用量最大曾达18g，未见任何毒性反应，为减少误议，常加生姜3片以解其毒。僵蚕善于化痰散结，《本草纲目》谓其"散风痰结核"。紫背天葵系毛茛科植物天葵的全草，块根名"天葵子"，种子名"千年耗子屎种子"，与紫背天葵草（为菊科植物紫背千里光的全草有祛瘀、活血、调经作用）是两种药，不能混同。紫背天葵功能消肿、解毒、利水，对瘰疬结核有著效。方中生姜、大枣以调和诸药，缓和某些药物的毒性。

对这三例患者除采用化痰消核之品为主药外，还要视其兼证之不同，辨证用药。如例1在服药后，患者自述神疲乏力，口干少津，分析是因芥子、半夏性燥耗伤气阴之故，故加补益气血之党参、黄芪，养阴之麦冬，使其气运血活，痰消津还。10剂后痰核缩小，又加炙蜂房祛风、化痰、攻毒，炙地鳖虫活血化瘀。又服 35 剂，两腿结节明显缩小，质地转软。药既获效，仍守前法出入制成丸剂。原方加赤芍、当归、山甲以加重活血化瘀之功；再用姜黄、陈皮、黄精、黄芪补气行气，乃遵严用和所说："人之气道贵平顺，顺则津液流通，决无痰饮之患"。根据《国外医学参考资料》报道："在结节病早期急性发作患者的血清中发现循环免疫复合物，也提示体液免疫机制与肉芽肿的发生有关"，且在临床有用肾上腺皮质激素治疗获效者，故考虑采用提高机体免疫功能的药物。因此处方中选用仙灵脾、鹿角霜大补肾阳，提高细胞、体液免疫功能，以振脾阳，运化水湿，而阻生痰之源。药证合拍，服药 2 个月余，全身结节均趋消失，而获痊愈。又如例 2 患者辨为夹瘀之证，故加地鳖虫、炮山甲以活血化瘀，消核散结。朱老认为："治痰要治血，血活则痰化"。根据国外报道用抗凝剂治疗结节病有效，而活血化瘀药物有抗凝作用，因此加用此类药物，必然可以提高疗效，这是值得今后进一步探索的问题。再如例 3 患者兼见低热、盗汗等气阴两虚之证，则加川百合、功劳叶、制黄精补益气阴；葎草养阴而清虚热，又可化痰消结，诸药配合，而获佳效。

关于生半夏的使用问题，因其有毒，历代均有争议。朱老实践证实，生半夏既经煎煮而成熟半夏，毒性大减，并未见中毒之弊，妊娠恶阻亦多用之，经云"有故无殒，亦无殒也"，是实践有得之言。

十、慢性粒细胞性白血病

章某，男，42 岁，教师。

体质素健，无特殊病史。1976 年 6 月感到头昏乏力，以后体重逐有减轻，当时并未引起重视，直至 9 月上旬，始行就医。经血常规检查：血红蛋白下降，白细胞计数升高，并见到幼稚细胞，拟诊为"白血病"，即赴苏州医学院附院血液组诊治。

9 月 13 日初诊：消瘦乏力，无出血，不发热，病情已起 3 个月，浅在淋巴结不肿大，贫血貌。心、肺检查（－），肝肋下两指，脾脐下两指。血常规检查示血红蛋白 60g/L，白细胞 $24 \times 10^{12}/L$，血小板 $55 \times 10^9/L$，可见幼稚细胞，提示：慢性粒细胞白血病。嘱服马利兰 2mg，一日 3 次，见效后渐减量，至白细胞降至 $1 \times 10^{12}/L$ 以下时停药。

　　髓象分析：原始粒细胞占 1.5%，早幼粒细胞占 1%，嗜中性中幼粒细胞占 6.5%，嗜中性晚幼粒细胞占 27.5%，嗜中性带状粒细胞占 18.5%，嗜中性分叶核粒细胞占 27%，淋巴细胞占 1%，单核细胞占 2%，网状细胞占 0.5%，嗜酸性粒细胞占 9%，嗜碱性粒细胞占 4.5%，中幼红细胞占 0.5%，晚幼红细胞占 0.5%。粒细胞增生极活跃，以晚杆及分叶核细胞为主，易见到嗜酸和嗜碱粒细胞，单核细胞和网状细胞可见，淋巴细胞和红细胞受抑，红细胞易见。髓象提示慢性粒细胞白血病。

　　因服马利兰后反应较大，头眩、脱发，乃于 10 月 14 日二诊：症如上述，苔薄舌淡，脉弦细，重按无力。综合症情，属邪实正虚，气血津液结聚，形成癥积。治当攻邪为主，扶正为辅，以诱导缓解。

　　处方：生地黄、党参各 30g，丹皮 9g，玄参、蚤休、天冬、黄芪各 15g，天竺黄 6g。另用板蓝根、白花蛇舌草、龙葵、生鳖甲各 30g 煎汤，代水煎药。

　　上药每日 1 剂。患者白细胞计数逐步下降，10 月 22 日查血象已降至 0.55×10^{12}/L，即停服，但头眩、脱发仍未已。后继服中药，以扶正为主，攻邪为辅，头眩、脱发停止，精神渐振，食欲颇好。11 月 30 日测体重增加 6kg，复查白细胞计数为 0.71×10^{12}/L，脾肿触及，原方损益，继续服用。12 月 27 日体重又增加 0.5kg，精神食欲均好，几如常人，步行数里无疲乏之感。

　　1977 年 2 月 23 日来诊：面色微见红润，形体较实，无任何不适。苔薄白质淡红，脉虚弦，重按无力。此乃邪毒挫而未清，正气偏虚之征，续当培益气血，佐以清解余毒之品。

　　处方：炙黄芪、党参各 30g，生熟地、天麦冬各 15g，白花蛇舌草、龙葵、炙鳖甲各 30g，炙甘草 6g。（15 剂）

　　3 月 12 日来信谓：一切正常，上方仍在间日服 1 剂以巩固之。

　　嗣后患者因精神甚好，即自行停药，并上半班。由于患者放松警惕，麻痹大意，以致在 1978 年底突然“急变”，抢救无效而死亡。

　　朱老说：慢粒一般多发生于 20～40 岁的中年，以白细胞计数升高、中晚幼粒细胞增高、肝脾肿大等为特征，与中医学之“癥积”、“虚损”相似。对其病因病机的认识，虽经各地通过大量探索，但至今尚有分歧，焦点在于对白血病的本质是虚证，还是实证；是因病致虚，还是因虚致病，迄未取得统一的意见。通过实践，朱老认为白血病既不是一个单纯的虚证，也不是一个绝对的实证；它的发生和发展，始终存在着正邪互争，虚实偏胜的现象，是虚实夹杂，正虚邪实的证候；其病"本"是邪毒内蕴，所以应把清热解毒，杀灭白血病细胞作为矛盾的主要方面，主要矛盾解决了，骨髓功能才能得到恢复。所以，朱老对于白血病的治疗，多以清热解毒为主，佐以扶正固本为辅，辨证地处理其标、本、虚、实、缓、急、先、后的复杂关系，初步取得了一定的疗效，治疗慢性粒细胞白血病也不例外。

因为慢性粒细胞白血病多呈现头晕目眩、发热口苦、鼻衄时作、神烦不宁、大便秘结之象，在辨证上基本属于"肝实热型"，所以中国医学科学院分院选用当归龙荟丸（刘河间方）对其进行治疗，并取得了肯定的疗效。在此基础上，又经反复筛选，找出当归龙荟丸的主要成分是青黛，遂单独使用青黛治疗慢粒 15 例，也获得不同程度的疗效，平均于服药后 36.3 天白细胞开始下降和肝脏缩小，随之症状改善。此外，牛黄解毒片由牛黄、雄黄、大黄组成，也是清热解毒、泄火通便之剂。近人用治慢粒缓解率可达 86%，每服 4 片，每日 2 次，部分病例服 5～13 天后白细胞即开始下降，平均 3 周左右显著下降。这两种药治疗慢粒效果虽是显著的，但两者均为苦寒泄热、解毒通下之品，体质偏虚者，只可暂用，或间断使用，而不宜久服。当归龙荟丸是清热泻肝、攻下行滞的方剂，每服 6～9g，每日 2～3 次，对头目眩晕，面红而赤，两肋痛引少腹，心烦，大便秘结，小便黄赤，脉弦劲有力者宜之，有效率可达 80%。倘大便溏泄而脉软弱者，即不宜用之。青黛用胶囊装盛，每服 2～4g，每日 3 次，服后往往有轻度腹部隐痛，大便次数增多，但远较当归龙荟丸为缓。至于牛黄解毒片，因其中雄黄含有砷，长期（6 个月以上）服用可在体内蓄积而引起单纯性红细胞性的"再生障碍性贫血"，所以不能连续使用半年以上。而朱老拟订的诱导缓解方，是以攻邪为主，扶正为辅，可以久服，虚人亦宜。本例即是在服用白消安片产生副作用后继服本方而使病情逐渐稳定的，脾脏缩小，红细胞、血小板上升，白细胞下降至正常值，体重增加了 6.5kg，缓解 2 年余。由于患者放松警惕，未能继续服药，同时也因为直至现在为止，彻底治愈的病例还很少，仅是中位存活时间的长短而已，大多数均难免死于"急变"。不管放疗、化疗，都未能防止急变。国产嘧啶苯芥对该病的缓解率可达93%，作用较白消安片快，可作为首选药物，但仍不能控制"急变"。据对446例慢粒死亡病例统计，有77%死于急变；瑞金医院的慢粒急变率为56.7%。对慢粒用联合化疗和免疫疗法（B.C.G与粒细胞疫苗），生存期可以延长，部分病例中药合并化疗，其生存期可达7年，这对过去的中位存活时间40个月左右的界限有所突破，是值得注意的一个方面，充分反映了中西医结合的优越性。

朱老说，通过这一例演变经过来看，坚持服药是很重要的，绝不能为暂时缓解的现象所迷惑，要吸取教训，告诫患者，遵守医嘱，争取战胜白血病。

十一、早期肝硬化

例1 顾某，男，67岁，退休职工。

于1972年患急性黄疸型肝炎后，肝功能长期损害，血清白蛋白/球蛋白比例倒置，检查确诊为早期肝硬化，迭经中西药物治疗，效不显著。1974年3月来朱老门诊。主诉胁痛纳差，脘腹胀，肢乏便溏。视其面色晦滞，苔腻，舌质衬紫，颈左侧有蜘蛛痣1枚，肝掌明显，脉细弦。触诊肝肋下1.5cm，剑突下4cm，质地Ⅱ度。脾大肋下1cm，质钦，表面润滑。肝功检查：麝浊度10U，锌浊度14U，谷丙转氨酶正常，胆红素1.2μmol/L，碱性磷酸酶18U，白蛋白2.8g/L，球蛋白3g/L。证属邪毒久羁，肝郁脾虚，气血痹阻，瘀结为癥癖。拟用复肝丸，每服3g，每日2次。

处方：生黄芪30g，当归10g，潞党参12g，炒白术10g，软柴胡6g，炒白芍10g，炙甘草6g，生鸡内金10g，麸炒枳壳6g，生麦芽30g，石见穿15g，糯稻根30g。

每日1剂，服药半月。诸恙减轻，精神较振，仍予原法出入为方。调治3个月，复查肝功能已在正常范围：血清蛋白总数7.2g/L，白蛋白4.2g/L，球蛋白3g/L。停煎剂继服复肝丸半年，自觉症状消失，面色转荣。随访4年，未见复发。

朱老认为，此病常因肝失疏泄，气血痹阻，脾运不健，生化乏源而生。其症肝脾肿大或仅有肝肿大，质地Ⅱ度，按之则痛，胃纳减少，腹胀便溏，四肢倦怠乏力，面浮而色晦黄，入暮足胫微肿。舌色黯红不泽，舌体较胖或边有齿印，脉象虚弦，重按无力。治用疏肝益脾，活血消癥。复肝丸配合逍遥散、异功散、当归补血汤加减。常用药物如柴胡、当归、白芍、党参、黄芪、白术、丹参、炙甘草、广郁金、广陈皮、茯苓等。

朱老认为，肝藏血，主疏泄；脾统血，主健运。血之运行上下，有赖于脾气之升降；脾之生化气血，又依靠于肝气之疏泄。一旦肝脾两病，疏泄运化失司，则肝气郁而血滞成瘀，脾气虚而生化乏源。本例先病在肝，后病及脾，血滞为实，气怯为虚。故以疏肝益脾、补气和血之剂，配合复肝丸标本兼施，以达扶正消癥之目的。

例2 张某，男，46岁，干部。

于1971年春季罹黄疸型肝炎，肝功能长期不正常，纳减，倦怠无力，持续3年，症情不见好转，形体日趋消瘦。曾在南京、上海等地医院检查，确诊为早期肝硬化。1973年11月来朱老处诊治。主诉：胁痛纳差，口苦溲黄，齿龈渗血，夜寐梦多。诊脉弦大，苔黄腻，舌质殷红，巩膜微黄，面色晦滞。触诊肝大肋下1.5cm，剑突下5cm，质地Ⅱ度，脾可触及，压痛（＋）。责之湿热蕴结，肝胆疏泄失司，迁延日久，进而气滞血瘀，络脉痹阻。先宜清泄肝胆湿热，以治其标。药用龙胆草、茵陈、苦参片、柴胡、生大黄、山栀、黄芩、当归、生地、地骨皮、甘草、虎杖、金钱草、白茅根等出入为方。服药2周，诸症减轻，巩膜黄染亦退，苔腻已化，脉象弦细，复查肝功基本正常。改投复肝丸，每服3g，每日3次。间或伍以疏肝养肝、化湿和脾方药。治疗半年，面色红润，诸恙蠲除。检查肝大肋下1cm，剑下3cm，质地Ⅱ度，肝功能亦在正常范围。于1975年3月恢复工作，迄今一切良好。

朱老认为，此例患者因湿遏中焦，邪从热化，肝失疏泄，移热于胆而生本病。其症肝脾俱肿，胁痛脘痞，头眩口苦，纳减腹胀，心烦易怒，溺短而黄，大便秘结或溏滞不爽，并可出现黄疸，苔黄厚腻，脉多弦数。治宜清肝利胆，泄热渗湿，以龙胆泻肝汤、茵陈蒿汤加减。这样的病例，朱老常用药物如龙胆草、茵陈、柴胡、山栀、当归、黄芩、大黄、玄参、白花蛇舌草、虎杖、金钱草、车前草等，不宜早用复肝丸。

朱老认为，肝郁脾湿，久结不解，正气尚实，邪从火化，出现以胁痛、口苦、尿黄、目黄为主的肝胆湿热证。其病理机转是肝胆湿热而影响脾胃壅滞。吴氏《医方考》云："肝为至阴，胆无别窍，怒之则气无所泄，郁之则火无所越……故病则气血俱病。"治宜苦寒直折肝胆之火，通利脾胃壅滞之邪。本案病程虽长，癖积已成，但体气未虚，祛邪为急，故以龙胆泻肝汤加减。两周而湿火之邪得泄，继用复肝丸以治其本，获得肝肿缩小之良效。

例3 刘某，女，54岁，职工。

于1974年6月患病毒性肝炎，迁延2年不愈。1976年在某医院确诊为早期肝硬化，迭经中西药物治疗，效不显著。至1977年秋后，症情日趋严重，同年11月20日来朱老处就诊。主诉：胁痛纳减，腹胀溲少，便溏不实，精神萎顿。诊脉沉弦而细，苔白腻，舌质衬紫。触诊腹膨而软，肝脾未满意扪及，两下肢轻度压陷性水肿。肝功检查：麝浊度11U，锌浊度18U，谷丙转氨酶56U/L，白蛋白2.3g/L，球蛋白2.8g/L，黄疸指数9U/L。超声波：密集微小波，并见分隔波，有可疑腹水平段。证属湿毒久羁，气血瘀滞，肝脾损伤，肾阳虚衰。拟方温补脾肾，益气化瘀，药用生黄芪30g，当归10g，熟附片6g，茯苓12g，淡干姜2g，生白术10g，大熟地15g，庵闾子15g。另用益母草100g、泽兰叶30g煎汤代水煎药。连服5剂，小便畅行，腹胀已松，足肿消退，眠食俱安。继用原方去益母草、泽兰叶，加炙鳖甲、淮山药等，配合复肝丸。治疗2个月，患者食欲增加，自觉症状不著，复查肝功正常，白蛋白3.8g/L，球蛋白3g/L。停服煎剂，续予复肝丸巩固疗效。半年后恢复工作，随访至今，一切正常。

朱老认为，气血瘀滞，肝脾久伤，由脾及肾，损及肾阳。其症脾肿大较肝肿大为甚，恶寒怯冷，腰膝酸软，面黄无华，精神萎顿，饮食少思，腹胀便溏，舌淡胖嫩或淡紫，脉多沉弦而细。治用温补脾肾、益气化瘀。以复肝丸为主，配合景岳右归丸、当归补血汤加减。常用药物如熟附片、肉桂、鹿角胶（或鹿角片）、菟丝子、仙灵脾、黄芪、当归、党参、白术、茯苓、甘草等。

朱老认为，此例患者，肝病日久，疏泄不及，出现食少腹胀、倦怠便溏等症。虽是脾虚表现，实系命火不足。盖肾为先天之本，藏真阴而寓元阳，脾胃之健运、肝胆之疏泄，均有赖于肾气之鼓动、肾阳之温煦。肝病损及脾肾，三脏阳气偏衰，互相影响，互为因果。本案病由肝起，累及脾肾，气血瘀滞，臌证已成。故重用黄芪升补肝脾之气，桂、附、干姜温煦脾肾之阳，又以大量益母草、泽兰叶活血化瘀而利水通淋，更加白术健脾，熟地益肾。药后小便畅行，胀消肿退，终以复肝丸扶正消癥而获根治。

例4 李某，女，39岁，工人。

患慢性迁延性肝炎已经3年，症情时轻时剧，肝功能检查反复波动。于1976年发现脾脏肿大，肝扫描示肝显影尚规则，左叶稍大，放射性分布尚均匀，未见稀疏及缺损区，脾脏显影符合早期肝硬化图象。于1977年来朱老处诊治。主诉：肝区刺痛，腰膝酸软，口燥咽干，夜寐梦多，齿龈渗血，偶见鼻衄。脉弦细，舌红绛。责之肝肾阴虚，郁热瘀阻。拟方清滋肝肾，柔阴宁络，药用：北沙参15g，生白芍10g，大生地15g，甘杞子12g，地骨皮12g，京玄参15g，生鳖甲30g，天麦冬各10g，清阿胶10g（烊和），参三七2g（研冲），白茅根30g，服药10剂。齿龈出血已止，胁痛腰酸亦减，仍感倦乏少力，口干少寐。原方去阿胶、地骨皮，加黄芪、当归等治疗2个月，诸恙轻减，精神亦振，苔腻白，舌红转淡，脉数已平。仍予原法加减，配合复肝丸，每服3g，一日2次。调治半年，3次检查肝功均在正常范围，触诊肝大肋下1.5cm，脾大3cm，于1978年4月恢复工作，至今病情稳定。

朱老认为，邪毒久羁，肝血亏耗，肾阴损伤，热郁脉络。其症脾肿明显，肝大不著，面色黧晦，红丝缕缕，胁痛腰酸，鼻衄或齿龈渗血，咽喉干燥，夜寐梦多，舌红绛少苔，或苔腻中剥，脉象弦细而数。治用滋肾柔肝，养阴和络，以一贯煎加减。常用药物如北沙参、生地、枸杞子、天冬、麦冬、生白芍、川楝子、绿萼梅、女贞子、旱莲草、玄参、甘草等。兼心阴虚而心悸心烦者，加西洋参、龟板、枣仁之类；阴虚阳亢，热伤阳络，出血较甚者，加阿胶、水牛角、丹皮之属；齿衄不止，可用鲜地骨皮60g煎汤含漱，有止血之效。

肝肾精血，相互资生，所谓"乙癸同源"，故肝血不足或肾阴亏耗，均可出现肝肾两虚之见症。肝郁化火，肝火亢盛，耗伤肝阴，日久必损及肾阴。但肝硬化的形成，基于肝郁血滞，所以肝肾阴虚，尤多夹瘀而络损血溢。本案即是肝肾阴虚、郁热瘀阻之典型。初投清滋宁络，继用扶正化瘀，得获佳效。临床所见之阴虚夹瘀证型，其机制颇为复杂，往往是趋向恶化之征兆，必须提高警惕，随证施治，阻断病势之发展。

西医学认为肝硬化的病理特点是，肝细胞变性坏死后，出现纤维组织增生、肝细胞结节状再生、假小叶形成，三种改变交错进行。由于结缔组织增生和小叶结构的改变，使肝血管的分布发生一系列的变化，即肝内血管网减少和血管网发生异常吻合。这种变化常是肝功能不全和门静脉高压的发生基础。这与中医学肝郁血滞、瘀凝络脉的病机颇为一致。近年来，由于免疫学的迅速发展，发现慢性肝炎和某些肝硬化的形成均与自体免疫有关，在病程中均有细胞与体液免疫功能异常的表现。而活血化瘀法，不仅有能扩张肝内的血管，改善肝细胞供血，提高肝细胞耐氧能力，对损伤之肝细胞有修复作用；同时还具有抑制纤维母细胞的形成，减少胶原物质的分泌，抑制肝纤维组织增生，促进正常免疫功能和抑制异常免疫反应的作用。

朱老认为，从中医辨证角度来说，肝郁血瘀的产生，和人体正气的强弱是有密切关系的。因此，针对肝硬化虚中夹实的病机，采用扶正祛邪的治则，拟订复肝丸益气活血、化瘀消癥。方取紫河车大补精血，红参须益气通络，两味用以扶正；参三七活血止血、散瘀定痛；地鳖虫活血消癥，和营通络；更加郁金、姜黄疏利肝胆，理气活血；生鸡内金、炮甲片磨积消滞，软坚散结。全方着眼于肝血郁滞、瘀凝脉络的主要病机，着手于扶正祛邪、消补兼施的治疗原则，又以丸药小剂量常服之法，补不壅中，攻不伤正，以冀癥积潜移默消，促使肝脾病变的改善和恢复。通过临床实践，疗效尚称满意。虽然观察病例不多，但颇有进一步探索的价值。

早期肝硬化肝脾肿大，肝功能表现为麝浊度和锌浊度增高、血清蛋白改变者，一般以肝郁脾虚证最为多见，用复肝丸配合益脾疏肝方药，多数患者在1~2个疗程后，可以改善症状和体征，肝功能亦随之好转。脾肾阳虚型，以温补脾肾方药与复肝丸同时并进，对于增强机体免疫功能，促使肝脾病变的改善，有相得益彰之妙。但疗程较长，不能急于求功。肝肾阴虚型，除阴虚阳亢、营热伤络，临床表现郁、热并著者，治宜养阴解郁、凉营宁络为主，暂时停服复肝丸外，一般可以配合滋阴柔肝解郁煎剂，汤、丸并进，对于控制"脾亢"、纠正血清蛋白的倒置有一定作用，而未见助阳伤阴、攻邪伤正之弊。至于肝胆湿热证型，谷丙转氨酶明显增高时，复肝丸则不宜早用，否则，往往出现烦热不寐的反应。如复查肝功能，转氨酶亦可继见上升，故用之宜慎。

通过对复肝丸的临床观察，初步认为，只要重视肝硬化病理改变的特点，从化瘀消癥着眼，从扶正祛邪着手，争取早期诊断和治疗，是可以提高疗效、缩短疗程的。

（本文是朱老与故友陈继明主任医师合写，原载于《上海中医药杂志》1980年第6期，此处引用稍有删节）

十二、浊瘀痹（痛风）

夏某，男，55岁，干部，1988年3月14日就诊。

主诉：手指、足趾小关节经常肿痛，以夜间为剧，已超5年，右手食指中节僵肿破溃，亦已2年余。

病史：5年前因经常出差，频频饮酒，屡进膏粱厚味，兼之旅途劳顿，饱受风寒，时感手指、足趾肿痛，因工作较忙，未曾介意。以后每于饮酒或劳累、受寒之后，即疼痛增剧，右手食指中节及左足拇趾内侧肿痛尤甚，以夜间为剧。即去医院就诊，认为系风湿性关节炎，作一般对症处理，曾服吡罗昔康、布洛芬等药，疼痛有所缓解，时轻时剧，终未根治。1986年右手食指中节僵肿处破溃，流出白色脂膏，查血尿酸高达918μmol/L，确诊为"痛风"，即服用别嘌呤醇、丙璜酸等药，症情有所好转。但因胃痛不适而停服，因之肿痛又增剧，乃断续服用，病情缠绵，迄今未愈。

检查：形体丰腴，右手食指中节肿痛破溃，左足大趾内侧亦肿痛较甚，入暮为剧，血尿酸714μmol/L，口苦，苔黄腻，质衬紫，脉弦数。右耳翼摸到2枚痛风石结节，左侧有1枚。

诊断：浊瘀痹（痛风）。

治疗：泄化浊瘀，蠲痹通络。

处方：土茯苓60g，生苡仁、威灵仙、萆草、虎杖各30g，草薢20g，

秦艽、泽兰、泽泻、桃仁、地龙、赤芍各15g，地鳖虫12g，三妙丸10g（包煎）。（10剂）

3月25日二诊：药后浊瘀泄化，疼痛显减，破溃处之分泌物有所减少，足趾之肿痛亦缓。苔薄，质衬紫稍化，脉细弦。此佳象也，药既奏效，毋庸更张，继进之。上方去三妙丸，加炙僵蚕12g，炙蜂房10g。（15剂）

4月10日三诊：破溃处分泌已少，僵肿渐消，有敛愈之征。苔薄，衬紫已化，脉小弦。血尿酸已接近正常，前法续进，并复入补肾之品以善其后。

上方土茯苓减为30g，去赤芍、萆草，加熟地黄15g，补骨脂、骨碎补各10g。（15剂）

10月5日随访：手足指、趾之肿痛，迄未再作，已获治愈。

朱老认为，浊瘀痹（痛风）近一二十年来，由于社会物质丰富，人民生活水平日益提高，饮食及环境结构有了较大的变化，此病之发病率，日趋增高，临床经常见到。

朱老说，痛风之名，始于李东垣、朱丹溪。但中医学之痛风是广义的历节病，而西医学之痛风则系指嘌呤代谢紊乱引起的高尿酸血症的"痛风性关节炎"及其继发症，所以病名虽同，概念则异。从临床观察，有其特征，如多以中老年，形体丰腴，或有饮酒史，喜进膏粱肥甘之人为多；关节疼痛以夜半为甚，且有结节，或溃流脂液。从病因来看，受寒受湿虽是诱因之一，但不是主因，湿浊瘀滞内阻，才是其主要病机，且此湿浊之邪，不受之于外，而生之于内。因为患者多为形体丰腴之痰湿之体，并有嗜酒、喜啖之好，导致脏腑功能失调，升清降浊无权。因之痰湿滞阻于血脉之中，难以泄化，与血相结而为浊瘀，闭留于经脉，则骨节肿痛，结节畸形，甚则溃破，渗溢脂膏。或郁闭化热，聚而成毒，损及脾肾，初则腰痛、尿血，久则壅塞三焦，而呈"关格"危候，即"痛风性肾炎"而致肾功能衰竭之症。凡此悉皆浊瘀内阻使然，实非风邪作祟，故朱老称之谓"浊瘀痹"，似较契合病机。中医病名如何统一，也是我们应该探索的一个问题。这个从病因病机而定"浊瘀痹"，是否恰当，希同道商榷之。

由于痛风之发生，是浊瘀为患，故应坚守"泄化浊瘀"这一法则，审证加减，浊瘀即可逐渐泄化，而血尿酸亦将随之下降，从而使分清泌浊之功能恢复，脏腑亦得以协调，而趋健复。

土茯苓、萆薢、苡仁、威灵仙、泽兰、泽泻、秦艽是泄浊解毒之良药，伍以赤芍、地鳖虫、桃仁、地龙等活血化瘀之品，则可促进湿浊泄化，溶解瘀结，推陈致新，增强疗效，能明显改善症状，降低血尿酸浓度。蕴遏化热者，可加清泄利络之萹草、虎杖、三妙丸等；痛甚者，伍以全蝎、蜈蚣、延胡索、五灵脂以开瘀定痛；漫肿较甚者，加僵蚕、白芥子、陈胆星等化痰药，可加速消肿缓痛；如关节僵肿，结节坚硬者，加炮甲、蛴螂、蜂房等可破结开瘀，既可软坚消肿，亦利于降低血尿酸指标。如在急性发作期，宜加重土茯苓、萆薢之用量，并依据证候之偏热、偏寒之不同，而配用生地、寒水石、知母、水牛角等以清热通络；或加制川乌、草乌、川桂枝、细辛、仙灵脾、鹿角霜等以温经散寒，可收消肿定痛、控制发作之效。体虚者，又应选用熟地黄、补骨脂、骨碎补、生黄芪等以补肾壮骨。至于腰痛血尿时，可加通淋化石之品，如金钱草、海金砂、芒硝、小蓟、白茅根等。倘已呈"关格"之危局，则须中西医结合，合力抢救始妥。

此外，对于饮食起居，亦应注意。宜戒烟酒，不吃高嘌呤食物，如动物内脏、豆制品、菠菜、海鱼等；生活要有规律，适当控制饮食与体重，坚持适量运动，情志愉快，均有助于巩固疗效。

（朱老原文刊载于《光明中医杂志》1991年4月刊，此处引用稍有删节）

十三、高血压病（肾阳虚证）

张某，男，58岁，行政干部。

血压偏高已3年有余，时测190/150mmHg，迭治未瘥，今乃益剧。头眩胀，健忘，左目视眊（检查确诊为中心性视网膜炎），神疲困倦，心悸失眠，腰酸早泄，怯冷便溏。苔薄舌淡红而胖，脉虚弦而细数，两尺弱。此肾阴阳俱虚之咎，良以命火式微，火不生土，阳损及阴，阴不摄阳，而致诸象丛生。治宜培补脾肾，燮理阴阳，徐图效机。

"培补肾阳汤"基本方（药用：仙灵脾15g，仙茅10g，淮山药15g，

枸杞子10g，紫河车6g，甘草5g）加潼沙苑、生白芍、菟丝子各10g，炒枣仁18g（打）。（5剂）

二诊：药后自觉颇舒，周身有温暖感，胸闷心悸较平，腰酸亦减，便溏转实，尺脉略起。此佳象也，进治之。

上方去菟丝子、生白芍，加熟地黄12g（砂仁3g同拌），肥玉竹12g。（5剂）

三诊：血压显降，时测150/100mmHg，腰酸续减。惟头眩胀未已，视眊如故，夜寐欠实，间或胸闷。苔薄舌淡红，脉虚弦，右尺仍沉弱，左尺稍振。前法损益。

基本方加潼沙苑、夜明砂、密蒙花各10g，炒枣仁18g。（15剂）

四诊：血压下降在（122～118）/（88～78）mmHg之间，怯冷已除，腰酸早泄见复。惟头眩胀、目糊未已，口干，夜寐不熟，便艰溲黄。苔白黄舌质红，脉弦。此肾阳渐振，而阴伤未复，以致阴阳失其平衡。兹当侧重滋水涵木，毓阴潜阳，而培补肾阳之品则不宜续与之也。

处方：大生地15g，生白芍12g，枸杞子9g，鲜首乌15g，女贞子12g，龟板18g，川石斛9g，夏枯草12g，炒决明子12g，粉草3g。（5～10剂）

朱老认为，患者于三诊后返乡休养，在服药至八九剂时，诸象均见瘥复，血压平降，颇感舒适，乃续服之；由于阳衰已振，而阴损未复，未能及时审证换方，药随证变，以致阴虚益甚，水不涵木。故症情转为一派阴虚阳亢之局，呈现头眩而胀，视糊眼燥，口干不适，夜寐欠实，大便燥结，小便色黄，舌质转红，脉弦有力等象。审斯必须立即改方，培补肾阳之品，不宜再予，而应侧重滋水涵木，育阴潜阳。服此以后，即趋平复，而获临床治愈。从这一病例来看，在临证之际，必须细心体察，中病即止，过犹不及，均非其治也。

十四、腹泻（脾肾阳虚型）

王某，女，36岁，纺织工人。

因肠套叠曾两度手术，嗣后遗留腹痛便溏，迭治未瘥。昔在上海第一医学院附院请姜春华教授诊治，用温补脾肾之品而好转，回厂疗养，逐步向愈。但近年来又见发作，大便溏秘交替，溏多于秘，腹痛神疲，怯冷腰酸，头眩乏力，长期服用西药，收效不著。苔薄白舌胖，边有白涎，脉细软，右关尺难及。此脾肾阳虚之明证，治宜温补脾肾，益火生土。

"培补肾阳汤"基本方（仙灵脾 15g，仙茅 10g，淮山药 15g，枸杞子 10g，紫河车 6g，甘草 5g）加炒白术 12g，益智仁 9g，补骨脂 9g，乌梅炭 6g，广木香 5g。（5 剂）

二诊：药后神疲较振，大便溏泄好转，腰酸腹痛亦减。效机初见，再益血肉有情之品进治之。上方加鹿角霜 12g。

三诊：服上药诸象均见瘥复，但嗣以服避孕药片（苦寒剂），又引发腹痛泄泻，服抗生素未见好转，乃续来就诊。苔白舌淡胖，脉细软，尺仍弱。此乃火不足而土为虚，前法仍可中鹄。上方 6 剂。

四诊：服药后，腹痛泄泻即瘥，精神振作，颇感爽适。选附桂八味丸以善其后。

朱老认为，此例主要由于两度大手术，以致体气亏虚，肾阳不振，命火式微，火不生土，脾不健运，肾不固摄，诸象丛生。特别是大便溏泄，迭服抗生素终不见解，颇以为苦，而经改用"培补脾肾"之品，即获效机。

十五、不寐

徐某，女，29 岁，干部。

头眩而胀，稍劳即疲不能兴，夜不成寐，即或交睫，亦多梦纷纭，饥嘈不适，得食稍安，冬冷夏热，倍于常人，性情沉郁，有时又易急躁冲动。腰酸带下，经行量多，已起 3 年，迭治未愈，以致体气更虚。苔薄白，舌有朱点，质微胖，脉虚弦而细，尺弱。此肾阴阳俱虚之候，法宜阴阳并补，师景岳之左、右归意，期育阴以涵阳，扶阳以配阴，得其平则佳。

"培补肾阳汤"基本方（仙灵脾 15g，仙茅 10g，淮山药 15g，枸杞子 10g，紫河车 6g，甘草 5g）加生熟地各 12g，肥玉竹 12g，煅乌贼骨 18g，茜草炭 6g。（5 剂）

二诊：药后能安眠终宵，精神振爽，头眩胀大减，腰酸带下亦较好转，此调补肾阴阳之功也。但停药 1 周后，兼之工作辛劳，又致头眩不眠，但其势较前为轻，苔脉如前。此乃由于恙延已久，体气亏虚，原非一蹴而成者。前方既效，故不予更张，继进之，5剂。

三诊：进服原方，诸恙悉平，宜续服药，以期巩固，间日服1剂可也，5剂。

朱老认为，三诊以后，由于间日连续服药，诸恙未见反复，停药以后，亦较稳定，且月经来潮，其量大减，均向愈之象。嘱注意劳逸结合，起居有节，辅以食养，不难日臻康泰。

十六、肝炎

唐某，女，40岁，某疗养院会计。

就诊前1年患肝炎，肝功能一直不正常，肝大3.5cm，脾大1.5cm。症见头眩欲仆，神疲困乏，情绪沉郁，胁痛不寐，心悸怔忡，近数月来体重减轻，纳呆腹胀，大便溏泄，日二三行，镜检脂肪球甚多。苔薄白舌质淡，脉沉细无力，右关尺尤弱。此脾肾阳虚之候，法当温培脾肾，俾火旺生土，脾能健运，饮食能为肌肤，则恙自复矣。

"培补肾阳汤"基本方（仙灵脾15g，仙茅10g，淮山药15g，枸杞子10g，紫河车6g，甘草5g）加炒白术12g，益智仁9g，太子参12g。（8剂）

二诊：药后精神较振，便溏泄已除，惟仍头眩，纳谷欠香，食后腹胀，有时泛泛欲呕，苔白微腻，脉如前。仍系脾肾阳衰未复之咎，进治之。上方加姜半夏9g，砂仁5g。（6剂）

三诊：泛呕已平，复查肝功能亦已正常，惟胁痛尚未已，间或腹胀，夜寐多梦，苔薄白，脉细弱较振，继进之。上方去半夏，加炒枣仁15g（打）。（6剂）

四诊：服温补脾肾之品以来，精神较前振爽，自觉颇舒，惟停药旬余，又觉睡眠不实，偶有胁痛，余象尚平，苔薄白，脉细软。原方继服，以期巩固。上方续服6剂。

朱老认为，患者因染肝炎，肝功能不正常，头眩欲仆，腹胀便溏，疲惫不支而全休疗养。但经半载针药并施，仍未瘥复，颇为焦虑，嗣经诊视为"脾肾阳虚"，乃投予温补脾肾之品，症情显著好转，肝功能亦趋正常，出院恢复工作。这说明培补肾阳在慢性疾患疗愈过程中具有重要作用，只要辨证明确，往往效如桴鼓。

十七、痹证

例1 杨某，女28岁，纺织工人。

初诊：4年前产后，因过早下冷水操持家务，随后两腕、肘、膝关节疼痛增剧，难以忍受，而来院诊治。顷诊：面色少华，神疲乏力，两腕、肘、膝关节无红肿，遇寒疼痛加剧，得温则舒，气交之变疼痛更甚。血沉34mm/h，ASO 500U。苔白腻，脉细濡。证属气血两亏、寒湿入络，治宜补益气血，散寒逐湿。

方用：制川乌10g，川桂枝8g（后下），生黄芪30g，当归12g，仙灵脾15g，生苡仁20g，苍术12g，徐长卿15g，炙蜂房10g，炙全蝎3g（研粉吞服），甘草5g。（5剂）

二诊：服上药后疼痛增剧，此非药证不符，乃痹闭欲通之佳象，苔薄白腻，脉细。前法继进之。治以：①上方5剂；②取上方1剂，浓煎成250ml，加1%尼泊金防腐，电离子导入，每日1次。

三诊：上药加电离子导入后，关节疼痛白昼已明显减轻，惟入暮后关节仍痛，但能耐受，苔腻亦化，脉细。此气血渐通，阴阳未和之象。继当原法进之，上方5剂。

四诊：经治关节疼痛渐平，下冷水已不感疼痛。血沉降至20mm/h，患者甚为欣喜。予益肾蠲痹丸250g，每服6g，每日2次，食后服，巩固之。

朱老说，患者患病已4年，得之产后劳作，长期接触冷水，来诊时面色欠华，神疲乏力，气交之变，疼痛更甚（此亦虚象），故用芪、归、仙灵脾、蜂房等补益强壮之品以扶正，桂枝、川乌、薏苡仁、徐长卿等散寒祛湿药以逐邪。

例2 杨某，女，33岁，工人。

1986年4月5日初诊：去年10月开始周身关节疼痛，怯冷恶热，血沉147mm/h，经常发热（37.5℃～38.2℃），一度怀疑为系统性红斑狼疮，但未找到LE细胞，嗣查类风湿因子（+），乃确诊为类风湿关节炎。用抗风湿类药物无效，长期服用地塞米松（3片/日）以缓其苦。目前关节肿痛、强硬、晨僵明显，活动困难，生活不能自理，面部潮红虚浮，足肿，腰痛，尿检蛋白（＋＋～＋＋＋）。苔薄黄，舌质紫，脉细弦。证属郁热内蕴，经脉痹阻，肾气亏虚，精微失固。治宜清化郁热，疏通经脉，益肾固下。

处方：生地黄45g，赤芍、当归、地鳖虫、炙蜂房、制川乌、乌梢蛇各10g，鸡血藤、白花蛇舌草各30g，仙灵脾、苍耳子各15g，甘草3g。（10剂）

4月27日二诊：药后热未再作，关节肿痛显著减轻，乃又自行继服10剂。目前已能行走，自觉为半年来所未有过之佳象。复查血沉已降至60mm/h，尿蛋白（＋）。效不更方，激素在递减。原方生地改为熟地黄30g，更进10剂。益肾蠲痹丸3袋，每次6g，每日3次，食后服。

5月10日三诊：症情稳定，血沉已降至28mm/h，类风湿因子亦已转阴。激素已撤，汤药可暂停，以丸剂持续服用巩固之。

9月2日随访：关节肿痛已消失，活动自如，体重增加，已恢复轻工作。

朱老指出，中晚期痹证，既见正虚，又见邪实，既有寒象，又见热象，即所谓虚实寒热错杂。尤其可虑的是，正因为正虚，所以诸邪才得以深入，留伏于关节，隐匿于经髓，以致关节僵肿变形，疼痛剧烈难已。朱老常用桃仁、红花、白芥子等祛痰化瘀，再用巴戟天、骨碎补、蜂房、淫羊藿、补骨脂、紫河车、当归补肾壮督，其间虫蚁搜剔窜透之品，尤为开闭解结之良药，盖湿痰瘀浊胶固，非寻常草木药所可为功也。至其使用，一方面根据各药的性味功能特点，充分发挥其特长；另一方面根据辨证论治的原则，与其他药物密切配合，协同增效。例如，寒湿盛用乌梢蛇、晚蚕沙祛风渗湿，并配以制川乌、薏苡仁；化热者用地龙泄热通络，并配以寒水石、革草；夹痰者用僵蚕除风化痰，并配以胆南星或白芥子；夹瘀者用水蛭、地鳖虫破瘀开结，并配以桃仁、红花；四肢关节痛甚者用全蝎或蜈蚣（研末冲服），搜风定痛，并配以延胡索或六轴子（剧毒药，入煎用2g）；背部痹痛剧烈难受而他处不痛者，用九香虫温阳理气，并配以葛根、秦艽；关节僵肿变形者，合用蜂房、僵蚕、蜣螂虫透节散肿，并配以泽兰、白芥子；病变在腰脊者，合用蜂房、乌梢蛇、地鳖虫行瘀通督，并配以川断、狗脊等。

例3 马某，女，49岁，工人。

1999年10月5日初诊：双手指关节梭形肿痛已4年，右手为甚，晨僵1.5个小时，口苦咽燥，余皆正常。苔薄黄腻，脉细弦。辅助检查：RF 1:50，CRP 12.7mg/L，IgG 18.8g/L，CIC（+），血沉48mm/h。证属风关之顽痹，治宜蠲痹通络，散肿止痛。

处方：穿山龙50g，生黄芪、炒延胡索、青风藤、泽兰、泽泻、鸡血藤、威灵仙等各30g，炒白芥子20g，乌梢蛇、炙蜂房、炙地鳖虫、炙僵蚕、广地龙、全当归各10g，甘草6g。（4剂）

另：浓缩益肾蠲痹丸4g×42包，每服4g，每日3次，饭后服用。

10月24日二诊：手指肿痛稍减轻，但服丸药后胃脘胀痛难忍，不能续服，既往有慢性胃炎史，与之攸关，参用护胃之品。上方加生赭石、蒲公英各30g，莪术、凤凰衣各6g。（14剂）

11月19日三诊：药后手指肿痛已消，脘胀痛亦除，晨僵约半小时，惟大便每日两三次，苔薄黄腻，原法继进。上方加仙灵脾15g，炒白术15g，去生赭石。（14剂）

2000年4月27日再诊：述前药服后诸症全部消失，一如常人，自以为已愈，故自行停药不再服，近一周手指肿痛复见，晨僵2个小时，两膝疼痛，苔薄脉细弦。须坚持服药，以期根治。

处方：穿山龙50g，土茯苓、青风藤、鸡血藤、威灵仙各30g，独活20g，仙灵脾、徐长卿各15g，乌梢蛇、炙蜂房、炙地鳖虫、炙僵蚕、广地龙、全当归各10g，甘草6g。（30剂）

朱老说，此患者为类风湿关节炎（顽痹），病已4年，双手指关节变形肿痛，初诊用芪归以补气血；复以五种虫药配合流通气血、泄化痰浊之品，通闭解结；三诊后肿痛即不再作，晨僵时间亦缩短；四诊时症状已完全消失。但停药4个月后肿痛复见，说明对顽痹这样的病证即使在临床症状消失后，也还须坚持服药，以图根治。

例4 包某，女，40岁，美籍华人，教授。

2000年7月15日初诊：自诉1998年因腰部僵硬疼痛，翻身困难，经当地医院检查HLA－B27阳性，CT示骶髂关节炎Ⅲ级，血沉74mm/h，服激素及抗风湿药乏效，体重日渐减轻，神疲，弯腰受限。乃于3个月前回沪治疗，经针灸、中药治疗但进展较慢。求愈心切，由岳阳医院胡院长介绍，来通求医。诊见：面色欠华，神疲，腰部疼痛，活动欠利，苔薄白，脉细涩。证属肾督亏虚之肾痹，不易速效，须耐心服药，始可奏功，治宜益肾蠲痹法徐图之。

方用：熟地黄20g，全当归10g，仙灵脾15g，补骨脂10g，鹿角胶10g（烊冲），桃红各10g，炙蜂房10g，地鳖虫10g，淡苁蓉10g，炒延胡索30g，穿山龙50g，徐长卿15g，甘草6g。（30剂）

另：浓缩益肾蠲痹丸4g×90包，每日3次，每次4g；蕲蛇粉150g，每服2g，每日2次；蝎蚣胶囊450粒，每日3次，每次5粒。

8月20日二诊：药后局部疼痛有所减轻，活动轻爽，苔脉无著变，拟回美国继续服药。成药给半年量，汤药在美国中药房配，穿山龙带6000g，每日50g同煎服。

2001年7月1日三诊：上药继续服用后，症状日渐好转，乃继续邮购成药服用至今，体重由58kg增至63kg，面色红润，血沉降为29mm/h，利用暑假回国复诊。目前症情稳定，嘱继续服药以期巩固。

2002年9月，夫妇二人专程回国拜访，深表感谢。一直服用浓缩益肾蠲痹丸。复检HLA－B27（－），血沉4mm/h，体重增加至68kg，面色红润。

2004年春节，回国在上海打电话告知，症情稳定，身体健康。

朱老认为，强脊炎乃《内经·痹论》"尻以代踵，脊以代头"之肾痹，一般多好发于青少年，初诊多误诊为骨质增生、坐骨神经痛，而贻误正规治疗。经HLA－B27检查及X线骶髂关节摄片可以确诊。患者多有肾督亏虚之内因，以受寒或劳累之外因而诱发，故治疗应以益肾壮督治本，蠲痹通络治标，汤、丸及针灸、推拿综合施治，收效较佳。该患者认为穿山龙很重要，如不加用则药效似较逊，说明其在痹证治疗中的重要作用。

十八、腰椎间盘突出症

周某，男，68岁，退休工人。

1999年11月26日初诊：双侧腰腿疼痛，麻木2个月，不能行走，邀请出诊。诊见口干，便秘，舌质红，苔薄黄，脉弦。CT检查：①L4/5椎间盘膨隆退变；②L3/4，L5～S1 椎间盘突出；③L2～S1 椎管轻度狭窄；④椎体及小关节增生退变。证属此肾督亏虚之骨痹，治宜益肾壮督通络之剂。

处方：生熟地各 15g，全当归 10g，鸡血藤、豨莶草、炒延胡索、全瓜蒌各 30g，补骨脂、骨碎补、乌梢蛇、露蜂房、地鳖虫、赤白芍各 10g，甘草 6g。（10 剂）

另：浓缩益肾蠲痹丸 4g×30 包，每次 1 包，每日 3 次，饭后服。嘱卧硬板床休息。

12 月 9 日二诊：药后疼痛大减，能自行上下楼梯，口干、便秘亦除，舌红苔薄黄，脉细小弦。仍以上方加桑寄生、川断各 15g，14 剂。丸药继服。

2000 年 1 月 25 日三诊：服药后疼痛已除，活动自如，惟足趾麻木，夜间下肢痉挛，有时便秘。舌红苔黄腻，脉细弦，气血不畅，络脉欠利，营阴亏耗，续当调气血、和络脉、养阴液，拟改下方续治。

处方：生白芍、豨莶草、伸筋草、全瓜蒌、鸡血藤各 30g，生地黄、生熟苡仁各 20g，宣木瓜、葛根各 15g，乌梢蛇、地鳖虫、炙蜂房、川石斛、全当归、桃仁、红花各 10g，甘草 5g。（14 剂）

1 月 30 日四诊：诸症均除，黄腻苔亦退，予浓缩益肾蠲痹丸每次 4g，每天 3 次，饭后服，连服 3～6 个月以资巩固。随访未见复发。

朱老认为，对骨痹治疗一般按寒湿痹或腰腿疼治疗，疗效有时不够满意。首先注重肾虚之内因，因肾虚局部气血不畅而致椎体及纤维环退变，椎管内骨质增生导致椎管狭窄，加之久坐，弯腰工作，更增加其病变程度；其次本病的外因多为感受寒、湿之邪使周身气血不得流通，络脉痹阻，而且骨质增生对周围组织的压迫又加重了络脉痹阻这一病理改变，此二者相互作用，使纤维环这原本血供就少的组织更加代谢减慢，退化加速，弹性日渐减退；故一旦遇负重、弯腰、蹦跳或极小的扭身等诱因，均可使纤维环破裂，髓核突出，压迫神经根或脊髓而诸症蜂起。探其病因病机、临床表现，无疑属于骨痹、顽痹范围，以补肾、壮督为主，而用熟地黄、补骨脂、骨碎补、桑寄生、炙蜂房、川续断；同时针对病变予以祛痰通络而除痹着，而用益肾蠲痹丸及乌梢蛇、地鳖虫、桃仁、红花、豨莶草等；疼痛甚者选用延胡索、当归、赤白芍，活血定痛；偏寒者加制川草乌；偏气血虚者加黄芪、党参以补气养血。如是辨证、辨病结合，方能达到满意的疗效。当然，有些重症患者，必须综合治疗，如配合针灸、推拿、牵引等始能获得显效。至于活血化瘀之品，即使脉、舌并无瘀证可辨，但按照本病病理改变必有瘀阻，故虫蚁之通瘀搜剔亦必不可少。

十九、石淋（泌尿系统结石）

例1 张某，男性，40岁，采购员。

1975年8月27日初诊：经常腰痛，已经4年，迭经治疗，均未见效。面部虚浮，失眠乏力，曾数次尿血。1975年7月27日，又出现血尿，在南通医学院附院静脉注入造影剂后8分钟、25分钟、60分钟时各摄片1张（X线片号：24824），结果肾盂、输尿管显影不满意，但见双侧输尿管及肾盂有积水现象。印象：两侧肾盂及输尿管积水（结石引起可能性为大）。7月30日，尿检：红细胞（＋＋＋＋）。7月31日，尿三杯试验：蛋白（＋），红细胞（＋＋＋），白细胞（少许），三杯结果均同。苔薄微腻，脉弦细。此属湿热蕴结下焦，凝而为石，阻塞气化，水液蓄潴。治宜化湿清热，利水通淋，而消结石。通淋化石汤去两头尖，加小蓟18g，琥珀末3g（吞）。（8剂）

9月6日二诊：服第7剂后，排出结石3枚0.7cm×0.55cm、0.35cm×0.2cm各1枚，另一枚落入厕所，未能捡出，面浮及腰痛略轻。苔薄腻，舌边有齿痕，脉细弦。效不更方，继进之，上方加黄芪15g，地龙12g。（8剂）

9月16日三诊：面浮、腰痛尚未悉除，是积水未尽，肾虚未复之征。苔薄腻，脉细。前法继进之，上方去地龙，加楮实子15g。（8剂）

9月24日四诊：面浮已消，腰部微酸。原方继服8剂。

10月9日五诊：诸象趋平，小便甚畅，自觉精神颇爽。苔薄舌淡红，脉细软。再为善后，上方继服8剂，配以六味地黄丸500g，早晚各服9g，以巩固疗效。

12月15日在附院复查，完全正常，恢复工作。迄今未发，说明已属痊愈。

例 2 杨某，男性，52 岁，干部。

1974 年 7 月 24 日初诊：突然腰腹部绞痛，呕吐，自疑为急性胃肠炎去某院急诊，注射阿托品并输液，略见好转。即带药回家，旋又剧痛，并见血尿，又去附院急诊，诊为肾结石引起的肾绞痛。观察 1 日后，仍阵发性剧痛，不愿手术，自动出院，要求服用中药。发热 38℃，困惫，腰腹部绞痛阵作，作则呻吟呼叫，翻滚不宁，面色苍白，汗出如淋，小便短涩欠利。尿检：红细胞（＋＋＋）。苔黄腻，脉细弦数。属湿热蕴结下焦，煎熬尿液，积为砂石，壅塞水道，通降失利，而作绞痛。诚予渗泄湿热，理气止血，利水通淋。

药用：金钱草、白花蛇舌草、海金沙藤、小蓟各 30g，苎麻根 60g，冬葵子 12g，生地榆 15g，广地龙、延胡索各 12g，琥珀末 3g（分吞），六一散 12g（包）。（2 剂）

7 月 26 日二诊：药后腰腹绞痛逐步趋缓，已能耐受，尿赤渐清，苔薄腻，脉细弦。前法继进之，上方去苎麻根。（3 剂）

1976 年 4 月随访，未再发作，一切正常。

例 3 邹某，男性，56 岁，干部。

1973 年 12 月 15 日初诊：经常腰腹酸痛，经南通医学院附院 X 线摄片（片号：11793）报告：右侧肾区见 1.0cm×1.2cm 结石影，膀胱区见 1.0cm×0.7cm 两枚结石影。印象：右肾及膀胱结石。苔薄白，舌微红，脉弦细。属湿热蕴结，肾阴为耗，煎液成石，阻于下焦。治宜泄化湿热，养阴益肾，通淋化石。

药用：生地黄 24g，生鳖甲 18g，金钱草 60g，海金沙 30g，赤芍 12g，冬葵子 12g，鱼脑石 4.5g，芒硝 4g（冲），甘草 4g。

1974 年 3 月 22 日二诊：地区精神病院 X 线腹部平片报告：两肾阴影边缘及输尿管、膀胱均能清楚见到，右肾见一透光结石（1.2cm×0.8cm），位于第 2 腰椎横突下干，结石呈长尖形，膀胱阳性结石未明显发现。印象：右肾结石。服上药近 60 剂，腰腹痛已趋消失，无特殊不适，根据 X 线摄片结果，膀胱结石已消失，右肾结石亦略缩小，苔脉无著变。继进下药，上方加石见穿 30g，鸡内金 9g，20 剂，配以知柏地黄丸 500g，每服 6g，每日 2 次。

1975 年 2 月随访，未摄片复查，但一切正常。

朱老认为，从尿石病的主症（腰腹部绞痛、血尿、排尿困难）来看，它与中医学中的"石淋"、"砂淋"和"血淋"相似。早在《内经》中，就有了"石淋"和"血淋"的记载。汉代张仲景《金匮要略·消渴小便不利淋病脉证并治》篇指出："淋之为病，小便如粟状，少腹弦急，痛引脐中"，并责其病机为"热在下焦"。隋代巢元方《诸病源候论》对淋证分析得最为精辟，其中肾虚、膀胱湿热的机转为后世医家所祖述。他指出："石淋者，淋而出石也。肾主水，水结则化为砂石，故肾客砂石。其病之状，小便则茎里痛，尿不能卒出，痛引少腹膀胱里急，砂石从小便道出"，"石淋者，有如砂石，膀胱蓄热而成，正如汤瓶久在火中，底结白碱也"。这对尿石的部位、病理与症状，皆有明确的认识。后世历代医家均有专篇论述，总体都认为该病是由于湿热郁结下焦，尿液受热煎熬，使尿内杂质——盐类结晶和胶体物质混合而成砂石。正常泌尿是由于膀胱的气化，所谓"气化则能出矣"，而膀胱气化的动力主要来自肾脏，因肾与膀胱相表里，肾有司理全身气化水液的功能。如机体泌尿系统的功能代谢失常，气化不利而瘀滞，或因感染而湿热蓄积，均可能导致尿液的理化状态改变，尿中晶体与胶体的平衡失调，而形成结石。小者如砂为"砂淋"，大者成石为"石淋"。如热邪进一步伤及血络，迫血妄行，可伴有血尿而成"血淋"。气机不利，"不通则痛"，轻者仅腰部隐痛，重者则腰痛如折，引至小腹而呈绞痛。若湿热蕴于膀胱，重者可出现小腹疼痛、尿急、尿频、尿痛等症状。

朱老说，尿结石形成后，发展转归的途径是不一致的。如"正胜邪却"，结石直径不太大，且形态较光滑，就有可能自动排出，而不致病。中药非手术疗法就是通过服药及运动，提高机体内在的抗病排石、溶石能力，从而使结石排出的。反之，倘"邪盛正衰"，机体泌尿系统功能减退，结石不断增大，就难以排出，而引起一系列的病理变化，如结石嵌顿，造成尿流梗阻，就将出现肾或输尿管积水，或急慢性尿潴留，甚至尿闭等。

二十、哮喘

成某，女，61 岁。

患哮喘已近20载，入冬为甚，作则喘促不能平卧，冷汗淋漓，形神困惫，苔薄质淡胖，脉虚大，重按无力。证属肺肾两虚，气失摄纳之重候，有肾气竭绝之端倪，治疗亟当温摄纳气。治以：①六神丸，每服15粒，一日3次；②黑锡丹，每服5g，一日2次。

患者服后喘促即见好转，冷汗渐敛，翌日哮喘已定，改予温肺补肾之汤剂，调理而安。

朱老认为，哮喘可分虚、实两候，虚证多由肾不纳气所引起。此证若反复发作，往往虚实互见，很难截然划分。如心肾不足之人，痰浊内蕴，一触外邪，肺胃失顺降之职，肾气即为奔逆，于是哮喘发作，咯痰不爽，兼见心慌、气急，甚则自汗淋漓，必须宣肺开闭、温阳镇逆兼施。六神丸服后可以迅速顿挫其喘逆，俟喘定后再行随证调理。丸中蟾酥能平喘、镇咳，其作用可能与其具有缓解气管痉挛和抗过敏作用有关。凡属哮喘发作，喘逆不平者，六神丸均可服之。

黑锡丹出于《局方》，由黑锡、硫黄各60g，制附子、胡芦巴、补骨脂、阳起石、小茴香、沉香、肉豆蔻、川楝子、木香各30g，肉桂15g组成，共研细末，酒糊为丸，每服3～5g，一日2次。凡下元虚冷，肾不纳气，胸中痰壅，上气喘促，四肢厥冷，舌淡苔白，用之均有温肾纳气、定喘之功。但不宜久服，以防铅中毒。

二十一、真心痛（心绞痛）

李某，男，59岁，干部。

数年来心区经常憋闷而痛，劳累、拂逆或天气阴沉时，易致诱发。确诊为冠心病心绞痛。顷以情绪激动，突然剧烈心绞痛，四肢厥冷，苔白质紫黯，脉微欲绝。证属心阳气微，心脉闭阻，阳虚欲脱，有"心肌梗死"之趋势。

治疗：急服六神丸15粒，并予独参汤缓缓饮服，服后疼痛即有所缓解，10分钟后续服10粒，心绞痛即定。

朱老认为，六神丸具有较好的强心止痛之功，所以亦可用于冠心病之心绞痛较剧之症。日本有"救心丹"用治冠心病，即系以六神丸加减而成，被誉为"心脏灵药"。其方为：麝香、牛黄、蟾酥、熊胆、犀角（此药现已禁用）、珍珠、人参、龙脑。他们认为该药作用于心室，使心脏活动更加旺盛，一方面扩张冠状动脉而使心脏之营养状态转佳，同时更进一步促进新陈代谢而活化细胞组织，增强各器官之功能，加强心脏而使身体在不知不觉之间健康起来，用于"心脏不适（心跳、气结、晕眩、呼吸困难、绞痛、心肌梗死）、盗汗、关节疼痛、胃肠不安以及偶因过于剧烈之运动、突然之惊愕、食物中毒、中暑、晕眩、脑贫血等不测之事故发生而至人事不省时"。救心丹系六神丸去雄黄，加人参、熊胆、犀角而成。人参补益心气，熊胆清热镇痉，犀角凉血解毒，诸药相伍，扶正、强心、解毒、化瘀、面面俱到。近年来对冠心病的治疗，有的侧重活血化瘀，有的侧重益气通脉，有的侧重通阳宣痹。但朱老认为冠心病如病程较长，往往虚实互见，似宜疏养结合为妥。在这方面，救心丹还是值得借鉴的。

二十二、咳喘

张某，女，35岁，农民。

患心痹已8载。近年来，咳喘屡发而不愈，叠进中西镇咳平喘药无效。顷诊咳喘，动则尤甚，咯痰不多，心慌气短，下肢轻度浮肿，口唇紫绀，脉细弦而结代，舌上有紫气，苔薄。证属心气亏虚，痰瘀阻于肺络，是以金令不降，气不归源，而成此咳喘之疾，治宜益心肾以纳气，化痰瘀而肃肺。

处方：人参6g（另煎兑服），杏仁泥、桃仁泥、炙紫菀各10g，桑白皮、山萸肉各12g，紫石英15g，五味子5g。连进5剂，咳喘已减，原方稍事出入，共进30余剂，咳喘即平，下肢浮肿趋消，心慌气短显见减轻，逐步稳定。

朱老认为，心肺同居上焦，心痹之咳喘，则系心脉瘀阻，气血运行不畅，上焦壅遏，导致肺脏瘀血，宣肃失职，痰瘀夹水气逗留，致肺无以朝百脉而使然。《素问·平人气象论》谓："颈脉动，喘疾咳，曰水"，王冰注释："水气上溢，则肺被热蒸，阳气上逆，故颈脉盛鼓而咳喘也。颈脉谓耳下及结喉旁人迎脉者也"，即颈动脉也。心痹之咳逆喘促，虽表现为肺金之失肃，实系心体伤残，正气虚损，心气拂逆之故。《景岳全书》言："虚喘者，慌张气怯，声低息短，惶惶然若气欲断，提之若不能升，吞之若不能及，劳动则甚"，是"风心"咳喘的生动写照。故其证治拘泥常法则不效，必须益心通脉，参用宣通肺络、泄化痰瘀之品，始可奏效。考其对证方药，则与《三因极一病证方论·喘脉证治》所列之杏参散较为合拍。该方"治上气喘满，倚息不能卧"，由杏仁、桃仁、桑白皮、人参组成。立方之妙，在于人参配桃仁，益气通脉；杏仁配桃仁，宣肺行瘀；杏仁配桑白皮，下气平喘，兼能利水，实为匡正祛邪，标本兼顾之良方。朱老用此方，常有效验。若药后气仍未纳，喘仍未平者，宜酌加紫石英、远志、紫河车、补骨脂、胡桃肉等通心肾、填下元之品；剧者更加蛤蚧粉2g分吞，以增强温肾纳气之功，可获效机。

二十三、咯血

王某，男，46岁。

患风心已10余载。近1周来，始则咳嗽喘促，继则咯血，曾用抗感染、强心、止血等药，出血尚未控制，其色或红或紫，胸痛气急，心悸怔忡。舌上有瘀斑，苔薄，脉弦结代。证属心体受损，宿瘀内停，复因咳喘震损肺络，咯血以作，治宜益气培本，消瘀宁络之剂。

处方：人参9g（另煎兑服），苏木、茜草根、黄郁金各10g，煅花蕊石15g（研分2次吞服），丹参15g，鲜韭菜捣取汁约两小杯（分冲）。药服2剂，咯血逐渐减少，服4剂而咯血遂止。

朱老认为，"风心"咳喘之甚者，易并发咯血。《外台秘要》指出："心咳，咳而吐血"，其量或多或少，其色或紫或红，多伴见心悸、胸痛、气短等症候，甚者因出血过多，而大汗如洗，致有虚脱之虑。"风心"之咯血，一方面是气虚不能帅血归经，一方面是瘀阻而新血难守，虚实错杂，殊难措手。若见血止血，妄用收涩之品，诚非探源之治也，亦难以收到预期之效果。朱老治此证，恒采用益气以固本，消瘀以宁络之治法，尚能应手，选用唐容川《血证论》治"瘀血乘肺，咳逆喘促"之"参苏散"（人参、苏木），加花蕊石为主方，随证佐药。

二十四、心悸

卢某，女，29岁。

南京某医院诊为风心病二尖瓣狭窄，心电图提示心房纤颤，伴室内差异性转移。近觉心悸怔忡，稍劳即气促，两颧紫红。苔薄尖红，脉细数而促。证属此心痹之候，心体残损，气阴亏损，心气逆乱。治宜益气阴，补心体，畅心脉。

处方：太子参 30g，麦冬、丹参、合欢皮、生黄芪、茯苓各 15g，玉竹、炙甘草各 20g。进 10 剂后，心悸气短减轻。又予原方续进 6 剂，两颧紫红已消，活动后亦无所觉，脉数较缓，仍予原方间日 1 剂以巩固之。

朱老认为，心痹由于心体受损，心脉不通，故心悸一证最为常见，甚则怔忡不宁。对风心病心悸的治疗，首先必须辨识是属于阳虚、阴虚，还是阴阳两虚，施治方可中的。其辨证的关键，又在于识脉。一般而论，凡阳虚者，脉多见濡细、迟缓或结代；阴虚者，脉多见细数或促；阴阳两虚者，脉多呈微细或结代。治疗此证，除需根据阴阳之偏颇，采用补而兼温，或补而兼清的治则外，还要注意参用通脉之品，方可提高疗效。凡阳虚，通脉可选用桂枝、鹿角霜、鹿角片等；阴虚，须重用柏子仁、麦冬、玉竹等。而炙甘草之补中兼通，无论阴虚、阳虚均应重用。朱老治阳虚心悸，喜用参附汤合桂枝加龙骨牡蛎汤；阴虚心悸，喜用生脉散加味；阴阳两虚之心悸，用炙甘草汤化裁。

年　谱

　　1917 年 8 月 20 日，朱良春出生于江苏省丹徒县儒里镇殷家村，乃朱熹公第二十九世裔孙。

　　1934 年，朱良春因病辍学，休学一年，完全靠中医药治疗而获痊愈。其间，他自学语文，并阅读中医入门书籍年余，体会到疾病缠身之苦，征得其父朱昶昇先生之同意，立志学医。

　　1935 年 2 月，经亲戚介绍，至武进孟河御医世家，拜马惠卿先生为师，开始了读医书与跟师抄方相结合的学习中医过程。

　　1936 年 2 月，考入苏州国医专科学校，插班到二年级，开始学习下学期的课程。在学期间，不仅听到李铁尘、王慎轩、陆渊雷、余无言、徐衡之、张又良、叶橘泉、宋爱人、祝怀萱、祝跃卿等诸多名师讲课，而且还见到诸多前来作学术报告的著名中医学者，如章次公、陈存仁、程门雪、黄文东、秦伯未等，聆听过校长章太炎先生的学术报告。

　　1937 年 9 月，日军侵华战争大规模爆发，苏州国医专科学校停办。上海淞沪大战持续 3 个月。11 月时，朱良春辗转至上海，由王慎轩校长出具证明，经章次公先生介绍至陈存仁总务主任处办理入学手续，插班上海中国医学院 4 年级，进行临床实习。承蒙章次公先生厚爱，得以拜师、跟师学习。并由章师推荐，上午去世界红十字会医院中医部为难民诊病，下午至章先生诊所侍诊抄方，晚上跟随出诊，虽仅年余，得益最多。章先生倡导的"发皇古义，融汇新知"的主张，对朱良春启迪良深。

　　1938 年 12 月，上海中国医学院毕业。章次公送给朱良春一枚方章，上刻："儿女性情，英雄肝胆，神仙手眼，菩萨心肠"，认为这才是一个好中医的境界，至今仍视为无价珍宝，并遵而行之。

　　1939 年 1 月，朱老来到南通，开设诊所，开始创业。其父以"济世活人，积德行善"鼓励之。朱老对于贫病患者免费诊治，有的还赠送药品。所求诊者，日见增多。

1940年6月，登革热流行，朱老用清瘟败毒大法，表里双解，收效显著，名声日远，来诊者甚多。

1942年，朱老为搜集民间单方、验方，推广廉便验之方药，使贫病患者能就地取材，方便服用，创办《民间医药月刊》，免费赠送医家及患者，甚受欢迎。

1943年，朱老委托药店代制丸剂、散剂，遇到来诊病患适用者，随时应用，见效快捷，深受患者欢迎。

1945年2月，因近几年以来，先后有多位青年来到朱老诊所，要求拜师学习中医。朱老因此有创办中医专校之构想，并得到同道姚燨如、孙晏如、朱子青、曹向平、袁正刚及西医徐景良、孔受天等先生之支持，并邀聘章次公先生为校长，自任副校长，主持其事。学生20余人，由基础理论到临床各科，均自编教材，循序渐进。至1948年底结束，计18人获得毕业证书。

1946年秋季，霍乱流行，朱老与陈心园医师合作，创办震旦医院，收治患者。以中医药治疗，结合西医补液，全部获愈。一年后医院停办，仍以诊所为主。为维护中医同仁合法权益，交流学术，增进团结，朱老与喜仰之、王蕴宽、马鼎庵、汤承祖、曹向平、袁正刚诸同仁发起组建南通县中医师公会，公推喜仰之为理事长，朱老与曹向平为常务理事，开展业务活动。

1949年正月初一，新四军进城，南通获得解放，万民欢腾，群情激昂。九分区卫生部长周申晋同志，为团结医务人员，积极组织"南通市医学研究会"，分为西医、中医、助产士3个组，朱老为中医组组长。同年出席各界人民代表会议，接受党的教诲，提高思想觉悟。

1952年2月，朱老与汤承祖、蒋仰三、陈继明、林衡诸同仁，组织中西联合诊所，由个体转为集体，自任所长。

1953年，南通市邮电局、搬运工会等机构，聘请朱老的联合诊所为特约医疗单位。南通市卫生工作协会成立，朱老被推选为副主任委员。

1954年，为适应客观需要，联合诊所扩建为"联合中医院"，增加人员，设置病床，朱老任院长，汤承祖为副院长，开展医疗、预防为民服务的工作。4月，朱老与南通市卫生局严毓清副局长等去郊区上新港，访问蛇医季德胜，建立友好联系，有蛇伤患者，即邀请他来诊治，观察疗效。又去兴仁访问专治瘰疬的民间医生陈照老人，定期请他来城为患者诊治，统计疗效。

1955年，中国人民政协南通市委员会成立，朱老当选为第一至四届常委，第五、六届副主席。6月，朱老出席南通市第二届工业劳模、先进生产者代表大会。

1956年4月1日，南通市政府将联合中医院接收，改建为公立南通市中医院，任命朱老为院长，汤承祖、顾黛为副院长，顾兼党支部书记，积极开展预防、医疗、培训、科研工作。为培养中医人才，举办第一期中医继承学习班，高年资医师担任教学工作，朱老是主要讲授老师。5月31日，朱老在南京出席江苏省医务卫生技术人员代表会议，并代表市中医院汇报情况，提出建议。同年，中国农工民主党江苏省委会主任委员季方副省长来到南通，发展农工党员，筹建南通市地方组织，由市委统战部召开座谈会，建立筹备组，朱老为成员之一，这是南通市最早的民主党派组织。7月，中华医学会全国会员代表大会在北京召开，朱老与徐立孙先生被推为中医界代表，前去出席会议。会议期间，周恩来总理在中南海接见与会代表，合影留念。朱老会议期间，得与章次公老师朝夕相处，聆取教益。会后，中医研究院鲁之俊院长邀请部分中医代表到该院考察座谈，听取意见。朱老与任应秋、钱今阳等10余人受到邀请，参与座谈，提出建议。鲁之俊院长通过卫生部希望朱老到中医研究院工作，朱老当时答应前往。江苏省卫生厅爱惜人才，不予放行，理由是南通市中医院成立不久，离不开这样的人才。同年，蛇医季德胜、瘰疬医陈照先后受聘来院工作。

1957年，成立农工党南通市委会，朱老当选为副主委。市委会联系中高级医卫、科技人士，发展成员，开展学习活动，参政议政。反右斗争开始，白天工作，晚上开会，批判斗争，甚为激烈。同年朱老被推选为市第二届人民代表。

1958年，大跃进运动火热掀起，朱老也在大炼钢铁活动中，带队去农村，与农民同吃、同住、同劳动1个月，受到深刻的锻炼和教育。在劳动所在地校西大队，朱老认识了治肺脓疡的土医成云龙，交上了朋友，请他到医院来会诊患者，观察疗效。成云龙与季德胜、陈照一起，后来成为中医院的"三枝花"，被传为美谈。朱老被推选为省政协第三、四届委员，第五、六届常委，第七、八届仍为委员，同时被推选为市第三届人民代表。

1959年，为向建国10周年献礼，朱老组织有关人员编写《中医学入门》一书，由江苏人民出版社印行，发行量达数万册，为弘扬中医药学，起了一定的作用。

1960年，朱老等继续集体编写《中医内科临证手册》、《药性赋增注》等书，均由江苏人民出版社发行。

1962年，成立中华全国中医学会，朱老当选为理事之一。江苏省成立分会，朱老为常务理事之一。南通市成立分会，朱老被推为理事长。同年，被选举为市人民代表大会第四届代表。

1963年，朱老撰写的《虫类药的临床研究》发表于《中医杂志》，连载两期。与缪正来合作编著《汤头歌诀详解》，发行量达40000余册。同年，被选举为市人大第5届代表。

1964年，朱老继续在《中医杂志》发表《虫类药的临床研究》，进一步开展对虫类药的深入研究、推广应用，在中医界产生了广泛影响及积极作用。同时连续发表临床报道多篇，编著的《传染性肝炎的综合疗法》一书出版。

1966年，朱老被推选为市人大第六届代表。

1970年，朱老接到江苏省革委会通知，责成南通市组织医疗队去盐城地区参与治疗乙脑、恶性疟疾工作，朱老为队员之一。

1973年，任命朱老为院防治组组长，主抓业务工作，并为培训班授课。

1974年10月31日，南通市卫生局成立中西医结合领导小组，朱老为领导成员之一。11月28日，为对金荞麦进一步研究，成立金荞麦科研协作组，邀请南通市一院、二院、结核病防治院一同参加，以加速工作之进展。朱老是这一科研工作的创始者。12月19日，《江苏医药杂志》编委会成立，朱老任编委之一。

1977年，朱老被江苏省卫生厅评为首批省名老中医。

1978 年，党中央落实各项政策，先任命朱老先生为副院长，两周后恢复院长工作。3 月，鉴于朱老 1977 年在深入开展医疗卫生工作中成绩显著，南通市革命委员会特发给奖状，以资鼓励。6 月，朱老出席中央召开的全国医药卫生科学大会，这是文革后医卫界第一次全国性大会，李先念、方毅、纪登奎、陈永贵、耿飚、陈锡联、陈慕华、王震、谷牧等领导亲切接见。在大会上，朱老畅谈大好形势，精神振奋，要将失去的 10 年宝贵时间补回来。

1979 年 4 月，朱老工作成绩显著，被南通市卫生局评为 1978 年度先进工作者，发给奖状。5 月 24 日，华国锋主席在北京西苑饭店接见出席全国中医学术会议的部分代表，对中西医评价很贴切，希望大家相互学习，共同加快发展中国的新医药学。陈慕华副总理陪同接见。朱老在座。10 月，朱老参加全国民主党派代表会议，受到邓小平、李先念、彭真、叶剑英、邓颖超等领导同志的亲切接见。朱老精神振奋，誓为祖国的四化建设争作贡献。11 月，"全军活血化瘀学习班"第二届开办，朱老又应邀前往讲学，随后并应邀去桂林一八一医院讲课，诊治疑难杂症。全国中医内科急症治疗学术交流会于重庆举行，诸同仁相互介绍经验，朱老作大会发言，卫生部胡熙明副司长到会讲话。

1980 年，《章次公医案》由门人汇集，朱老执笔整理，朱步先、何绍奇两位协助，江苏科技出版社印行。首次即印 22000 册，为医案书籍数量之最，且一销而罄，说明章次公先生学术经验之可贵。2 月 25 日，南通市卫生局考核晋升领导小组成立，朱老为成员之一。12 月中旬，中华全国中医学会江苏分会内科学会首届学术活动于太仓举行，推选朱老为主任委员开展内科活动。

1981 年 5 月，朱老所著《虫类药的应用》一书，由江苏科技出版社印刷发行。此书为系统介绍虫类药临床应用较早之专著，出版后各地反映较好，受到欢迎。12 月 16 ~ 22 日，中华全国中医学会内科学会成立暨首届学术交流会武汉召开，朱老被选为委员。12 月 20 日，南通科学技术协会第四届会员代表大会召开，朱老被选为副主席。12 月 26 日，中国中西医结合研究会江苏分会聘请朱老为顾问。

1982 年，朱老《对＜金匮＞两个方证之我见》的论文，获南通市科技论文二等奖。3月9日，《医学百科全书·方剂学》编委第二次会议在南京举行，对稿件进行统修，朱老与张肖敏医师同去参加。3月，朱老应卫生部中医司之邀，为《实用中医内科学》在上海延安饭店审稿，历时3个月。6月14日，江苏省中医学会代表大会在南京举行，进行学术交流，并酝酿候选人名单。16日选举，盛天任副厅长为会长，朱老与江育仁等当选为副会长。8月16日，南通市科委举行颁奖大会，《虫类药的应用》一书获一等奖。12月，朱老被南通市卫生局评为1982年度市优秀卫生工作者。

1983年4月，朱老被市科学技术协会评为1982年度科协活动积极分子，发给奖状，以资鼓励。5月，朱老为解答青年中医询问如何学好中医，在《江苏中医杂志》第4卷第5期发表《给有志于学习中医的青年同志的一封信》。《朱良春用药经验》由朱步先、何绍奇等整理，连续在《上海中医药杂志》发表，受到读者欢迎。

1984年2月2日，朱老对江育仁同志草拟之振兴中医之提纲，提出补充意见。为了新旧交替，3月份朱老退居二线，任首席技术顾问，张肖敏同志任南通市中医院院长。

1985年1月21日，在南通文峰饭店召开"益肾蠲痹丸临床验证协作会"，这是朱老主持的科研项目。1月30日，全国中华中医学会第二届代表大会在北京开幕，黄火青、钱学森等领导参加，崔月犁部长做工作报告。经过分组讨论，2月1日选举，朱老仍为理事。4月，中国农工民主党中央委员会颁给朱老"在实现四化，振兴中华的伟大事业中，成绩显著，特予表彰"的证书。5月28~31日，全国中医学会内科分会第三次痹证专题学术研讨会在北京召开，朱老参会，交流经验，修订科研协作方案。日本东洋医学国际研究财团等3个团体邀请朱老访日，并于11月先后在东京、札幌两地讲学交流，参观有关医院。朱老的讲稿印成《现代中医临床新选》一书，印2000册，一销而罄。

1986年，朱老参与《中国医学百科全书·医史学》撰稿。4月9~12日，朱老在杭州参加卫生部中医司召开的中医诊断、疗效标准论证会，制订部分病种标准之初稿。12月，经卫生部同意，组织编写的《中国当代医学家荟萃》一书，江苏省卫生厅共推荐10名专家入选，朱老为其中之一。

1987年1月，《中国医学百科全书·方剂学》编委会聘朱老为委员，参与审稿，并与张肖敏同志合写部分稿件。朱老主持的"顽痹（类风湿关节炎）从肾论治的研究"课题（与中国中医科学院基础理论研究所合作），邀请路志正、焦树德等专家在南通进行评审鉴定。上报后，获江苏省科技进步四等奖，南通市科技进步二等奖。12月，中央卫生部授予朱老"全国卫生文明建设先进工作者"称号。国务院批准朱老为"杰出高级专家"，暂缓退休，继续从事中医研究和著述工作。朱老获此殊荣，深感党恩。

1988年6月15日，南通市中医学会年会在如皋市召开，进行学术交流，并改选理事会，朱老为名誉理事长，张肖敏任理事长。10月，朱老所著《虫类药的应用》一书第2次印刷4600册，以应读者之需。

1989年，朱老申报的益肾蠲痹丸，于8月由卫生部新药评审委员会评审通过，颁给新药证书。随后转让给清江制药厂及华南制药厂生产。10月，全国痹证、脾胃病专业委员会成立暨第五次学术研讨会于庐山召开，朱老为领导成员之一。由朱老门人及子女共同整理的《朱良春用药经验》一书，11月由上海中医学院出版社印制发行，受到同仁欢迎。随后多次印刷，以应需求。

1990年，朱老主持的"益肾蠲痹丸治疗顽痹的临床与实验研究"（与中国中医研院基础理论研究所合作）获国家中医药管理局科技进步三等奖。7月1日，国务院颁给朱老"政府特殊津贴证书"，党的温暖与嘉勉，令人铭感。7月5～9日，在召开的"全国中医药科技工作会议"上，表彰一批成绩突出的著名中医药专家，江苏省卫生厅推荐南通市朱老列入。11月，国家两部一局确定全国500名老中医带徒，搞好继承工作，朱老为其中之一，学术继承者为朱建华主治医师。

1993年3月10～11日，江苏省中医管理局聘朱老为科学技术委员会委员，并参加1993～1994年度省中医药科研项目评审会。10月，江苏省人民政府授予朱老中医药系统先进工作者称号。

1994年，朱老主持的"益肾蠲痹丸治疗类风关的临床和实验研究"于4月获世界传统医学大会（美国）优秀成果大赛"生命力杯"二等奖。6月15日，朱老对《虫类药的应用》作了修订和补充，由山西科技出版社于7月印刷发行。11月14日，中国中医风湿病学会成立暨第七届全国风湿病学术交流会在无锡召开，朱老为领导组成员之一。

　　1996年，朱老近数月一直在整理文稿，拟选历年所写医学论文50篇，汇为《医学微言》一书，作为从医60年之纪念。3月9日，将全稿寄北京人民卫生出版社印刷发行。6月22日，朱老接到中国中医药研究促进会聘书，继续聘为常务理事。9月，朱老撰文《中医药的现状与前景》，发表于《江苏中医杂志》9月号，引起诸多同仁共鸣。10月22～25日，首届国际中医风湿病会议在北京召开，朱老为主席团成员之一，并作特别演讲。会议决定成立"国际中医风湿病学会"，朱琬华任委员，朱老任顾问。朱老与缪正来先生主编的《新编汤头歌诀》，于10月由科学技术文献出版社印刷发行。

　　1997年4月，中国中医药学会内科学会在成都举行第6次学术年会，并进行改选，朱老继任委员。5月15日，《亚洲医药杂志》（香港）聘朱老为编委。9月，中国中医研究院基础理论研究所聘朱老为技术顾问。9月3日，由南通市政协、市委统战部、市卫生局联合主办"祝贺朱良春先生从医60周年座谈会"在天南大酒店会议厅举行，中央、省、市领导及专家题词，国家中医药管理局、省、市领导及医界同仁、好友200余人前来祝贺。《医学微言》在此首发，市委常委施景钤秘书长、国家中医药管理局诸国本副局长、省人大常委会唐念慈副主任、南京中医药大学项平校长、中国中医研究院基础所孟庆云所长、北京广安门医院谢海洲教授致词祝贺，程亚民市长颁给奖励证书。朱老将积蓄之5万元献给南京中医药大学，作为奖学金，以奖励品学兼优之学生，聊表心意。

　　1998年7月7日，《朱良春用药经验集》（增订本）由湖南科技出版社印行。12月，朱老被列为1998年《南通年鉴》新闻人物之一。

　　1999年3月15日，南通市档案馆开幕，朱老的资料被收录入名人档案，周福元书记授予奖励证书。3月26日，朱老将《章次公医术经验集》全稿寄湖南科技出版社，封面由赵朴初先生题签。

　　2000年5月14日，朱老的经验方"痛风冲剂"与中国中医研究院基础理论研究所及安徽神鹿制药集团联合开发签约仪式在研究所举行，吕爱平所长、杨红旗副总经理及朱琬华共同签署，南通市科委厉永茂主任，南通市卫生局缪宝迎副局长、医药局季荣生局长等参加；适逢朱老门人朱步先夫妇回国探亲，前来访候，亦一同参加。朱老愿该药早日进行二期临床，申报新药，为痛风患者带来福音。5月23日，朱老《用药经验》一书第4次印刷。9月2日，南通市红十字会邀朱老为会诊服务中心特约中医专家。

2001年1月5日，南通市中医院《医院院长目标管理系统》鉴定会顺利通过，聘朱老为主任委员。6月12日，人民卫生出版社聘朱老为"中医教材顾问委员会"委员，并在北京参加"中医教材建设专家论证会"，提出建设性意见。

2001年7月，《朱良春用药经验》第6次印刷。12月28日，朱老去北京参加中华中医学会主办"中医药优秀著作'康莱特杯'奖励大会"，作品《虫类药的应用》获一等奖，会上朱老作学术报告。

2002年11月28日，"朱良春学术思想研讨会暨研究所成立10周年纪念座谈会"顺利举行。

2003年5月23日，写成一篇《琐谈非典》短稿，寄《中国中医药报》发表。6月9日，接到国家中医药管理局通知："治疗非典临床研究特别专项专家顾问组、指导组"名单，共11人，朱老为指导组成员。7月11日，接到广州中医药大学"21世纪七年制高等教育中西医结合教材顾问委员会"聘书。10月，《朱良春用药经验集》第8次印刷。

2004年6月9日，朱老撰写一短文《从一枚印章谈医生素质》，交《中国中医药报》发表。10月26日，《南通日报》发表"江海骄子——南通市优秀人才风采录"，共20名，朱老名列第1位。10月27日，《中国中医药报》发表"杏林传薪系列报导之12——朱良春"。

2005年1月，《章次公医术经验集》第5次印刷。4月27日，在人民大会堂召开"十一五科技攻关'著名老中医学术思想、经验传承'课题启动仪式"及"著名老中医献方大会"先后举行，朱老为100名老中医学术经验传承者之一，也是6位献方者（邓、颜、路、焦、任、朱）之一，佘副部长颁给匾牌。5月16日，接到江苏省中医局通知，拟聘朱老为"全国优秀中医人才研修项目专家指导委员会副主任委员"。10月4日，南京中医药大学基础学院建立"中医临床技术交流协会"，聘朱老为名誉会长。11月5日，《江海晚报》刊登"弘扬岐黄，传承薪火——记中国著名老中医朱良春"专版。

2006 年 1 月 22 日，接到北京中医药大学"博士论坛"学术委员会聘为委员的聘书。

2 月 8 日，《中国中医药报》发表："朱良春荣膺本报新闻人物"，这是对朱老 2005 年度工作的评价。6 月 3 日，去北京参加中国中医科学院科学技术大会，朱老为主席团成员之一，并被聘为学术委员会委员。9 月，《朱良春医集》首发。该月 24 日，《中国中医药报》发表《九十高龄，再创辉煌》一文。

2007 年 5 月，《朱良春医集》第 2 次印刷。6 月 21 日，接到浙江名中医研究院专家委员会特聘委员会及特聘研究员聘书。

2008 年 1 月 5 日，接到国家中医药管理局电告：良春风湿病专科医院已批准为"国家风湿病重点专科"单位。这是一件大喜事，值得祝贺与奋进！9 月 12 日，南通市人民政府为"益肾蠲痹丸作为治疗类风关基础用药的研究"课题颁发市科技进步奖励证书。10 月 14 日，接到《中医药文化杂志》，所写《一本＜七姬志＞帖与三大名医》一文已经发表。10 月 18 日，去北京参加中西医结合学会风湿病专业委员会成立 25 周年纪念活动，朱老作特别演讲，大会颁给特殊贡献奖。12 月 21 日，国家科技部"十一五"科技支撑计划"中医治疗常见病研究——痛风性关节炎中医综合治疗方案研究"课题启动。

2009 年 1 月，《朱良春用药经验集》第 14 次印刷。1 月 9 日，中国中医科学院聘朱老为荣誉首席研究员。3 月 12 日，北京电视台邀请朱老、陆广莘研究员参加"请教生命"节目，由于丹教授主持，畅谈养生保健之道。3 月 28 日，同济大学邀聘朱老为该校特聘教授。4 月，当代中医药发行研究中心编写《中华中医昆仑》丛书，章次公先生与朱老均列其中。4 月 20 日，南京中医药大学聘请朱老为该校终身教授。5 月 13 日，《中国中医药报》报导："两部一局"评选的"首届国医大师"30 名今日公布。朱老名列其中。5 月 19 日，"两部一局"在北京召开首届国医大师颁奖大会，朱老前去参加。11 月 9 日，在广州举行"全国名医先进工作家"颁奖大会，朱老亦获奖牌。11 月 25 日，江苏省政府为朱良春、周仲瑛、徐景藩三位国医大师祝贺并奖励。

附　录

　　朱良春先生自建国前办南通国医专科学校以来，所教学生、所收弟子众多，亲炙私淑，成百上千，难以计数。除何绍奇、朱步先、史载祥等硕学俊彦之外，几乎数不胜数。他们的事迹各有千秋，难以尽述，况且一时之间，搜集材料也是挂一漏万，因此，只好等待将来补遗。好在朱老的年谱之中，记事多有述及，可作参考。

朱良春先生小传

曹东义

　　当代中医界很多人都知道"朱良春现象"，这是卫生部中日友好医院史载祥教授提出来的。他曾经跟随朱良春先生工作多年，目睹其不凡的学术成就，深有体会地说："朱良春先生在中医学术领域中的大家风范，博采百家，自成系统。更难能可贵的是，先生平生所处（江苏南通），偏于东南一隅，当今中医居地区一级，而影响及于全国者，朱老一人而已。超越区位强势，独树一帜，声誉遍及国内外。这一现象值得我们深思"。

　　中医界这一独特的"朱良春现象"是如何形成的？其历史必然性何在？值得我们进一步探索。当然，深入挖掘形成这一"现象"的原因，总结规律，有助于推动中医事业发展。我想，这就是史载祥教授提出"朱良春现象"的良苦用心。

由患者变医生，靠中医魅力

　　朱良春先生1917年8月20日（农历七月初三）出生于江苏省丹徒县儒里镇殷家村，是宋代著名理学家朱熹先生的第29代裔孙。他6岁时入私塾开蒙，打下了深厚的传统文化基础。在私塾学习6年之后，转入现代学校，开始接受现代教育。12 岁由家乡迁往南通市，此后升入中学学习。由于努力和刻苦，他的成绩一直名列前茅。

1934 年，鲁迅先生在上海患结核病而痛苦的时候，朱良春在南通也因为同样的疾病而苦恼着，他不得不休学一年。这一年，对于一个勤学上进的 17 岁青年来说，实在太长了。然而，他并没有被称为"白色恐怖"的肺结核所吓倒，完全依靠中医药治疗，获得了痊愈。那位老中医诊治的良好疗效，不仅改变了他身体的健康状况，也改变了他的人生态度。他要以此为契机深入学习中医，要济世活人。经过反复思考，他决定放弃在商立中学的学习，转而学习中医。这是他自己人生道路上的一个重要转折，也是中医历史上经常发生的"久病知医"、"久病成医"的历史佳话又一次再现。

鲁迅骂中医，是因为不满意中医对于他父亲疾病的治疗后果。其实，鲁迅把一切怨恨都加在中医身上是不公平的，他家的贫困主要不是因为看病；他的祖父因为贿赂考官，几乎被判死刑，不断地送礼、说情，请求赦免，要感动慈禧太后，几乎断送了全部家产；精神创伤，愤怒郁闷，再加上身体疾病，鲁迅父亲的死期也就不远了，再好的医生也难以挽救这样的患者。当然，1936 年鲁迅自己死于结核病，也与中医治疗无关。某人说中医是伪科学，很重要的原因，也是因为他 2 岁的时候，其父亲因为伤寒病在中医手里病逝，而留下了痛苦的印痕。在没有抗生素的年代里，白求恩也死于没有中医介入的术中感染。看不到时代的限制，没有正确的科学观，很多人误解了中医。这误解的主要原因，大多与自己经历的中医疗效有关系。

我们可以设想一下，假如朱良春先生当初没有遇到一个好的中医，他会相信中医吗？他会自己要求去学习中医吗？由此，我们不难想见，朱老反复强调中医疗效关系到中医的命运与未来，这应当与他的切身体会有关，观念来源已久。

他说："当前加强中医临床人才培养的工作，已不仅仅是单纯的学术问题，而是关系到中医事业存亡与发展的根本大计。当然，中医事业是一个系统工程，科研、教学、临床、管理等缺一不可，但它的着眼点，毫无疑问，都是以临床为中心的。所以，抓住了临床医技人才的培养，就是抓住了根本，抓住了要害。惟此，才能保证中医医疗质量的不断提高。"

学中医用中医，追求完美

1936 年初，朱良春先生在孟河御医传人马惠卿家抄方一年，登的是大雅之堂，见证了太医家传。按说在那个时代，完全可以靠着这种不平凡的经历"悬壶济世"，两个效益一起抓了。但是，他不满足于抄方之后就说"医道已了"，尽管抄的是太医留下来的良方。他进一步转学苏州，到章太炎先生任校长的国医专科学校，去接受中医现代专门教育，学习系统的中医知识。

一年半之后，抗战爆发，日机轰炸，学校散伙。很多同学失学，或者自己开业谋出路，而朱老想的是继续求学。1937 年 11 月，淞沪抗战硝烟还没有散尽的时候，他只身来到上海，历尽千难万苦，找到当时的名医章次公，并最终成为了章先生的得意门生。

靠勤奋，也靠虔诚，朱老不仅深得章次公器重，而且还结交了曾国藩的外甥聂云台先生。聂先生留学德国，学的是工程学。但是，他很不幸患有糖尿病，又因为糖尿病足而双下肢截肢。聂先生虽然是这样一位患者，但他不甘心做一个地地道道的患者、残疾人，而是矢志研究中医学，要做一个有益于社会的人。通过对于医学的追求，聂先生经过反复验证，总结出来两个治疗传染病很有效的方子：表里和解丹、温病三黄丸。他这个没有腿的研究者，把自己的发明创造传给了朱老。

1939 年，朱老在南通开业之后，赶上了登革热流行，他就用聂先生给他的两个方子，或单行，或配以汤药，表里双解，解救了大批患者，也验证了中医药治疗外感热病的良好效果。

育后人荐人才，不拘一格

治登革热使朱良春名声大震。当然，此前他"施诊给药"和用从章次公先生那里学来的真知灼见，也赢得了人们的赞誉，当时顺寿堂国药号的老药工就时常赞扬他用药独到。诊治疫病的成功和平素良好的医名，使很多年轻人来到朱良春的诊所，希望拜他这个年轻中医为师，学习中医。

1945 年，抗战胜利前，朱良春先生经过反复商讨，与许多同道沟通，筹划已久的"南通国医专修学校"开学了，校舍是借用的一座神庙，叫作躹神殿。经过艰难的 4 年办学，终于培养出 18 名合格的中医专科人才。而在那时，上海的几所中医学校已经被国民党政府取消了。

解放后，已经开业 10 余年的朱良春先生，带头响应号召组织起来，办联合诊所，办私立中医院，后来又无偿地捐献给国家，成了当时国内为数不多的公办中医院。

20 世纪 50 年代初，朱良春先生靠真诚，靠独特的人格魅力，赢得了 3 位民间医生的信任，把他们以之为生的独门绝技献了出来，交给了他。朱良春先生也不失信，不仅使他们走进了医院，成了国家干部，而且还把他们的原始经验作成了"科研成果"，使不识字的农民成了"中国医学科学院的特约研究员"，在北京出席大会。这种"点石成金"的神奇事迹，不仅需要明亮的慧眼，更需要宽阔的胸怀、温暖的政策环境。

何绍奇远在四川梓潼，自学中医，没有正规学历，靠着他与朱良春多年的师生交往，经朱良春先生推荐，才获得了首届中医研究生的报名资格，才能够有机会力拔头筹，成为中医界的杰出人才。

朱步先也是民间中医出身，没有高等学历，后来成为修改教授稿件的《中医杂志》的副社长。他进步的道路上，也撒满了朱良春先生辛勤关爱的汗水。当然，朱步先今天所以能够在英国传播中医药神奇疗效，与他自己的不懈努力也是分不开的。

朱良春先生受国内中医学界的邀请，先后到贵阳、西宁、昆明、个旧、蒙自、长春、北京、上海、成都、江油、温州、乐清、宁波、深圳、珠海、广州、桂林、南宁、厦门、洛阳、长沙、南昌、合肥、屯溪等地讲学交流，传播中医药学术经验。他 5 次出访日本，多次到新加坡、马来西亚、欧洲等海外传播和交流中医药学术。

他讲课都是从临床实用出发，百分之百的都是"干货"，很受学员的欢迎。他常说："经验不保守，知识不带走"，一定要把中医学的火种，播撒在祖国的山山水水，使之万年常青。

说虫药治顽痹，实践出经验

很多中医同道知道朱良春先生，都是因为他写的《虫类药的应用》。的确，在虫类药的应用上，朱良春先生是有开拓性贡献的。虽然古人早就认识了虫类药，也有运用虫类药的不少经验方剂。但是，没有人系统地加以研究、细致地去一味一味地在临床上验证，而大多停留在古人传说的阶段。朱良春先生不仅系统地搜集了古人的记载，而且一味一味地加以验证，取得经验之后再发表出来，提供给全国的中医同道。很多人在文革之前就通过朱良春先生的文章，认识到了虫类药的重要性，带动了相关研究的进一步发展。

朱良春先生对于肝硬化的治疗，善于使用虫类药；对于脑外伤后遗症的治疗，也善于使用虫类药。类风湿关节炎号称"不死的癌症"，朱良春先生称其为"顽痹"，治疗的难度虽然很大，但他以虫类药加入祛风湿、补肝肾的药物之中，取得了良好的效果，为"顽痹"的控制和治愈，开辟了新的道路。

与此相关的科研课题不断升级。1987年，朱良春先生与中国中医科学院基础理论研究所合作研究的"顽痹（类风关）从肾论治"课题，从理论上阐明了用补肾的方法治疗类风湿关节炎，获江苏省科技进步奖、首届国际博览会银奖；1989年，与南京中医药大学合作开发的"朱良春主任医师痹证诊疗软件"获江苏省科技进步奖；1991年，应新加坡政府邀请，进行演示交流，被多家医院使用；1989年，根据朱良春名老中医的经验方研制的"益肾蠲痹丸"获国家新药证书，转让江苏和广东两家药厂生产，获国家中医药管理局科技进步奖。该药的研制成功，为类风湿关节炎患者带来了福音，成为国家中医药管理局"八五"科技成果推广用药和中国中西医风湿病专业委员会推荐用药，并进入全国医保用药。

靠特色再创业，敢为天下先

事业的成功，有欢乐，也有苦恼。

1992年1月，邓小平南巡讲话发表，市里、省里、国家都鼓励创办民营科技企业，为经济增长增添新活力。国家中医药管理局正在创办各种专科病的中心，以朱良春先生痹证诊治为中心的专科如何建？如何把自己的学术特色传递下去？他苦恼过，也忧虑过。但是，他在75岁的时候，支持子女艰苦创业，开创了"南通市良春中医药临床研究所"，得到国内同行的赞同，也得到国家领导人、人大副委员长卢嘉锡先生的热情支持。当他听说朱老要创业发展中医的时候，很是高兴，欣然命笔，为朱良春先生的"南通市良春中医药临床研究所"题写牌匾，以示援手支持。

随着事业的发展，课题组经科技攻关，将朱良春先生所创"益肾蠲痹丸"改进成更高效、更方便的第二代"浓缩益肾蠲痹丸",成为研究所的拳头产品,由于服用量少,疗效显著,深受海内外类风湿关节炎、强直性脊柱炎、颈椎病和骨关节退变患者的青睐。2002年,列入国家科技部"十五"重点攻关项目"类风湿关节炎治疗方案研究"。

研究所不断创下辉煌业绩,并成为国家中医药管理局厦门国际培训交流中心的科研教学基地。1997年,应无锡市老年病医院开设特色门诊。2001年,应上海仁济医院浦东分院、上海黄浦区中西医结合医院之邀开设特色门诊。2003年11月,成功承办了中华中医药学会"全国中医内科疑难病辨治提高班",为继承、弘扬中医药学术作出了贡献。

2005年,研究所已拥有了达GMP要求的制剂设备,迄今已开发和生产了22个疗效显著的中药制剂,主治病种覆盖了类风湿关节炎、强脊炎、硬皮病、骨质增生、肿瘤、咳喘、脾胃病、牛皮癣、不孕不育等诸多疑难杂症。这些具有自主知识产权的医院制剂,为研究所开发国家级新药,开拓更广阔的中医药发展事业奠定了基础。研究所的建制已经不能满足事业发展的需要,应当向着更高的目标迈进。

2006年9月21日,以朱良春先生名字命名的"南通良春风湿病医院"正式成立。卫生部部长高强特致贺信,卫生部副部长兼国家中医药管理局局长佘靖题词祝贺。国家中医药管理局、中华中医药学会、南通市委、市政府、市人大、市政协、江苏省中医管理局、南京中医药大学、广东省中医院有关领导和社会各界人士出席了揭牌仪式和成立大会。

朱良春先生在90高龄,从医70余载的时候,又迈出了令人羡慕的一步。

卫生部高强部长在贺信中高度评价了南通良春风湿病医院的成立,称此举对"继承发展祖国中医药事业,满足群众中医药服务需要,提高人民健康水平,具有积极的意义和作用",认为这对于传承朱良春先生的学术理论、临床经验和医德医风都具有积极的意义和作用,并希望该院"办出特色、办出水平、办出声誉,不断造福人民群众"。

佘靖副部长在题词中写道:"良医悬壶七十载,仁术惠泽万家春"。

医院的建立,为更好地满足海内外患者的需求,落实吴仪副总理提出"名医、名科、名院"的"三名"工程,提供了一个范例。

2007 年，中央电视台中华医药栏目推出"天佑中华有中医"的专题纪录片，朱良春先生诊治癌症患者的突出疗效，引起海内广大患者关注，前来咨询、求诊者摩肩接踵，可见人民大众对于中医药寄托着深厚的感情与希望。

2009 年，国家人事部、科技部、中医药管理局，联合评选"国医大师"，朱良春先生高票当选，实至名归。

目前，朱老以 94 岁高龄，仍然奋斗在治病救人的岗位上，他以仁义慈爱的双手，创造着更多感人至深的佳话。

朱良春医乃仁术

陈祖芬

他是朱熹的 29 代裔孙，曾被弘一法师誉为"善疗众病"的"大医王"。20 岁时，即为贫苦人免费看病；90 岁时，还在杏林广播真知。一双妙手，让无数垂死之人起死回生；一颗仁心，把医学不传之秘公诸于世。厚德行善，大医修为也。

张謇、范曾和更俗剧场后的小平房

话说美国纽约第五大道有个南通绣织局。然后又在南通创办分局。在100 来年前就开始"WTO"的这个中国人，叫张謇。19 世纪末到 20 世纪初的 7 年里，他在南通创办了 74 项实业，同时建 49 所学校，建博物馆、图书馆、体育场、养老院等等。梅兰芳到南通演《霸王别姬》，自然因为有张謇建的更俗剧场。

不久前，中国作家协会在南通开会。会议间隙，我赶到更俗剧场。到更俗剧场，是想看看剧场后边，那里曾经有 4 间小小的平房。1992 年，这4 间小平房，是刚刚建立的国内第一家以名老中医命名的良春中医药临床研究所。1994 年，迁往环西路一个 500 平方米的空间。我跟着从更俗剧场"迁往"环西路，先经过南通市实验小学，题字人是王个簃。开车人说，往那边是杨乐的老家，往这边是范曾的老家。范曾是范仲淹的后人，而良春医生姓朱，是朱熹 29 代裔孙。朱良春给范曾的父母看过病，所以朱家厅里挂着范曾的画《李时珍采药图》。

南通，濠河环城，长江入海，黄海东海，在此分界。当南通遭遇纷至的作家的时候，是灿烂和丰富的碰撞。然而当我走进朱良春的世界，那丰富那灿烂都退潮了，只有朱良春，一如那环抱南通的濠河，温润而宽厚。

弘一法师、海灯法师和"大医王"的施诊施药

朱良春家的厅堂，一直挂着弘一法师为他书写的横匾："为大医王，善疗众病"。不过，20世纪那个疯狂的年代，是要打倒医王、打倒法师的。朱良春的儿子找来一幅民族大团结的画，56个民族手挽手，站成长长的一排，正好用来盖住弘一法师的字。但56个民族也未能保护住落款"弘一"的大字。现在还挂着的"为大医王，善疗众病"，已是请人重写的了。

大医王朱良春刚来南通行医的时候，是20世纪30年代末。那时他不是大医王，而是小青年。看中医，人们往往挑岁数大的，觉得越老越好。20出头的朱良春，在门上贴一纸条，写着："贫病施诊给药"。凡人力车夫等贫苦人，一律免费看病。看完病后，朱良春往药方上盖一个章："朱良春施诊给药"。穷人拿着这张药方去瑞成堂药房取药，一律不收药钱。朱良春与瑞成堂有约，每年的端午、中秋和春节，各结算1次。瑞成堂结算时打个7折向朱良春收钱。

不久登革热流行了。朱良春研制药丸和汤药。一般服药要1周见好，服朱良春的药3日见好。朱良春自己也得了登革热，自己服自己制的药，很快便好，于是名声大振。时年23岁。

到20世纪50年代后期，乙脑流行。乙脑患者往往在号脉过程中就昏迷过去。如此再开方、取药、煎药、服下，如何等得及？朱良春受市传染病院之邀，前往会诊。他就开方，请药房每天一早煎上一大缸药，患者随来随喝，谁来谁喝。

朱良春说医乃仁术。"仁"字，是"人"字旁一个"二"，即两个人。医生要把患者当亲人，患者要把医生当亲人；患者从医生那里得到救治，医生从患者那里得到经验，患者是医生的老师。医生只有竭尽全力才能体现仁术。自己只是一个人，光为自己就不是仁术。

朱良春今年91岁，凡学生、同行、患者的信，依然每信必复。患者问病情，如果病情讲得清楚，朱老回信时附一处方；如果病情讲得不清楚，朱老会给他一些治病的建议。如此，不少患者接到朱老的信，得到朱老的

施诊，病也就治好了。朱老的生命，在多少人的身上，延伸更新，常绿常青。

2007 年 1 月，朱老在南通经济开发区新建的医院里有 4 个尿毒症患者，哈尔滨的、湖南的、河北的、南通本地的。哈尔滨人病证最重，他住进朱良春的医院后，心情大好，春节也不愿回家。医院就为他这一个患者，留下一套人马，从护理到工友到厨师。花这么多人的加班费只为一个爱上医院的患者。如果算成本，划不来；如果问医院上下的留守人员，都觉得应该。大年夜留守人员和他一起包饺子过年。初一早上朱老带着儿子、女儿一起来给他拜年。

我看到朱良春办公室墙上海灯法师的书法："良春名医，是不可思议功德"。20 世纪 80 年代海灯法师胃病不能进食，朱良春去四川江油海灯的家庙给他治病。海灯法师叹朱良春医术之不可思议。我想，"不可思议"之秘笈，或就四个字：医乃仁术。

2003 年，广州 SARS 猖厥，朱良春应邀参加远程会诊。非典患者 60 岁以上治愈率低，有一位 77 岁的非典患者中西药医治无效。朱老开药，患者服后即见好，然后就出院。2003 年 7 月，中华中医药学会授予朱良春"中医药抗击非典特殊贡献奖"。

2005 年 6 月 28 日，由朱老发起，由 12 位名老中医签名支持的"全国首届著名中医药学家学术传承高层论坛"在南通举行。他一夜一夜、一字一字地审阅近百万字的会议论文，汇编成集。时年 89 岁。

我想，如果时光倒流，他十几岁、二十几岁捧着《黄帝内经》、《伤寒论》、《金匮要略》、《本草纲目》、《温病条辨》，不就是这样夜夜秉烛，字字苦读？

也是 2005 年，朱老研制的主治类风湿关节炎的"益肾蠲痹丸"继 1991 年获国家中医药管理局进步奖后，又被国家中医药管理局定为年度 7 项科技成果之一。

2007 年 3 月 14 日，中央电视台的编辑记者拥着一位帅哥走向朱良春家。帅哥身高一米七六，满头乌发，非常阳光，一如他的名字施春辉。不过，春辉或许注定要遇到一位叫良春的人，才有辉可言。11 年前，在上海二军大的手术室里，医生打开他的腹部，一看恶性淋巴瘤已经转移到肝、肾、胰腺，只好重新缝合，化疗。这在医院本也是常事，但在患者，肝腹水，皮包骨，滴水不能进，头发拼命掉。二军大很开明，鼓励患者寻找中医看看能不能起死回生。患者家属打听到南通有个朱良春。朱老也伤脑筋了：滴水不进，怎么能服汤药呢？于是想到把中药像输液那样滴进肠子，让肠子吸收药。如此，第2天，人好些，第3天，能进一点水了。家属赶紧派车到南通把朱老接去上海。

2年后，施春辉完全恢复。

11年后的2007年，中央台到上海找到这位中外合资集装箱公司的中方老总拍电视，这位满面红光的帅小伙带上电视台全体人士一起来看望朱老。帅小伙，今年50岁。不过，要从他起死回生的年龄算，也就11岁。

而91岁的朱良春，带着4个博士生，还在创新还在丰收，厚德载福仁者寿。

博士论坛、章次公和"一般人我都告诉他"

1984年，日本东洋医学财团组织一行10人的访问团，直奔中国江苏南通的一条小巷子。团长是桑木崇秀博士，团员有日本汉方药（中药）研究所所长中尾断二。那小巷里住着朱良春，那朱良春写了本《虫类药的应用》。这本书译成日文传入日本，中尾断二大惊：这本书里那么多治病处方，如果放在日本，都是不传之秘。把它公诸于世，功德无量！

其实，不仅是日本，在中国也很难想象在一本书里竟写满了一张张完整的处方。有的医书也有处方，但是处方里可能写上五六味药，然后一个"等"字，把关键几味略去。我想起范伟在广告里的戏言：一般人我不告诉他。保护知识产权，一般人是可以不告诉他。

朱老著书甚丰，每本书都附大量处方。我只有一本16开本的《朱良春医集》，其中200多页，30多万字是处方，心脑、肝肾、气血、胃肠、痹病、妇科等对症下药。同行手握朱老的书，便心知肚明有了治病秘笈。朱老说：经验不保守，知识不带走，写没用的书是浪费纸张。我一个人的力量有限，如果一百个医生能用我的方法，那可以救多少人？

一般人我都告诉他。

朱老为人，一个"真"字，一个"实"字。讲及医术医德，朱老总要讲他的老师章次公。章次公在20世纪50年代被请去卫生部当中医顾问。

不久一位中央领导得了怪病，没日没夜地打嗝，中医叫做呃逆不止。周恩来总理组织两次名医会诊，未能见效。总理说：不是新来一位大夫么，为什么不请他过来看看？这位新来的大夫，便是章次公。个子矮小，不修边幅，不大能进得常人视线。总理发话，方把他请来。章次公，人是奇人，药是奇药。说，买大枝老山参。只此一味药，煨成独参汤。然后用勺一点一点倒入患者口中。半个时辰过去，呃逆不再，患者入睡。睡了一个时辰醒来，便道："我好饿"。章次公把熬好的稀饭上层的米汤舀来喂他，2天后才让患者吃稀饭。中央领导怪病除去，章次公名声大振。关于中医，毛泽东更是不止一次地和他彻夜长谈。

章次公原名章成之，只因师从章太炎，改名为次公。章次公看病时，小小诊室总挤满了十个八个学生。那时伤寒病多，患者常高烧昏迷。章次公开出一张方子，叫"全真一气汤"。青年学生朱良春大惊：人参、熟地黄、附子并用，医书上从没见过。章次公偏偏让朱良春一定从医书上去找这全真一气汤的来龙去脉。章次公不收学生一分学费，帮学生解决住处，但是学生得一丝不苟地学习。学生朱良春终于找到有关医书，弄明白为什么人参和熟地黄、附子联手能使衰竭的人逆转过来。

后来，2005年11月，朱良春在北京中医药大学博士论坛演讲：《经典是基础，师传是关键》。他讲到最尊敬的老师章次公，他说：你们刻苦学习就是对老师最好的报答。

这次演讲，朱老的讲台上，只静静地放着一台打开的电脑；朱老的身后，只一个投放多媒体的大屏幕，但朱老的前方，连过道上都挤满了博士、教师，礼堂左右的门都打开了。满满的人头砌满了门口，我不知道从这两个门又延伸出多少人。我只感觉着中医学、中国文化的薪火相传。我想起"春无限"那3个字。那是康有为的学生，书法家萧娴92岁那年为朱老写的。

2007年3月28日，朱老又去北京在国家中医药管理局办的全国优秀中医临床人才讲习班上演讲：《辨治痹症应解决的三个环节和三大主症》，400名主任医师听讲。朱老一坐3小时，一讲3小时，嗓子竟越讲越响。91岁的朱良春本人，就是他医术的实证。课后主任医师们眼睛亮亮地说您讲的全是真东西。当然，朱老明白，都是同行一点就通，他把真东西抖落出来，台下眼睛怎么能不亮？他当年看章次公诊病，不也是这么眼睛亮亮地盯着？老师章次公去世20周年，40周年，诞辰百周年。朱老为老师举行一次次纪念活动，出版纪念文集。

我去他那儿的那天，有关方面刚刚来验收了朱老的"十五"科技攻关计划。这个课题叫"学术思想经验传承研究"。我又想起章次公的话：发皇古义，融会新知。

我望着眼前的朱良春，年过91，却始终只认为自己是章次公的一名20来岁的学生，只想做好学生应该为老师做的事。

外星人、张贤亮和中医中药功夫片

我走进一个外星人基地，曲折的走道和很多的间隔，能够走进这里的人必须先从脚到头地套进一个天蓝色的软壳里，蜕变成外星人，然后才能接近一个个空间里的一台台银灰色机器。这个世界里只有天蓝和银灰两种颜色。有人对我说：走比站灰尘多，站比坐灰尘多，所以在这里走动我们要求挺直身子不要拖着脚……。

我想，不如把人都训练成芭蕾演员那样挺直身子用足尖走路，灰尘最少地扬起。可这里哪有什么灰什么尘？进来时先套天蓝色的鞋套，走过一个小过道再套上一层天蓝，走进男女更衣室脱掉外衣。再穿上把全身连同头发都罩起来的塑料服。还要消毒手，还要……怎么进入制药车间，倒像被真空无菌包装似的。有灭菌室，有物流通道，然后才是看不过来的一个空间一台机器的称量配料、粉碎过筛、胶囊充填、胶囊抛光、循环烘箱……。

本来只想看传统的中药制造，结果好像进了科幻电影的外星人世界。

这是2006年9月新建的良春中医院，在南通的经济技术开发区。为什么放到这么远？照样运行的环西路老医院近濠河，阔大明亮的新院址近长江。江上有座苏通大桥，2007年7月合拢。然后上海到南通看病开车只要一个半小时。飞抵上海再来南通的境外患者就方便多了。

朱良春1992年办起第一所以名老中医命名的医院，现在又创办了这所4层楼高的医院，占地30亩。患者还是满满。我经过楼上院长室想看一眼，推开门，却见4张病床。还是患者太多，把院长室也占了。

2006年9月21日，这座新医院成立。第1个患者是中国人民大学的一位博导，骨纤维瘤。朱良春的患者早已来自各方。20 世纪 80 年代末，日本爱知县西尾市的寺部正雄，肝病久治不愈，腹胀不能入睡。听说南通有神医，电话就从日本打到中国江苏南通。朱良春也只能根据患者的叙述开处方，传真过去。寺部正雄照方吃过汤药，很快舒服多了，于是来南通请朱良春号脉。后来呢？好了。再后来呢，寺部正雄的儿子也打来电话诉说他的顽固性头痛，发作时抱头打滚撞墙。他去欧洲去美国治，医生还要他脑袋开刀。朱老还是电话诊病，传真处方。患者服药 1 个月，头痛只发作 1 次。于是也来南通请朱良春号脉，后来也好了。这是 1993 年。到 1994 年，寺部正雄的夫人得乳腺癌不肯手术。又是电话问病，传真处方。几个月后，病灶缩小到几乎没有了。

新加坡常有医生到朱良春这里学习。一位荷兰籍日本医生，觉得至今不少病得不到解决，转而到台湾边学中文边研究中医中药。他在台湾看到朱良春的处方，就根据这处方做药，患者吃了就好了。于是一次次来南通，每次带着本子，记着问题，一边请教，一边录音。

我想，很多外国人喜欢中国功夫，如果有更多的外国人感受中医中药的"功夫"，中西互补和平共处，和谐世界人之初。

从 8 月 3 日的人民网上读到一则题为《美国首次认同中医药是一门独立的科学体系》的报道。大意是：美国食品药品管理局新近发布了一份指导性文件，将包括中医药在内的传统医学从"补充和替代医学"中分离出来，首次认同中医学与西方主流医学一样，是一门有着完整理论和实践体系的独立科学体系，而不仅仅是对西方主流医学的补充。

或许，拍一部中医中药的功夫片，可以去各国电影节上拿几个最佳？而这种功夫片传递的，是一个"仁"字。

这么想着，我走出了良春医院。就见前边方圆 70 亩的空间里，推土机正在推出一片新天地。医院又要从现在的 30 亩发展到这 70 亩地上做文章，包括老有所养。南通 2004 年底统计百岁以上老人 482 位，今年更有 50 位已经超过了 106 岁。我们中国作协在这里开全委会，一位驻会的南通医生说，他认为现在总得 75 岁到 80 岁的人才能算步入老年，我想也是。就看我们会上的张贤亮，年方 70，经常笑谈他的创业、他的富有，更把物权法像护身符似地挂在嘴上，血气方刚，风流倜傥，自然正值壮年。南通的独生子女成婚后，要顾及的就往往不仅仅是双方父母四人，还有父母的父母，甚至父母的父母的父母。南通很快要纳入上海一个半小时经济圈，长寿之乡的南通，那么多父母、父母的父母怎么安排？

推土机还在那 70 亩地上笔直地推出一条条直道，好像在一张图纸上划出一道道线条，抑或就是在打腹稿？这里又可以治病，更可以养老，有海鲜、江鲜、河鲜，有第二春、第三春、四季如春！

朱老良春，厚德行善一生善，妙手回春四时春。

好像写成对联了？干脆戏加横批：不如来南通。

（引自《光明日报》2007 年 8 月 15 日）

朱良春心似佛而术近仙

常宇

偏于一隅而名闻天下者，朱良春也。

南通这个不大的城市因为朱良春，一度成为中医界的热点——创办国内首家名老中医自办的专科医院，承办"首届著名中医药学家学术传承高层论坛"，使 30 位当今中医顶级的大师巨匠齐聚南通，共商发展大计。

中医界治风湿病素称"南朱北焦"，指的就是南通的朱良春和北京的焦树德。而朱良春经验方益肾蠲痹丸是目前惟一能修复骨膜破坏的中药制剂，很多癌症患者也在朱良春这里绝处逢生。

92 岁的朱老有着骄人的精力和体力，气度儒雅，虽然一脸平和与安然，但当你感受到他纵贯古今的学识、浩荡心胸和菩萨心肠，就会不由得为之震动和感动，并生出无限敬意……同时觉得，反对中医的言论是多么的无知和微不足道。

师从名门：闻道马惠卿、章次公

青少年时期的朱良春得了被称为绝症的肺结核，经中医治愈后的朱良春决意学医。先是拜师御医马培之的后人马惠卿，后辗转见到章次公，成为其门下。当时朱良春 19 岁，章次公才 33 岁，但已经是沪上名医了。

章次公对朱良春一生都有着巨大的影响。章次公性格豪爽风趣，用药泼辣，对朱良春也另眼看待，出诊经常带着他。

章次公有"小孟尝"的美誉。他经常收留一些有困难的亲友，吃住在家；迎面碰上求救的学生，要是身上未带钱，二话不说就把自己的高档皮袍子典当了去。章次公具有慈悲心肠，所以他非常体谅穷人，也始终与平民打交道，故又被称为"平民医生"。

朱良春不仅秉承了章次公的医术，章氏朴实、善良的家风和平民情怀也深刻地影响了朱良春，他终身践行。

剑胆琴心：用虫药如神

朱良春善用虫药也是受章次公的影响。虫类药为血肉有情之品，生物活性强但作用峻猛、具有一定的毒性，不是有功底的医生是不敢乱用的。朱良春用量并不是很大，但讲求配伍的精妙。一次，药店老药工当得知开方子的朱良春只有 20 多岁时，赞叹道："这个小大夫，胆子可挺大"。

在 20 世纪 50~60 年代，朱良春还有"五毒医生"的雅号，也正是因为善于用虫类药。朱良春很擅长治疑难杂症，像类风湿、强直性脊柱炎、癌症等颇为棘手的病证。益肾蠲痹丸 20 味药中有 7 味是虫类药，给上海淋巴瘤患者施先生灌肠用的也是红参、生黄芪和蜈蚣、全蝎、蜂房、守宫等，后来改口服，拳头大的肿瘤 3 年后居然不见了。

山西灵石名医李可在一次会议上见到朱良春，热情地跑过去拥抱这位素未谋面的老师，因为李可早年吸取了朱良春用虫类药的部分经验，效果很好，心仪已久。朱良春笑："不敢当，我现在用药谨慎，不像你那样胆大有魄力。"

力宏慈善：以菩萨心肠对待病患

朱良春不仅医术高明，对待患者的怜悯和尽心也让人相当感动。

朱良春解放前在南通行医时，也曾经对贫病者施诊给药，给患者开了药后，盖上免费印章，到指定的瑞成药店抓药，每年端午、中秋、年终同药店老板结帐。

现在朱老 92 岁高龄仍然出诊，而且不把患者看完了不吃饭。本来到了中午朱老叫患者先去吃饭，但是患者不去，怕吃完饭朱老就不回来了，所以朱老一定要坚持看完病再吃饭，否则会于心不忍。

大家知道，朱老的号是限不住的。因为一限号，患者们就要半夜二三点来排队，朱老说："这样子，没病也等出病来，我心里就不安啊。所以经常照顾加号，尤其是远道而来的患者，他们的心情我非常理解，所以只要条件允许，我都尽量满足患者的要求"。

以朱老的名气和医术，要是在北京，诊费应在300元，就是上海，也应该200元。但是朱老的诊费才15元，特需50元。朱老对此颇不以为然："到了我现在这种年纪，看病肯定不是为了钱，体力可以的话就多看一点。我的诊费涨价感觉有点说不过去。"

2007年10月，朱良春不顾疲劳去郑州讲学，山东武城县一个胰腺癌患者水米难进，其亲属恳请朱老能否亲自去一趟。从郑州到武城，必须坐5个小时的汽车，这对于一个带着疲倦的91岁老人意味着怎样的风险。但是朱老不顾亲属、朋友的劝阻，毅然退掉机票，赶赴武城，在场的人无不为之动容。

海襟江志：大道源自平常心

朱老既和邓铁涛、路志正、任继学、颜德馨、焦树德、张琪等名师大家相知很深，也和民间医生、无名晚辈私交甚笃。多年来，朱老从不以名医、大家自居，对同事、下属、学生、徒弟、平民百姓皆一视同仁。对求教询病者真正作到了有信必复，有问必答。

季德胜是旧社会流浪江湖的蛇花子，陈照和成云龙也是治疗瘰疬、肺脓疡的土医生。当时已经是南通中医院院长的朱良春多次前去拜访，和他们终成莫逆之交，使他们自愿将独门秘术捐献给国家。朱良春将三者收为医院正式职工，并为其申请到120元的工资，相当于当时的市级领导的工资。朱良春还帮助三者申报成果，点化成金，并手把手地教他们学写签名。

这段佳话广为流传，以至于现在挖掘云南少数民族控制生育秘方还想请朱老出山呢。

朱老早年在南通办过中医学校，并把合开诊所的设备无偿捐献给国家。20世纪70年代，朱老还把自己的验方无偿捐献。

朱老的遥从弟子何绍奇因学徒出身报考研究生受到限制，朱老亲自寄了航空快件给当时负责人方药中教授，详细介绍徒弟的水平已达到报考要求，并在信中说："我可以个人人格担保，不会让您收了无用之人的"。

朱老从游者甚众，非借位高职显，而是"以诚待人，以德服人"。

所有和朱良春打过交道的人都知道他的大度，老人甚至对文革期间严重伤害自己的人都宽容地原谅了，能化云为雾，视往事如风。

年事已高且事务繁忙的朱老居然亲自为来访的江苏省中医院肾内科医生和记者共 10 人分别题字，并将李可、曹东义等书信复印件，有关媒体采访的复印件提前准备好交给记者，让记者大为感动。

仁者必寿：子孙盈门、桃李芬芳

朱老大概是现今坚持出诊的最年长者，而且到现在还没有退休。20 年前国务院发了一个"暂缓退休"的文件，使朱老一直成为南通市中医院的职工，既然是医院的正式职工，就要尽义务，所以朱老每周还去出 1 次门诊。

朱老身体硬朗，话锋甚健，92 岁还能坐飞机到海内外讲学研讨。问及养生诀窍，朱老说主要是心不老。现在朱老除了出诊，大量的时间都用于接电话、写信和整理文稿。这两年更忙了，连以前常去的花鸟市场都没空去转了。"我这是自讨苦吃，但是苦中有乐！"。朱老 7 个子女中有 5 个从医，孙辈中有 4 个学中医药的。朱老的患者遍天下，弟子遍天下，朋友遍天下。

似乎朱老生来就是为了将杏林甘露遍洒人间！

面对朱老，我们感悟很多：

人生就像一抛物线，有高潮低谷，有悲欢成败，而学海无涯，医无止境！

人生最大的乐事就是厚德行善。

人生的最高境界就是心胸的坦荡和心灵的交融！

朱老就是这样一位心似佛而术近仙的大医！

（引自 2008 年的《中国中医药报》）